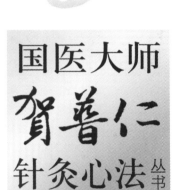

国医大师
贺普仁
针灸心法_{丛书}

针 具 针 法

主　编　贺普仁

编　者　孙敬青　贺书元　贺　喜　贺　信
　　　　贺　畅　贺　伟　贺　明　马淑惠

U0391930

人民卫生出版社

图书在版编目（CIP）数据

针具针法/贺普仁主编 . —北京：人民卫生出版社，
2013

（国医大师贺普仁针灸心法丛书）

ISBN 978-7-117-18221-8

Ⅰ. ①针… Ⅱ. ①贺… Ⅲ. ①针刺疗法 Ⅳ. ①R245

中国版本图书馆 CIP 数据核字（2013）第 280578 号

| 人卫社官网 | www. pmph. com | 出版物查询，在线购书 |
| 人卫医学网 | www. ipmph. com | 医学考试辅导，医学数据库服务，医学教育资源，大众健康资讯 |

国医大师贺普仁针灸心法丛书

针 具 针 法

主　　编：贺普仁
出版发行：人民卫生出版社（中继线 010-59780011）
地　　址：北京市朝阳区潘家园南里 19 号
邮　　编：100021
E - mail：pmph @ pmph. com
购书热线：010-59787592　010-59787584　010-65264830
印　　刷：三河市博文印刷有限公司
经　　销：新华书店
开　　本：710×1000　1/16　印张：16　插页：5
字　　数：305 千字
版　　次：2014 年 3 月第 1 版　2019 年 10 月第 1 版第 4 次印刷
标准书号：ISBN 978-7-117-18221-8/R · 18222
定　　价：39. 00 元

打击盗版举报电话：010-59787491　E-mail：WQ @ pmph. com
（凡属印装质量问题请与本社市场营销中心联系退换）

针灸学家**贺普仁**,字师牛,号空水。1926 年 5 月20 日出生于河北省涞水县石圭村。1940 年,从师于北京针灸名家牛泽华,深得老师真传。

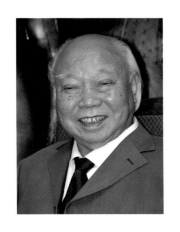

贺老从医 70 余年,精研历代医家文献,不断总结临床经验,并博采众长,创立了独具特色的"针灸三通法"学术体系。"针灸三通法"学术体系以"病多气滞,法用三通,分调合施,治神在实"为核心学说,以微通、温通、强通三法临证理术为基本内容。这一体系是理论与实践高度结合的产物,其最重要的传承价值是,让针灸医学回归于孕育其生长的中华传统文化沃土之中,坚守本元,道用合一,体现了与中华传统文化一脉相承的学术特质。

2007 年贺普仁教授被国家定为首批国家级非物质文化遗产针灸项目代表性传承人,2009 年 1 月被北京市授予"首都国医名师"称号,2009 年 6 月被国家授予"国医大师"称号。

国医大师
贺普仁
针灸心法 丛书

针具针法

　　国医大师贺普仁教授从事针灸临床70余年,70年中贺老始终致力于继承、发扬、传授中华传统针灸,创立了"针灸三通法"学术体系,在理论研究、治疗手段开掘、适应证拓展、操作手法以及专用针具等方面博采众家之长,继承和发扬了中华针灸学的精髓,形成了"道用合一"的贺氏针灸学术思想与临证理术。

　　"针灸三通法"学术体系以"病多气滞,法用三通,分调合施,治神在实"为核心学说,以微通、温通、强通三法的临证应用为基本内容。这一体系是理论与实践高度结合的产物。

　　"病多气滞"是贺老对中医病机规律认识的结果,也是其对针灸治疗规律认识的结晶。因气滞有发生在腠理、肉分、血分、脏腑、骨髓等部位的不同,经络气滞的性质不同,气机失调的程度不同,寒热、虚实的属性不同,疾病便呈现出多样化的表现,应对疾病的手段亦须多样化,由此催生出"法用三通"。

　　"法用三通",要旨在"法"。狭义之法是指三通之法,广义之法是指贺老"道用合一"的医道观,是对针灸医学的规律、方法、手法的简明概括和高度提炼,其中道中寓法,用中有道,道法自然,法无定法。"法用三通"虽以"法无定法"为最高境界,但落实到临证确是有法可依,这就是"分调合施"。

　　"分调合施",要旨在"合",为贺老临证要则。"分调",是指三通各法具有不同的属性与作用机理,应针对不同的病症、病程使用;"合施"是指针对复杂的病情,和合联用三法,妙取三法施治的有机合效。"分调合施"的临证要求是:依据机理,察因知位,用法施针,妙取合效。

　　"治神在实",要旨在"治"。"治神在实"的根本就是把针灸"治神"大道落到临床之用的实处,贺老强调"治神在实"是针灸临证的根本要道。"治神在实"的提出,是以《黄帝内经》"治神"学说的内涵为依据,以调理阴阳为根本,从"治神"到"治神在实",是对针灸精髓的发掘与提取,是道用合一的创建与演绎。

　　临证,是"针灸三通法"的出发点和归宿点。通经络,调气血,和阴阳,复气机运行之常,是针灸治疗的根本奥义,也是"针灸三通法"的临证精髓。

贺老70余年始终坚持"针灸三通法"的研究工作,"针灸三通法"经历了从疗法到学说,从学说到学术体系的发展历程。贺老更注重"针灸三通法"的推广工作,自20世纪80年代开始,陆续出版了《针灸治痛》(1987年)、《针具针法》(1989年)、《针灸歌赋临床应用》(1992年)、《火针疗法图解(贺氏针灸三通法之一)》(1998年)、《毫针疗法图解(贺氏针灸三通法之二)》(1998年)、《三棱针疗法图解(贺氏针灸三通法之三)》(1998年)、《针灸三通法临床应用》(1999年)、《灸具灸法》(2003年)等著作。这些著作出版后,受到广大读者的喜爱和业内人士的好评,成为针灸临床工作者的掌中宝典,也指引了很多针灸爱好者进入针灸之门。

为了传承中华传统针灸医学,促进针灸临床和学术水平的提高,继承和发扬贺老的学术思想与临床经验,人民卫生出版社将贺老早期的8种重要著作辑成《国医大师贺普仁针灸心法丛书》出版,具体包括:《针具针法》、《灸具灸法》、《针灸治痛》、《针灸歌赋临床应用》、《针灸三通法临床应用》、《火针疗法图解》、《毫针疗法图解》、《三棱针疗法图解》8个分册。

为了使读者能够原汁原味地阅读贺老原著,此次整理并重新出版遵循了以下原则:尽可能保持原书原貌,重点修改了原书中的错字、词、标点符号,规范了文字用法和体例层次,并按照现代读者的阅读习惯,重新设计了版式。

希望本丛书的出版,能满足广大临床工作者及针灸爱好者学习研究之需求,以期进一步指导当今临床,提高疗效,服务于广大民众的健康事业。

人民卫生出版社

2013年10月

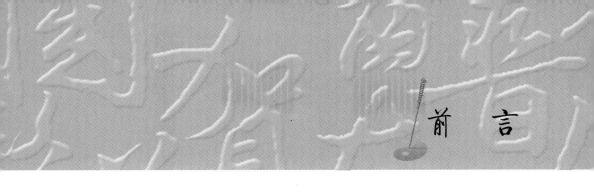

　　针灸学是祖国医学重要的组成部分。随着人类文化和科学技术的进步,针灸科学不断得到发展和完善。

　　笔者认为针灸在防病治病中有治疗范围广泛、疗效显著,无不良反应等优点。针灸是用针刺、艾灸等方法,调节经络、气血,增强人体自身的防御能力,达到祛除病邪,恢复健康之目的。正因为如此,针灸科学在中华民族的生存、繁衍和保障健康方面取得了不可磨灭的成绩,因而它是个正在发光的"宝";历尽几千年的沧桑,在人类认识水平提高和其他学科发展的影响下,针灸科学积累了极其丰富的内容,使其基础理论和对各种疾病的诊治方法日臻完善,它又是一个伟大的"库",故称之为"针灸宝库"。

　　在这个"宝库"中,还有许多未被认识的领域,需要我们针灸同道共同挖掘、开发,使之更加科学化、系统化、规范化,让针灸这颗奇异的宝珠大放光彩。

　　在国际交往中,针灸学也得到世界各国医务同道的重视和信赖。我们每一位针灸工作者都有义务、有责任为全面系统地向世界各国医务同道介绍中国针灸学,为丰富世界医学作出贡献。

　　本书是笔者几十年来在不断学习、悉心研究和临床实践中所取得的一些经验和体会的总结,愿与同道共同研究针灸的基础理论和临床治则,以便共同丰富针灸理论,为广大患者服务。

　　本书可供针灸工作者在医疗、教学、科研中使用,并适合于广大针灸爱好者学习参考。

国医大师
贺普仁
针灸心法丛书

针具针法

目 录

国医大师
贺普仁
针灸心法

《针具针法》

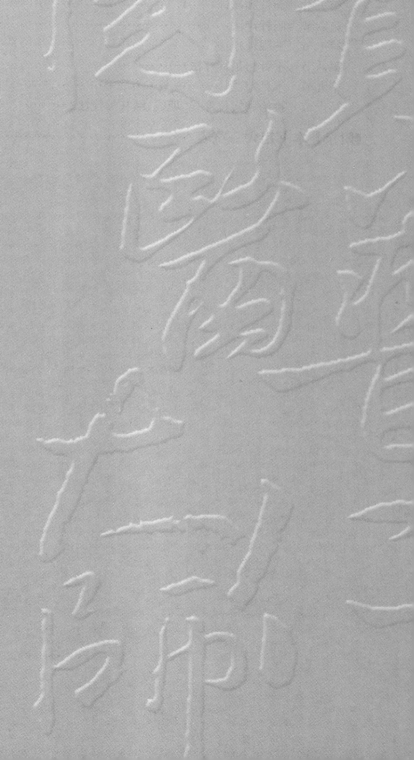

国医大师
贺普仁
针灸心法 丛书

针具针法

第一章　砭石

第一节　砭石的起源

　　砭石是我国古代最早发明、使用的一种最原始的医疗用具。它是新石器时代的产物。人类在旧石器时代仅能够使用稍经敲打的粗糙的天然石块作生产劳动的工具,尚无专门的医疗工具。在与疾病痛苦作斗争时,只能本能地利用自己的双手揉按抚弄,以解除病痛之苦。新石器时代较旧石器时代有了很大进步,人类在与自然不断斗争中,逐渐摸索,适应自然,积累经验;同时也逐步掌握了磨制石器的技术,能够制造出较旧石器时代精致一些的多种石器,此时也出现了适用于解除病痛的石块——砭石。

　　自公元前700年以来在许多古籍中,如《春秋》、《诗经》等都有关于用石器治病的记载。《春秋左传·襄公二十三年》中云:"……之爱我,疾病也……之恶我,药石也。美疢不如恶石,夫不犹生我……"杨伯峻注曰:"……石谓古针砭用石,谓之砭石……恶石,以石为针,刺之常苦痛"。《山海经》云:"高氏之山,其上多玉,其下多箴石"。晋·郭璞注:"可以为砥(砭)针,治痛肿者"。《管子》云:"疽之'砭石'",《汉书·艺文志》云:"医经者……用度箴石汤火所施"。唐·颜师古注:"石,谓'砭石',即石箴也,古者攻病则有砭,今其术绝矣"。《史记·扁鹊仓公列传》记载了上古黄帝时代有名为俞跗的医生,治病不是用汤药和药酒,而是用"砭石"刺割。《说文解字》云:"砭以石刺病也"。在古书籍中有关"砭石"的传说和记载亦很多,《素问·异法方宜论》中曰:"故东方之域……其病皆为痈疡,其治宜砭石……"还有《灵枢·玉版》云:"故其已成脓血者,其惟砭石铍锋之所取也。"《难经·十八难》云:"其受邪气,盲则肿热,砭射之也"。另外,在考古工作中也有发现,如湖南长沙马王堆三号汉墓出土的一批帛书中,其中有几种医书,其撰写年代都早于《黄帝内经》,但其内容中也都有关于"砭石"治病的记述。

　　尽管古代文献和书籍中关于"砭石"治病的记载很多,但都没有确切地描述过"砭石"的具体形状、长短、大小等。那么,对于"砭石"的形态学观察,我们只能借助于考古发掘的文物中小型石制的尖状实物,以及各种杂志的报道。考古学家认为这些尖状物中包括一定数量的"砭石"。参照古籍的记载和文献报道，我们推断在远古时代"砭石"并非是专用的医疗用具。在69万年以前的北京猿人时期，就开始将各种砾石和自然破碎的石块，以及敲打制成的有棱角的石片，作为抵抗武器和生产工具。到了原始氏族公社时期，生产力有了显著地提高，石器制作亦有了很大进步。氏族公社后期，石器制作的品种更加繁多。人类在日常生活中广泛使用石器，已有一部分石器既用于生产又用于医疗。例如，为了解除疾病或促使脓疡破溃，可利用小型刮削器（石刀、石簇、石锛、石凿、石镰之类的石器），作为刺破皮肤、肌肉，排除脓血的工具；又如，利用小型的石锤、石柱、石环之类的石器，解除肢体或内脏的疾病，而成为叩击或按摩的治疗工具。上述推断，可以在发掘的文物中得到证实。据报道1972年在河南新郑县韩城故址中挖掘出一枚战国以前的"砭石"，该石一端呈卵圆形可以用作按摩，另一端呈三棱形可以刺破皮肉排放脓血。又如，在山东省日照县西城镇龙山文化遗址中，采集到两枚锥形"砭石"；在徐州高皇庙出土的殷周时期文物中亦发现有"砭石"；以及郑州附近龙山文化灰坑中发现了一枚呈三棱形的"砭石"等。这些发现都证明了"砭石"起源于新石器时代，最初用于破开痈肿，排脓放血，以后逐渐进化成为治疗病痛的专门工具。目前认为"砭石"就是针刺治疗的鼻祖，经过若干年的衍生发展而成为今日的针灸。

第二节　砭石的形态

多种古籍上都有关于"砭石"的记载，但因种种原因都没有"砭石"形态的描述，推断这与当时文化落后，印刷术尚没有发明，更没有摄影等形态学记载的技术等因素有关。在新石器时代能适应人类生存的地方，其各类石块的采集可能也比较方便，随着人类认识水平的提高，用于医疗的"砭石"就会根据不同的病痛部位，以及深浅、软硬等因素，产生出多种多样不同形态的"砭石"。因为疾病毕竟不是每日每时每人都可以发生的，所以估计"砭石"和石器在很长时间内是共用的。并且，随着生产力的发展，"砭石"本身也在不断改进，日臻完美，最后达到专"石"专用。下面介绍一些出土文物，是经过历史学家鉴定的"砭石"，其千姿百态令人惊叹不已。

图1是一种兼用的"砭石"，正是在这种"砭石"的基础上逐步出现了特别加工，经过磨制的专用"砭石"。

图2是用于按摩的"砭石"，根据《砭经》（砭道人著，韫光居士写序，采药老人写跋）记载曰："摩即按也，摩其周而不必振其骨。"湖南孟阳桃博战国出土一件两面凹陷的圆石，直径3.2厘米，内外两面都有明显的摩痕，凹槽中能容纳下一手指腹，该石是按摩体表的"砭石"。

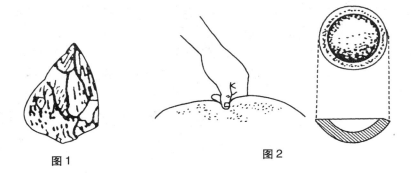

图1　　　　　　　　　　　图2

图3是长沙燕子嘴挖掘汉墓时,在填土时发现的一件用河卵石磨制成的圆柱形"砭石"。长约9.5厘米,末端窄细而圆钝,极似《内经》九针中的圆针。

图4为用于切割脓肿的"砭石",据《黄帝内经太素》(杨上善撰)云:"气盛脓血聚者,可以砭石之针破去也",破脓的"砭石"必须有刃,而形状各不相同,有的像凿,有的像锛。例如1974年云南省大理故国境内一座宝塔基中(公元1153年即宋大宝七年建),发现了一枚长约4.7厘米,宽约3厘米的石锛,下端有刃,两侧有明显的用手挟持使用过的痕迹。

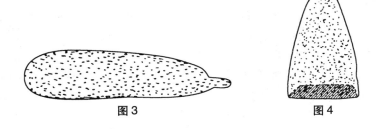

图3　　　　　　　　　　　图4

图5是1965年湖南省华容县长岗庙新石器时代遗址中出土的3件磨制精致类似锛状的石器。其中一件为长方形,长6厘米,一侧上方有半圆形缺口;另外一件近似方形,长约4.8厘米;还有一件为正方形,每边长为3.2厘米。这3件都是单面斜刃,刃口锋利,做"砭石"用,容易切开皮肉排脓放血。

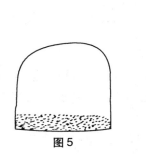

图5

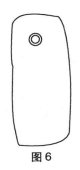

图6

图 6 呈刀形的砭石,是 1966 年湖南长沙接驾岭西南新石器时代遗址中发现的一把石刀。长 6 厘米,宽 3.2 厘米。

有的"砭石"则以剑形出现(图 7),这是 1955 年河南郑州商代遗址中出土的一种玉质小型剑状工具。它和古"九针"中的铍针外形相似。是一种玉质的剑形"砭石"。

有的则以镶形出现,如 1964 年湖南孟阳鹿角山新石器时代遗址中发现了 5 枚石镶。即李时珍著的《本草纲目》中提到的石砮。可用以刺百疾痛肿。石砮指的就是石镶形的"砭石"(图 8)。

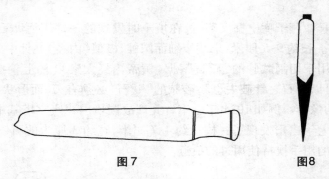

图 7   图 8

有的以针形出现,其中有石质的、骨质的,也有竹质的。如江苏吴江梅堰新石器时代遗址及河北邯郸涧沟龙山文化遗址出土的各种骨针,都应属于这一类。

有的"砭石"并非用于刺破皮肉,而是用于叩击体表的病痛处,这种"砭石"体积稍小,多呈棒槌形。如湖南石门皂市商代遗址中出土的石棒,长约 13 厘米,外形光滑,可供叩击之用(图 9)。

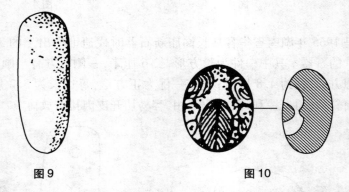

图 9   图 10

有的"砭石"还有人工刻制的图案。如湖南霞流市胡家湾春秋墓葬中出土的一种刻有蝉形图案的石器,石质坚硬,半透明,背面凿有系绳用的双孔(图 10)。

图 11 则为 1963 年在我国内蒙古自治区锡林郭勒盟多伦县头道洼新石器时

代遗址出土的一枚经过加工磨制的"砭石"。考古工作者和医史工作者认为,它是原始医疗工具——"砭石"。这枚"砭石"长4.5厘米,一端有锋,呈小棱锥形,而另一端扁平有弧刃,刃部宽0.4厘米,中方呈四棱形稍扁,横断呈矩形,可容拇、食二指扶持。

图11

在全国其他省市发掘的文物中发现的"砭石"亦有不少学者曾做过报道,这里不一一赘述。

以上列举的各种"砭石",只是部分实物例证。由此可以推断,未被发现的"砭石"或已发现而尚未被考古学家认定的一定还很多。

综上所述,足以证明在新石器时代应用"砭石"治病已经是很广泛的事情了。这也为后来铜、铁、钢、金质针具的发生发展奠定了基础。

第三节　砭石向九针过渡

针具的改进与生产力的发展密切相关,古代的针具除"砭石"外,还可能有骨针、竹针。据考在新石器时代的遗址中,发现有不少各种形式的骨针,有的一端有尖,另一端无孔;有的两端都磨制得非常尖锐,此类骨针有可能是用于医疗。据推测在新石器时代人们还可能用竹木做针具。例如"箴"字就可能是用竹木削成的竹针。到了仰韶文化时期,黄河流域发展了彩陶文化,因此又出现了"陶针"。

到了商周时期发明了冶炼技术,出现了青铜器,由于使用青铜制造的工具,社会生产力有了更大的提高,为针具的改进和提高提供了物质条件。于是在"砭石"的基础上创制了金属的针具。《黄帝内经》中叙述的"九针"就是萌芽于这个时期。金属冶炼的发展以及"九针"的出现,并非立即终止了"砭石"的临床使用。事实上"砭石"不仅在新石器时代是一种广泛应用于临床的医疗工具,而且"砭石"在金属针具出现以后仍然并用了一段相当长的时期。如《春秋左氏传解》一百五十卷"骈字类编"中记有:服虔提到砭石是铁的前身,"石,砭石也。季世无佳石,故以铁代之耳。"事实上东汉时期铁针和砭石还在临床上并用。如《素问·异法方宜论》云:"东方之域,天地之所始生也,鱼盐之地,海滨傍水,其民食鱼而嗜咸,皆安其处,美其食;鱼者使人热中,盐者胜血,故其民皆黑色疏理。其病皆为痈疡,其治宜砭石;故砭石者,亦从东方来。"当时曾发现过铜砭,如1978年在内蒙古自治区达拉牧区树林召公社,发现了一根青铜针,考古专家认为它是战国至西汉时期(公元前475年至公元24年)的产物。该青铜针长4.5厘米,一端有锋,呈圆锥形,甚尖锐,另一端扁平有孤刃,刃部宽0.3厘米,中方有四棱,横断面呈菱形。此与内蒙古头道洼出土的"砭石"形状大小都非常近似(图12)。"南方者天地之所长养,阳之所盛处也。其地下,水土弱,雾露之所聚也。其民嗜酸而食胕,故其民皆致理而赤色,其病挛痹,其治宜微针;故九针者,亦从南方来。"《黄帝内经》中此段文字不仅介绍中国地大,东南西北气候各不相同,风俗各异,病理变化亦殊,治病的手段不一样,要根据具体情况采用不同的治疗方法;与此同时也阐明了在《内经》成书时代临床治病乃是"针"、"砭"并用。《内经》之后的《难经》对"九针"没有阐述,只是在《十八难》中提到"畜则肿热,砭射之也。"由此也说明在当时是"针"、"砭"共存的。隋代杨上善的《黄帝内经太素》中提到"砭石",隋代与巢元方、杨上善齐名的全元起说:"砭石者,是古外治法,有三名,一针石,二砭石,三镵石。"隋代的记载亦证明在"九针"之后的隋代"砭石"仍在临床中发挥作用。

图12

总之,"砭石"是我国最古老的治疗工具,可以说没有"砭石"就没有针灸这门学科。因此,可以认定"砭石"就是针和灸的鼻祖。直至秦、汉、隋以后,"砭石"才逐渐被"九针"取而代之。

第二章　古九针

第一节　九针的由来

　　针灸——祖国医学重要的医疗手段之一,使之能够成为一门独立的医学科目的因素,一方面是人类对人体和疾病认识水平的深入;另一方面与生产力的发展,即金属冶炼技术的发展有密切的关系。因为只有金属出现,才能有针具发生发展的物质基础,才有可能完成针具从"砭石"到"金属针"的飞跃,其中"九针"是青铜器时期针具发展的结晶。

　　历史发展到了夏朝,由于冶炼技术的发展,出现了"九针"。"九针"的详细记载首先见于《黄帝内经》,例如其中的《灵枢·九针十二原》、《素问·针解》、《灵枢·官针》、《灵枢·九针论》等章节中都有关于九针的记载。就历史的发展来看,九针的出现绝非一个时期,亦非出自一人之手,而是许多人经过漫长岁月,随着社会生产力的不断发展,通过大量的临床实践发现不同病因所造成的不同证候、不同部位、不同程度,而需要不同的针具,逐渐积累经验而创造了作用分明、深浅适度的不同针具。"九针"代表了青铜器时期的社会进步和生产力的发展,也是医学家们共同智慧的结晶。"九针"的出现促进了针灸医疗的极大发展。纵观针灸工具的发展史,从"砭石"的应用到"九针"的发明,完成了一个很大的"质"的飞跃。在临床上,九针分别用于针法、按摩和外科破脓等,都收到良好的治疗效果。

第二节　《内经》论九针

　　关于"九针"的形状与用途,在《黄帝内经》中有详细的文字记载,只是到目前为止尚未发现古代"九针"的实物,考古工作发现的仅为类似形状,并非"九针"的实物。如1968年在河北满城汉墓出土文物中有医针(金质)4枚,此4枚金针的针柄均呈方形,至于针身,其中3枚为圆形,另1枚针尖呈三棱形,与"九针"中的锋针形状和长度接近(图13)。

　　《黄帝内经》中关于"九针"的形状、操作方法及临床应用等内容归纳如下。

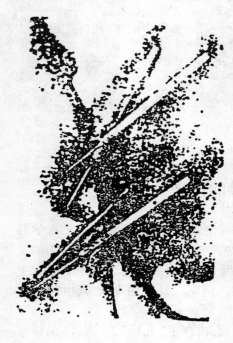

图13

1. 《灵枢·九针十二原》云："九针之名，各不同形。一曰镵针，长一寸六分；二曰圆针，长一寸六分；三曰锃针，长三寸半；四曰锋针，长一寸六分；五曰铍针，长四寸，宽二分半；六曰圆利针，长一寸六分；七曰毫针，长三寸六分；八曰长针，长七寸；九曰大针，长四寸。镵针者，头大末锐去泻阳气。圆针者，针如卵形，揩摩分间，不得伤肌肉，以泻分气。锃针者，锋如黍粟之锐，主按脉勿陷，以致其气。锋针者，刃三隅，以发痼疾。铍针者，末如剑锋，以取大脓。圆利针者，大如氂，且圆且锐，中身微大，以取暴气。毫针者，尖如蚊虻喙，静以徐往，微以久留之而养，以取痛痹。长针者，锋利身薄，可以取远痹。大针者，尖如挺，其锋微圆，以泻机关之水也。九针毕矣。"

按：九针的排列次序，系根据发展历史的长短以及疾病的深浅为依据而排列。如：由"砭石"发展而来的镵针历史最长，用于阳邪、表证，施术刺得较浅，所以列于首位（第一）。罹病久暂、病变部位、需刺的深浅，亦当选用不同类形的针具。例如《素问·针解》云："一针皮，二针肉，三针脉，四针筋，五针骨，六针调阴阳……"

2. 《灵枢·官针》云："凡刺之要，官针最妙，九针之宜，各有所为，长短大小，各有所施也。不得其用，病弗能移。疾浅针深，内伤良肉，皮肤为痈；病深针浅，病气不泻，支为大脓。病小针大，气泻太甚，疾必为害；病大针小，气不泄泻，亦复为败。失针之宜，大者泻，小者不移，已言其过，请言其所施。病在皮肤，无常处者，取以镵针于病所，肤白勿取。病在分肉间，取以圆针于病所。病在经络痼痹者，取以锋针。病在脉，气少当补之者，取之锃针于井荥分输。病为大脓者，取之于铍针。病痹气暴发者，取以圆利针。病痹气痛而不去者，取以毫针。病在中者，取以长针，病水肿不能通关节者，取以大针。病在五脏固居者，取以锋针，泻于井荥分输，取以四时。"

3. 《灵枢·九针论》云："黄帝曰：针之长短有数乎？岐伯曰，一曰镵针者，取法于巾针，去末寸半，卒锐之，长一寸六分，主热在头身也。二曰圆针，取法于絮针，筒其身而卵其锋，长一寸六分，主治分肉间气。三曰锃针，取法于黍粟之锐，长三寸半，主按脉取气，令邪出。四曰锋针，取法于絮针，筒其身，锋其末，长一寸六分,主痈热出血。五曰铍针,取法于剑锋,广二分半,长四寸,主大痈脓,两热争者也。六曰圆利针,取法于氂针,微大其末,反小其身,令可深内也,长一寸六分,主取痈痹者也。七曰毫针,取法于毫毛,长一寸六分,主寒热痛痹在络者也。八曰长针,取法于綦针,长七寸,主取深邪远痹者也。九曰大针,取法于锋针,其针微圆,长四寸,主取大气不出关节者也,针形毕矣,此九针大小长短法也。"

4.《素问·针解》云:"帝曰,余闻九针,上应天地四时阴阳,愿闻其方,令可传于后世以为常也。岐伯曰,夫一天,二地,三人,四时,五音,六律,七星,八风,九野,身形亦应之,针各有所宜,故曰九针。人皮应天,人肉应地,人脉应人,人筋应时,人声应音,人阴阳合气应律,人齿面目应星,人出入气应风,人九窍三百六十五络应野。故一针皮,二针肉,三针脉,四针筋,五针骨,六针调阴阳,七针益精,八针除风,九针通九窍,除三百六十五节气,此之谓各有所主也。"以上经文可以说明,我国的古代针灸家们,早在数千年前,就认识到不同形式的针具,与临床治疗效果有着密切关系。

关于"九针"的临床应用,《内经》其他篇内亦有记载。参对文字,大同小异,只有两点明显区别:如锋针《九针十二原》排四位,而《官针》排第三位;再有就是圆利针《九针十二原》云:"中方微大者",《九针论》云:"微大其末,反小其身"。此两点论述的正确与否,因无实物,不得考证。但仍然是我们学习研究九针的文字记载,惟缺乏图像资料。

第三节　历代记述九针

查阅古代针灸文献未曾发现古九针的图像。元代杜思敬根据文字记载,首先在他节辑的《针灸摘英集》(单行本,原载《济生拔萃》)绘制出了古九针的模拟图(图14)。

一、《针灸摘英集》记载

镵针:平半寸,长一寸六分,其头大末锐,病在头身宜此。

圆针:其身圆,锋为卵形,长一寸六分,分肉气满宜此。

鍉针:锋为黍粟之锐,长三寸五分,脉气虚少宜此。

锋针:刃三隅,长一寸六分,泻热出血,发泄痼疾宜此。

铧针:一名铍针,末为剑锋,广二分半,长四寸,破脓肿出脓血。

圆利针:尖如毫,且圆且利,中身微大,长一寸六分,调阴阳去暴痹。

毫针:法像毫,尖为蚊虻喙,长三寸六分,调经络去疾病。

长针:锋为利,长七寸,痹深居骨解腰脊节腠之间。

燔针:一名焠针,长四寸,风虚合于骨解皮肤之间者。

鑱针 长针 毫针 圆利针 铍针 锋针 鍉针 圆针 镵针

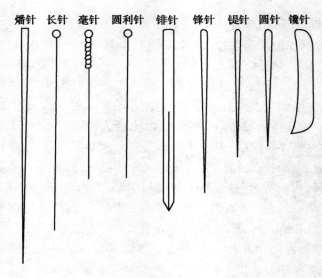

图14

明朝亦有针灸家绘制古代九针的图样。如:高武撰述的《针灸素难要旨》中的"九针式"即是其中之一(图15)。

鑱针 长针 毫针 圆利针 铍针 锋针 鍉针 圆针 镵针

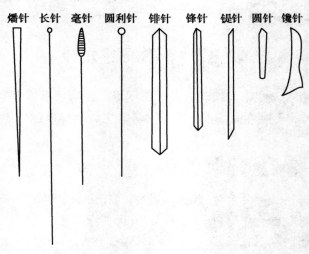

图15

二、《针灸素难要旨》记载

镵针:平半寸,长一寸六分,其头大末锐,其病热在头身宜此。
圆针:其身圆,锋如卵形,长一寸六分,肉分气满宜此。

锟针:锋为黍粟之锐,长三寸五分,脉气虚少宜此。

锋针:刃三隅,长一寸六分,泻热出血,发泄痼疾宜此。

铍针:一名铍针,末为剑锋,广二寸半,长四寸,破脓肿出脓血。

圆利针:尖为毫,且圆且锐,中身微大,长一寸六分,调阴阳去暴痹。

毫针:法像毫,尖如蚊虻喙,长三寸六分,调经络去疾病。

长针:锋如利,长七寸,痹深居骨解腰脊节腠之间者。

燔针:一名焠针,长四寸,风虚合于骨解皮肤之间者。

张景岳撰写的《类经图翼》中的"九针图"也对古九针有所描述(图16)。

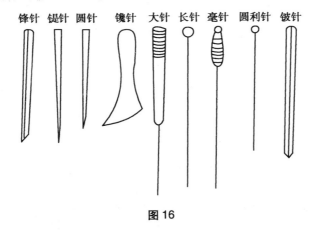

锋针 锟针 圆针 镵针 大针 长针 毫针 圆利针 铍针

图16

三、《类经图翼》记载

镵针:其头大,其末锐,取法于巾,针去末半寸渐锐之,长一寸六分,主热在头身用之。

圆针:箭其身,卵其锋,取法于絮针,长一寸六分,主治分肉间气满身用之。

锟针:其身大,其末圆,取法于黍粟之锐,长三寸半,主按其脉取气,令邪气出。

锋针:箭其身锋其末,取法于絮针,长一寸六分,主痈热出血用之。《九针十二原篇》记载,刃三隅以发痼疾。

铍针:其末如剑锋,可以取大脓,广二分半,长四寸,主大痈脓,为热争者用之。

圆利针:尖如氂,且圆且锐,微大其末,及小其身,取法于氂针,长一寸六分,主取痈痹。

毫针:尖如蚊虻喙,取法于毫毛,长一寸六分,主寒热痛痹在络。

长针:长其身,锋其末,取法于綦针,长七寸,主取深邪远痹。

大针:其锋微圆,取法于锋针,长四寸,主取大气不出关节。

另外，杨继洲撰《针灸大成》亦有《九针图》描述古九针（图17）。

大针　长针　毫针　圆利针　铍针　锋针　锟针　圆针　镵针

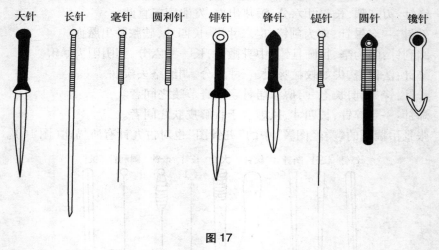

图 17

四、《针灸大成》记载

镵针：平寸半，长一寸六分，头大末锐，病在皮肤，刺热者用此，今之名箭头针是也。

圆针：其身圆，锋如卵形，长一寸六分，揩摩分肉用此。

锟针：其锋如黍粟之锐，长三寸五分，脉气虚少用此。

锋针：其刃三隅，长一寸六分，发痼疾刺大者用此。今所谓三棱针是也。

铍针：一名钹针，末如剑锋，广二寸半，长四寸，破痈肿出脓，今名剑针是也。

圆利针：尖如氂，且圆且利，其末微大，长一寸六分，取暴痹刺小者用此。

毫针：法像毫，尖如蚊虻喙，长三寸六分，取痛痹刺寒者用此。

长针：锋如利，长七寸，痹深居骨解腰脊节腠之间者用此。今之名环跳针是也。

大针：亦名燔针，长四寸，风虚肿毒，解肌排毒用此。

清朝吴谦在《医宗金鉴》中亦有"九针式图"描述古九针（图18）。

大针　长针　毫针　圆利针　钹针　锋针　锟针　圆针　镵针

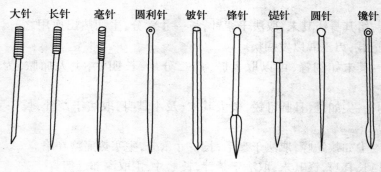

图 18

五、《医宗金鉴》记载

镵针式图。注:经之一曰,镵针者取法于巾针,去末寸半卒锐之,长一寸六分,镵者锐也,卒者尾也,谓此针,长一寸六分,上去末寸半,下只留一分之锋,欲浅刺不会深入也。

圆针式图。注:经之二曰,圆针者,取法于絮针,筒其身而卵其锋,长一寸六分,筒身卵锋者,谓身直如竹筒,末锋圆为卵锐也。

锃针式图。注:经之三曰,锃针者,取法于黍粟之锐,长三寸半,黍粟之锐者,圆而微尖利用补者也。

锋针式图。注:经之四曰,锋针者,取法于絮针,刃三隅,长一寸六分,其上去八分,下留八分,刃三隅者,盖直壮而锐,可以泻热出血也。

铍针式图。注:经之五曰,铍针者,取法于剑针,广二分半,长四寸,末如剑锋者,取其能开通也。

圆利针式图。注:经之六曰,圆利针者,取法于毫针,微大其末,反小其身,长一寸六分,其法取于氂者,以毛之强者曰氂,用其细健可稍深也。

毫针式图。注:经之七曰,毫针者,尖如蚊虻喙,取法于毫毛,长三寸六分,其必尖如蚊虻喙者,取其微细徐缓也。

长针式图。注:经之八曰,长针者,取法于綦针,针长七寸,为其可以取深邪远痹也。

大针式图。注:经之九曰,大针者,取法于锋针,其锋微圆,长四寸,尖形如挺粗而且巨,可以泄通机关也。

六、《针灸传真》记载

在民国时期孙祥麟编的《针灸传真》中也用《九针式图》描述九针(图19)。

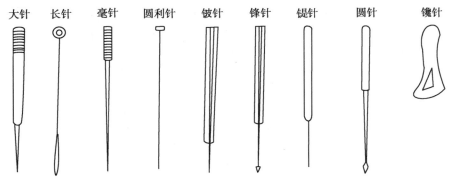

大针　长针　毫针　圆利针　铍针　锋针　锃针　圆针　镵针

图19

镵针:其头大,其末锐,取法于巾针。至末寸半许渐锐之,长一寸六分。主热在头身用之。

圆针:筩其身,卵其锋,取法于絮针,长一寸六分。主治分肉间气满用之。

锡针:其身大,其末圆,取法于黍粟之锐,长三寸半。主按脉取气,令邪气出。

锋针:筩其身,锋其末,取法于絮针,长一寸六分。主痈热出血用之。

铍针:其末如剑锋,可以取大脓,广二分半,长四寸。主大痈脓用之。

圆利针:尖如氂,且圆且锐,微大其末,反小其身,取法于毫针,长一寸六分。主取痛痹。

毫针:尖如蚊虻喙,取法于毫毛,长一寸六分。主寒热痛痹在络。

长针:长其身,锋其末,取法于綦针,长七寸。取深邪远痹。

大针:其锋微圆,取法于锋针,长四寸。主取火气不出关节。

七、《针灸学简编》记载

在《针灸学简编》中对古九针的长短、形状、用途等也有描述(图20)。该书云:《灵枢·九针十二原》及《灵枢·九针论》所载有镵针、圆针、锡针、锋针、铍针、圆利针、毫针、长针、大针九种名称,并对其形态大小和用途等有详细说明。九针形状不同,用途亦异。它除了具有祛邪扶正、调和气血的作用外,外科还常用其割痈、破脓和放血。按《内经》所载,将当时所用的九针形状、长短和用途绘图分述如下。

镵针:头大末锐,形如巾针,一寸六分,主病在皮肤,热在头身,必须浅刺,意在祛邪而不伤正气。

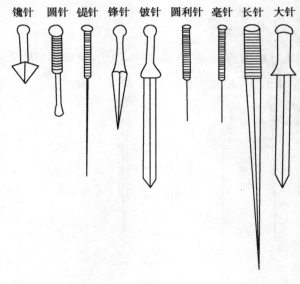

镵针　圆针　锡针　锋针　铍针　圆利针　毫针　长针　大针

图20

圆针:针尖卵圆,针体如圆柱,似纺车上纱锭之絮针,长一寸六分,主泄分肉间邪气,勿伤肌肉。

锓针:针锋圆钝,形如粟粒,三寸五分。用以按脉祛邪,但不宜深按。

锋针:针体圆,针锋三面有刃,即近世所用三棱针。一寸六分,刺脉络出血,主治痈疡之疾。

铍针:广二分半,长四寸。用于痈疽排脓。

圆利针:形如牛尾,针尖且圆且锐,针稍大,一寸六分,主治痛痹暴气。

毫针:针体如毫毛,针尖如蚊虻之喙,三寸六分。主治邪客经络所发之痛痹。

长针:体薄针尖锋利,形如鞋上装饰所用的綦针,七寸。主治深部邪气,日久痹症。

大针:形如锋针,针锋较圆,四寸,主泄水气,不出关节。

按:九针的长短不一,粗细不同,形殊功异,应用于临床实践活动,治疗各种不同的证候,取得了各不相同的疗效,达到了预期的目的,故流传至今,经受了几千年的历史考验,经久不绝。从"砭石"发展到"九针",虽然是一个很大的飞跃,但并非尽善尽美而达到顶峰。九针仍然有很大的局限性,例如从九针的适应证中就可以清楚地看到,它只涉及破脓、放血、通痹、逐水等治疗作用;而对内脏诸病的治疗,在九针的治疗范围内就谈得很少。后世医家对此又有许多发展和补充,并逐步臻于完善。

关于九针的长短,由于各个历史时期度量衡不统一,我国沿用的"尺"古今各不相等,因而似有说法不一之感。据考证战国的"尺"为现今公制22.5厘米;汉"尺"为23.1厘米;三国时期的"尺"为24厘米;晋"尺"为24.5厘米;隋"尺"为29.6厘米;唐"尺"为30厘米;宋"尺"为31.2厘米;清尺为32厘米。另据《中国古代度量衡图录(修改稿)》中云:"1931年在河南洛阳金村出土了一把战国铜尺,经测量该'铜尺'相当于现今公制23.1厘米";又据《考古》杂志1964年第6期载文曰:"湖南长沙出土的战国楚铜尺,经测量该铜尺相当于现今公制23.7厘米"。由于战国时期各诸侯王国所使用的尺度标准各不相同,所以已往发表的测量结果也不尽相等。为了便于计算和比较,笔者认为以洛阳金村出土的战国铜尺,即一"尺"相当于现今23.1厘米为依据,较为适宜。

自汉、晋、隋、唐以来各个时期对"九针"都没有明显的改进,随着临床各科区分日趋明确,"古九针"在临床上的实用价值逐渐减少,如铍针等因在临床上对许多疾病已不适宜而日渐淘汰,但是并未见有新的针具出现。直至宋朝《琼瑶神书》出现,才对针具的描绘增加了新的内容(图21)。此针虽然比较粗大,现在看来不宜临床使用,但从针具发展的角度看,仍不失为重要的参考资料。

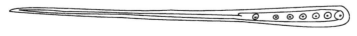

图21

清代以来的统治阶层不重视针灸这门科学,使针灸事业无重大发展,但在针具方面有一定的改进(图22)。如《外科图说》就有长针、三棱针和剑针的记载,虽然载于外科专著中,但从研究针具角度看,都是从《古九针》衍变而来的,因此,仍属于针灸学的范畴,故选录于此,供同道们参考。

古代的针具除用石器、金属制造外,还有骨针、陶针、竹针等针具的应用。曾在新石器时代的遗址中发现过各种形式的骨针。陶针在广西壮族自治区民间尚有流传,仍在发挥它的医疗作用,深受当地人民的欢迎。20世纪50年代覃保霖同志曾编写《陶针疗法》,描述了陶针的有关情况。

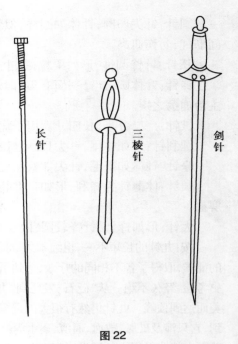

长针　三棱针　剑针

图22

第四节　古九针新考

前面已经讨论了秦、汉以来,"九针"的情况。发现不同的历史时期,描述的"九针"有不同的特点,"古九针"的真正形状早已面目全非,所以,"古九针"的原貌究竟是什么样子,实有考证之必要。为此,中国中医研究院中国医史文献研究所和江苏苏州医疗用品厂,根据《黄帝内经》中有关"九针"的文献记载,参考历代有关古籍及1968年满城汉墓出土的医针实物,对"九针"形状、大小等进行了复原仿制,并对其使用方法、临床用途作了考证(图23)。

现将新复制的"古九针"外形特征、使用方法及其临床用途摘录于下。

一、镵针

外形特征:长一寸六分(周尺),头大末锐(《灵枢·九针十二原》)。

使用方法:用针尖刺入皮内浅层,不深刺(《素问·针解》:"一针皮",《灵枢·九针论》:"令勿得深入,而阳气出")。

临床应用:热病(《灵枢·官针》:"病在皮肤,无常处者")。

二、圆针

外形特征:长一寸六分,箭其身而圆其末(《灵枢·九针论》)。

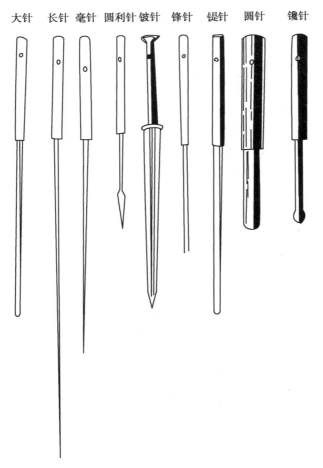

大针　长针　毫针　圆利针　铍针　锋针　锃针　圆针　镵针

图 23

使用方法:适当加压按摩体表(《灵枢·九针十二原》:"揩摩分间,不得伤肌肉,以泻分气",《灵枢·九针论》:"令无得伤肉分,伤则气得竭")。

临床应用:肌肉病(《素问·针解》:"二针肉",《灵枢·九针论》:"主治分间气")。

三、锃针

外形特征:长三寸半,锋如黍粟之锐(《灵枢·九针十二原》)。

使用方法:较强力加压于体表的经与孔穴,但不刺入皮内(《灵枢·九针十二原》:"主按脉勿陷,以致其气")。

临床应用:脉病(《素问·针解》:"针脉",《灵枢·官针》:"病在脉,少气,当补之者,取之以锃针,针于井荥分输"),热性病(《灵枢·热病》:"热病头痛……"）。

四、锋针

外形特征：长一寸六分，刃三隅（《灵枢·九针十二原》）。

使用方法：刺破血络（静脉）泻血（《灵枢·九针论》："令可以泻热出血而痼疾竭"），刺四肢末端泻血（《灵枢·官针》："泻于井荥分输，取以四时"，《灵枢·热病》："成第四针于四逆"）。

临床应用：顽固疾患（《灵枢·九针十二原》："以发痼疾"），痈脓（《灵枢·九针论》："主痈热出血"），筋病（《素问·针解》："四针筋"）。

五、铍针

外形特征：长四寸，广二分半，末如剑锋（《灵枢·九针十二原》）。

使用方法：刺破脓疡（《灵枢·九针论》："可以取大脓"）。

临床应用：切开痈脓类疾病（《灵枢·九针论》："主大痈脓，而热争者也"），骨病（《素问·针解》："五针骨"），水肿（《灵枢·四时气》："徒㽲……以铍针针之"）。

六、圆利针

外形特征：长一寸六分，尖如氂，且圆且锐，中身微大（《灵枢·九针十二原》）。

使用方法：深刺入体内（《灵枢·九针论》："令可深内也"，《灵枢·九针十二原》："以取暴气"）。

临床应用：痈肿，痹症（《灵枢·九针论》："主取痈痹者也"），阴阳不调所致疾病（《素问·针解》："六针调阴阳"）。

七、毫针

外形特征：长三寸六分，尖如蚊虻喙（《灵枢·九针十二原》）。

使用方法：刺入体内经络穴位并可留针较长的时间和进行手法操作（《灵枢·九针论》："静以徐往，微以久留，正气因之真邪俱往，出针而养者也"）。

临床应用：寒热痹症（《灵枢·九针十二原》："以取痛痹"，《灵枢·九针论》："主寒热痛痹在络者也"），内科杂病，补益精力（《素问·针解》："七针益精"）。

八、长针

外形特征：长七寸，针利身薄（《灵枢·九针十二原》）。

使用方法：在经络穴位进行深刺（《灵枢·九针十二原》："可以取远痹"，《九针论》："内舍于骨解腰脊腠理之间，为深痹（远痹）也"）。

临床应用：深部顽固痹症（《灵枢·九针论》："可以取深邪远痹"），风病（《素问·针解》："八针除风"）。

九、大针

外形特征:长四寸,尖如挺,其锋微圆(《灵枢·九针十二原》)。

使用方法:刺入四肢大关节附近以引导经气(《灵枢·九针论》:"以取大气之不能于关节者也",又:"主取大气不出关节者也")。

临床应用:关节水肿(《灵枢·九针十二原》:"以泻机关之水也"),腹中痕积(《灵枢·厥病》:"肠中有虫痕及蛟蛕……以大针刺之"),通利九窍(九窍指头部五官及前后阴。《素问·针解》:"九针通九窍,除三百六十五节气")。附:九针复原图(图23)。

仿古九针于1986年在苏州通过专家鉴定,一致认为,复原古九针对针灸学科和针具的研究都提供了可靠的依据,有深远的意义;对确认中国是针灸的故乡,对今后针灸事业的发展必将起到积极的作用。

第五节　九针的发展

随着工业的发展和医疗水平的提高,古代"九针"不断改革更新,出现了更适应于患者需要,疗效更好的以"九针"为基础的新针具。"九针"中的圆针和锟针原为体表揩摩和按压腧穴的用具。圆针后人发展为圆头针;锟针由近人改进按摩常用的推针。镵针是浅刺的针具,近代演变为皮肤针,民间还利用这种针具将某些有颜色的药末刺入皮内,而称为漆针。锋针发展成为现在常用的三棱针,用于刺络放血,近代在三棱针的长短、粗细等方面做了许多改进,最长的有四寸,专刺咽部红肿。铍针后人称之为剑针,用作割刀,和圆利针一样,专为外科所用,近代亦有人改制成小眉刀,用于刀扎排脓。毫针是"九针"中的主体,应用最广,直到今日仍是针灸疗法的主要针具。《伤寒论》中记载的"温针"是在毫针针尾加艾绒燃烧的方法,是针刺和艾灸两疗法的综合。长针是毫针的加长,后人称为"环跳针",近代应用的芒针,即系长针的演进。大针也是锋针的加长,用火烧红后针刺腧穴的称为"火针"。目前大针(即火针)正向更"细"的方向发展,以免皮肤受损。近代有应用毫针截短于皮下埋藏亦称之为"皮内针"。另外,还有针刺与药液相结合刺入穴位的水针疗法;或将灭菌空气注入穴位的气针疗法;针刺与电脉冲相结合的"电针";或利用电流直接刺激穴位的电兴奋疗法。还有利用电解离子的性能,在穴位上导入药物,称之为药物电离子穴位导入法。还有利用红外线、紫外线做穴位照射,称为穴位照射法;或用激光照射称为激光针。还有的与外科手术相结合发展成为挑治疗法、割治疗法、穴位埋线、结扎疗法等。以上这些都是在"九针"的基础上,经现代人不断潜心研究,使针具、针法有了新的发展(其具体操作方法和应用等详见附录)。

第三章 《内经》刺法、补泻手法及其他

　　针灸治病祛疾,除辨证配穴外,针刺手法亦占相当重要的地位,是达到治病目的重要手段之一。现存最早的针灸文献《黄帝内经》,对春秋战国之前的针法,进行了全面的总结和整理。它是在朴素的唯物主义思想指导下,根据疾病的深浅,采用不同形式的针具,并运用不同的刺法及补泻手法,通过手法刺激,达到通经活络,调理气血,治愈疾病之目的。此巨著中的针法是后人针法和补泻手法的标准,是指导针灸医疗实践的理论依据,专业针灸者不可不读。

　　《灵枢·九针十二原》指出:"言不可治者,未得其术也"("术"即指针术),意思是说没有不可以治疗的疾病,只是医者没有掌握好针的刺法及补泻手法。由此可以证明,我们的针灸前辈们在数千年以前就发现了针刺手法与临床治疗之间的密切关系。笔者在多年的临床实践中也深深体会到刺法和补泻手法对治疗的重要作用。所以作为一名专门从事针灸医疗的人员,必须熟悉有关刺法和补泻手法的文献资料,并在实践中反复应用,才能在具体操作中得心应手,提高治疗水平。

第一节 刺　　法

　　在使用砭石的时期,根本无补泻手法可言,仅用砭石,砭取人身郁血以治疗疾病,多用于治疗痹证和痛证。只有在九针出现以后,针刺手法才随之诞生并不断发展,日渐成熟。早期的医学著作《黄帝内经》总结了上古以来的针刺手法。其论证颇为精辟,在《灵枢·官针》中记有应不同病变的"九刺",应十二经的"十二刺",以及应五脏的"五刺"。现将其简述如下。

一、九刺

　　1. 输刺　"输刺者,刺诸经荥输脏俞也。"这种刺法适用于脏腑有病,刺四肢五输穴的荥输穴,或取背部有关的脏腑俞穴。

　　2. 远道刺　"远道刺者,病在上,取之下,刺脏俞也",该刺法属于远端取穴法。如后头痛取至阴穴,偏头痛取足临泣穴,肩痛取条口穴,落枕取绝骨穴等,再配合适当的补泻手法,临床疗效甚佳。

3. 经刺　"经刺者,刺大经之结络经分也",原意是刺在患病的本经,结与络之间有结聚不通之处,随其所在施针,即局部穴。取结络,有放血之意。

4. 络刺　"络刺者,刺小络之血脉也",就是刺皮表之小静脉,以泻其血,属于放血疗法。

5. 分刺　"分刺者,刺分肉之间也",属于浅刺法的一种,刺在肌和肉的间隙。如肌肉风湿最为适用此法。

6. 大泻刺　"大泻刺者,刺大脓以铍针也",针像宝剑状,做痈肿破脓之用。现属于外科的范畴。

7. 毛刺　"毛刺者,刺浮痹皮肤也",这也是浅刺的一种,颇似现时的"梅花针"。仅在皮肤上浅刺,不伤肌肉,此法能治疗许多常见病,如用于治疗近视眼、皮肤病(顽癣),有的疗养院制成带有电脉冲的梅花针,治疗失眠等慢性病。

8. 巨刺　"巨刺者,左取右,右取左",取健侧穴位,多用于疼痛的患者,特别是软组织损伤的疼痛,疗效尤为突出。

9. 焠刺　"焠刺者,刺燔针取痹也",焠针即火针,就是把针烧红后刺入穴位,用于治痹证,对类风湿也有一定疗效。另外,火针还能治疗瘰疬、痰核,以及其他皮下瘤块等病,均有一定疗效。

二、十二刺

1. 偶刺　"偶刺者,以手直心若背,直痛所,一刺前,一刺后,以治心痹。刺此者,傍针之也。"偶,双数也,针刺时前、后各一针,又名"阴阳针"。如胃病前取中脘,后取胃俞;心痛前取巨阙,后取心俞,类似俞募配穴法,但不局限于俞穴和募穴。

2. 报刺　"报刺者,刺痛无常处也,上下行者,直内无拔针,以左手随病所按之,乃出针,复刺之也。"此法是治疗疼痛没有固定的地方,上下游走不定,直刺痛处,出针复刺,不拘于穴位,属于阿是穴。临床上治疗风湿痹症,以左手压按痛处,右手持针刺入体内,当有感觉(得气)后起针,然后重复刺前一处。

3. 恢刺　"恢刺者,直刺傍之,举之前后,恢筋急,以治筋痹也。"恢刺的方法是直刺在筋的旁边,或前或后的提插、捻转,摇大针孔,以舒缓筋急的症状,适用于拘挛筋急等症。

4. 齐刺　"齐刺者,直入一,旁入二,以治寒气小深者;或曰三刺,三刺者,治痹气小深者也。"齐刺的方法,是在病灶当中直刺一针,左右两旁又各下一针,可以治疗寒气稽留的部位较小而又较深的痹症。这种刺法三针齐下,也有称为三刺的。运用齐刺,主要是治疗寒痹范围较局限而又较深的一类疾病。临床上常见的"网球肘"(肘痛)很符合这一描述,齐刺对于该症效果较好。

5. 扬刺　"扬刺者,正内一,傍内四,而浮之,以治寒气之搏大者也。"扬刺的方法为，正中刺一针，傍其边，在前、后、左、右各刺一针，均为浅刺。扬刺为治疗由寒邪引起的局限性疼痛的方法，却较齐刺的适应范围稍大一些。

6. 直针刺　"直针刺者，引皮乃刺之，以治寒气之浅者也。"此法施术时，将穴位上的皮肤提起来然后将针沿皮刺入。主要治寒气较浅的疾患。如颊车透地仓，丝竹空透率谷都属于这一刺法。

7. 输刺　"输刺者，直入直出，稀发针而深之，以治气盛而热者也。"输刺之法，直入直出，出入手法较迅速，其特点是取穴少而精，但刺入比较深，用泻法。

所谓"气盛"，即实证，如肠腑实热的"肠痈症"刺阑尾点，必须深刺重捻效果才显著。

8. 短刺　"短刺者，刺骨痹，稍摇而深之，至针骨所，以上下摩骨也。"短刺的方法适用于骨节肿痛，不能举动，局部畏寒的骨痹症。针刺时要渐渐深入，进针后，待"得气"停捻转，再行刺入，使针尖直达骨膜，再上下提插，摩擦骨膜，使之产生热感。所谓短刺不是用短针，有不留针的意思。

9. 浮刺　"浮刺者，傍入而浮之，以治肌急而寒者也。"浮刺的方法，是在病灶的周围浅刺，用以治疗肌肉挛急的证候。临床上面肌痉挛常用火针浅刺，效果尚可。

10. 阴刺　"阴刺者，左右率（《素问·长刺节论》、《甲乙经》、《圣济总录》读作卒）刺之，以治寒厥；中寒厥，足踝后少阴也。"阴刺的方法为，左右双刺，治疗阴寒之症———寒厥。《灵枢·寒热病》云："寒厥，取足阳明少阴于足，皆留之"，这里指的是太溪穴，左右并刺，留针。《灵枢·终始》云："刺寒厥者，留针取为热。"

11. 傍针刺　"傍针刺者，直刺傍刺各一，以治留痹久居者也。"傍针刺法，在病灶处直刺一针，为了加强疗效，在旁边加强一针，以治疗虚寒久治不愈的痹症。长时间留针，用补法。

12. 赞刺　"赞刺者，直入直出，数发针而浅之，出血是谓治痈肿也。"该刺法属于放血疗法的范畴，是一种点刺放血法。如用三棱针点刺丹毒及脓肿的周围放血，以泻其毒法，是治疗痈肿的一种方法。

三、五刺

1. 半刺　"半刺者，浅内而疾发针，无针伤肉，如拔毛状，以取皮气，此肺之应也。"这种刺法是浅入针而急速出针，仅刺皮毛而不伤肌肉，比浮刺要深些，虽属于浅刺法，但不像梅花针那样浅，适用于儿童、老人以及表证感冒等。因肺主皮毛，这是和肺脏相应的刺法。

2. 豹文刺　"豹文刺者，左右前后针之，中脉为故，以取经络之血者，此心之应也。"此法是在病灶的周围（即左右前后）多针刺激，以刺中络脉放血为原则，以疏通经络郁血。因心主血脉,这是和心脏相应的刺法。

所谓"豹文刺",就是形容针刺的部位较多,血迹斑斑,如豹皮的斑点之状。

3. 关刺 "关刺者,直刺左右尽筋上,以取筋痹,慎无出血,此肝之应也。""或曰渊刺,一曰岂刺"。该刺法属于深刺法的范畴。治疗急、慢性关节炎有特效。如膝关节痛刺阳关透曲泉,阳陵泉透阴陵泉等。深刺,且留针时间较长,慎勿出血,免伤正气。所谓"渊刺"也是深刺的意思。因肝主筋,这是和肝脏相应的刺法。

4. 合谷刺 "合谷刺者,左右鸡足,针于分肉之间,以取肌痹,此脾之应也。"合谷刺就是针刺到一定深度后,将针提到分肉之间,再向左、右各刺一针,针刺入后像"个"字形,如同鸡爪一样,主要治疗肌痹(肌肉风湿)。因脾主肌肉,这是和脾脏相应的刺法。

5. 输刺 "输刺者,直入直出,深内之至骨,以取骨痹,此肾之应也。"这是一种深刺法,深刺至骨而久留针。凡久治不愈的关节炎,如风湿性关节炎等都可应用。输刺法虽是治骨痹的有效方法,但需要长期坚持治疗,方能奏效。因肾主骨,这是和肾脏相应的刺法。

总之,《黄帝内经》中根据不同的人体部位,不同的组织,不同的疾病,如何刺激等都提出了各种具体的方法。这包括针刺的深浅、方向、出血、排脓、火针,用针多少等,都是非常宝贵的经验总结。值得我们进一步学习、继承和发扬。

第二节　针刺的深度、留针时间与出针

一、针刺手法与年龄体质的关系

《灵枢·逆顺肥瘦》主要讲各种人的体质不同,而刺法亦有所不同。"黄帝曰:愿闻人之白黑肥瘦小长,各有数乎? 岐伯曰:年质壮大,血气充盈,肤革坚固,因加以邪,刺此者,深而留之,此肥人也。广肩腋,项肉薄,厚皮而黑色,唇临临然,其血黑以浊,其气涩以迟,其为人也,贪于取与,刺此者,深而留之,多益其数也。"

文中"临临然",是形容口阔唇厚,下垂的样子。张景岳说:"临临,下垂貌,唇厚质浊之谓。"

"血黑以浊",《素问·六节脏象论》说:"心者,生之本……其华在面,其充在血脉。"这段经文说明了血色都显示于颜面,所以这里的血黑,就是指面色漆黑而言。"浊"是指肤色浑厚重浊的意思。

"贪于取与"的"贪"这里作"好胜"解。"取"是勇于争取的意思,"与"是指给予别人,也就是慷慨的意思。

"黄帝曰：刺瘦人奈何？岐伯曰：瘦人者，皮薄色少，肉廉廉然，薄唇轻言；其血清气滑，易脱于气，易损于血，刺此者，浅而疾之。"

文中谈到"肉廉廉然"，是形容肌肉异常菲薄的样子。

"黄帝曰：刺常人奈何？岐伯曰：视其白黑，各为调之。其端正敦厚者，其血气和调，刺此者，无失常数也。"

一般地说，其人色白者多体弱，当用刺瘦人的刺法。而人黑者多结实，可以按刺肥人的针法。凡是端正敦厚的人，气血和调，不涩又不滑，针刺这一类肥瘦适中的人，应按一般正常的针刺方法进行。也就是介于肥瘦两者之间，而针刺不深不浅。

"黄帝曰：刺壮士真骨者，奈何？岐伯曰：刺壮士真骨，坚肉缓节，监监然，此人重则气涩血浊，刺此者，深而留之，多益其数；劲则气滑血清，刺此者，浅而疾之。"

文中"真骨"指的是坚固的骨骼。"壮士"是指壮年人，或指练过武的人。"监监然"，是形容坚强有力的样子。张景岳说："监监，坚固貌。"

"黄帝曰：刺婴儿奈何？岐伯曰：婴儿者，其肉脆，血少气弱，刺此者以毫针，浅刺而疾发针，日再可也。"

二、针刺手法与经脉的关系

《灵枢·经水》中还论述了各脏腑、经络气血的多少与针刺深浅的关系。

黄帝曰："夫经水之应经脉也，其远近浅深，水血之多少，各不同合，而以刺之奈何？"这条经文的意思是把十二经脉比作十二道河流，河流和经脉的长短以及水和血的容量多少，各不相同。"岐伯答曰：足阳明，五脏六腑之海也，其脉大，血多，气盛，热壮，刺此者，不深勿散，不留不泻也。"意思是说足阳明经在五脏六腑中，像海一样，容量很大，在十二经中，胃腑也是血脉最大，多血多气，是阳热最为旺盛的经脉。凡治疗阳明实证，不用深刺法就不能抑制邪气，留针时间太短，也不能达到预期的效果。阳明经刺深六分留十呼，足太阳经刺深五分留七呼，足少阳经刺深四分留五呼，足太阴经刺深三分留四呼，足少阴经刺深二分留三呼，足厥阴经刺深一分留二呼。一般足阳明经针刺的深度为六分，留针的时间为十呼。

手之阴阳，其受气之道近，其气之来疾，其刺深者皆无过二分，其留针皆无过一呼。至于手之阴与手之阳的分布，都是在上半身，与输持气血的心肺两脏很靠近，而且上肢肌肉薄而穴位浅，经气运行比较迅速，所以针刺要浅，大多不得超过二分深，留针最长不得超过一呼。

"其少长，大小，肥瘦，以心撩之，命曰法天之常……刺之过此者，则脱气。"说明除以上一般规律外，临床上更应结合病人年龄、体质作适当的处理，才是符合自然规律的。如果针刺的深浅和留针时间超过一定限度,也会使之气虚脱,造成不良后果。

三、出针的时机

《灵枢·九针十二原》曰:"刺之而气不至,无问其数;刺之而气至,乃去之,勿复针。"

《素问·针解》曰:"刺实须其虚者,留针阴气隆至,针下寒,乃去针也。刺虚须其实者,阳气隆至,针下热,乃去针也。"

以上经文所言,留针时间的长短和出针是由得气与否而决定。如果进针后已得气,并达到了治疗效果即可出针,否则,则须继续施行手法,而不必拘于行针次数的多少。

第三节 补 泻 手 法

一、得气

《灵枢·九针十二原》曰:"刺之要,气至而有效,效之信,若风之吹云,明乎若见苍天,刺之道毕矣。"此段经文所说,针刺后如果能有"气至"的反应,就会有治疗效果,效果的迅速,就像风吹乌云散一样,立刻见到明朗的天空。所以"得气"是针刺治病的主要道理和关键所在。在针刺过程中的"得气"是针刺入机体后所引起的一种即时性反应,亦称为针感,它是施行针刺手法(补与泻)发生治疗作用的关键。

二、补泻手法

《灵枢·九针十二原》曰:"虚则实之,满则泻之,菀陈则除之,邪盛则虚之",《灵枢·经脉》曰:"盛则泻之,虚则补之,热则疾之,寒则留之,陷下则灸之,不盛不虚,以经取之。"《黄帝内经》中明确提出了针刺治病的补泻原则,并提到了"呼吸补泻"、"徐疾补泻"、"迎随补泻"以及"开阖补泻"。

1. 呼吸补泻 《素问·离合真邪论》曰:"呼尽内针,静以久留,以气至为故,如待所贵,不知日暮,其气以至,适而自护,候吸引针,气不得出,各在其处,推合其门,令神气存,大气留止,故命曰补。吸则内针,无令气忤,静以久留,无令邪布,吸则转针,以得气为故,候呼引针,呼尽乃去,大气皆出,故命曰泻。"

《素问·调经论》曰:"泻实者,气盛乃内针,针与气俱内,以开其门,如利其户;针与气俱出,精气不伤,邪气乃下,外门不闭,以出其疾,摇大其道,如利其路,是谓大泻,必切而出,大气乃屈。""持针勿置,以定其意,候呼内针,气出针入,针空四塞,精无从去;方实而疾出针,气入针出,热不得还,闭塞其门,邪气布散,精气乃得存,动气候时,近气不失,远气乃来,是谓追之。"

以上经文所论为呼吸补泻的针刺手法,如果吸气进针,呼气出针则为补法,反之则为泻法。呼吸补泻在针刺过程中一般只起辅助、配合作用,倘若只用呼吸补泻而不用其他方法,如提插、捻转等手法,则收效甚微或者无效。

2. 徐疾补泻 《灵枢·九针十二原》曰:"徐而疾则实,疾而徐则虚",《灵枢·邪客》:"……先知虚实,而行疾徐……"以上两段经文指出了虚证要补,实证要泻,且都用徐疾补泻的手法。但都说得很不具体,而《素问·针解》则具体提出了徐疾补泻的操作手法:"徐而疾则实者,徐出针而疾按之。疾而徐则虚者,疾出针而徐按之。"

徐疾补泻是以针刺过程的速度——快、慢来区分的补泻手法。一般地说,徐缓的进针,行针与出针刺激较弱;快速的进针,行针与出针刺激较强。

3. 迎随补泻 《灵枢·小针解》曰:"迎而夺之者,泻也。追而济之者,补也。"《灵枢·寒热病》曰:"刺虚者,刺其去也;刺实者,刺其来也。"

上述所说为迎随补泻,是根据针尖所刺的方向与经络循行走向的顺逆来区分补泻的方法。一般地说,针尖顺着经脉去的方向刺入则为补法,反之则为泻法。

4. 开阖补泻 《素问·刺志论》曰:"入实者,左手开针空也。入虚者,左手闭针空也。"《素问·针解》曰:"邪盛则虚之者,出针勿按也。"

开阖补泻是以出针按揉针孔与否而区分的补泻手法。但是现在临床上或补或泻或放血,于出针后都用棉球按揉针孔,以迫使针孔闭合,不仅可以防止出血,又可以减少感染的机会。

三、补泻有效的标志

《黄帝内经》中还提出了取得治疗效果的标志。

《素问·针解》云:"刺虚则实之者,针下热也,气实乃热也。满而泻之者,针下寒也,气虚乃寒也。"

篇中所言"气实"乃阳气隆至才有热的感觉,邪衰阴气复至才有凉的感觉。所谓"凉热"的手法,就在阴阳二字上。

《素问·刺志论》云:"夫实者,气入也。虚者,气出也。气实者,热也。气虚者,寒也。"其含义与《针解》大致相同。都是从针下寒热而知针刺的治疗效果。

《灵枢·终始》云:"所谓气至而有效者,泻则益虚,虚者,脉大如其故而不坚也,坚如其故者,适虽言故,病未去也。补则益实,实者脉大如其故而益坚也,夫如其故而不坚者,适虽言快,病未去也。"

补则实者,贵于脉之坚,是脉之虚变为实也。脉象的改变是谷气(正气)至的表现。如临床表证热证脉为数脉,则为火也,针刺或放血后脉象变为和缓者,为火退也。虚证针刺用补法后,而脉微变大者,说明正气渐复也。

四、针刺禁忌

众所周知,针刺是一种良性刺激,适应证广泛,毒副作用小,无论内、外、妇、儿、五官各科等,都有适宜针灸治疗的病证。但是,作为一个专门从事针灸专业的人来说,不能不认识到针灸虽然是一种安全的治疗方法,但它也有一定的禁忌作为安全治疗方法的前提。深入学习和研究针灸的禁忌,对于提高医疗质量、防止发生医疗事故有着重大的意义。杂志报刊上偶有报道的针灸事故,其中绝大多数属于操作技术不熟练,不遵守针灸医籍中所告诫的禁忌而引起的;也有的是因为工作态度马虎,不负责任而造成的。

关于针灸禁忌,《黄帝内经》中亦有不少的记载,大致有以下几个方面。

1. 暂时异常情况的禁忌 凡遇过饥、过饱、酒醉、大怒、大惊、过劳等,不宜针刺,应待上述情况缓解消失后,方可进行针刺。否则不但无效,而且病人极易发生"晕针"或病情加重。古人在《素问·刺禁论》里明确指出:"无刺大醉,令人气乱。无刺大怒,令人气逆。无刺大劳人,无刺新饱人,无刺大饥人,无刺大渴人,无刺大惊人。"

凡气血紊乱之人,针刺是有害的,不仅不能调理气血,通达经络,反而更使体内气血逆乱,故应休息待气血调和之后,再行针刺,才能取得应有的效果。《灵枢·终始》云:"乘车来者,卧而休之,如食顷乃刺之。出行来者,坐而休之,如行十里顷乃刺之。"此文说明乘车来的病人,应躺卧休息相当吃一顿饭的时间。从远路步行来的病人,要坐下来休息相当于走十里路的时间,使之经气安定下来,方可进行针刺,以防止晕针或其他不良后果。

2. 人体生理上的禁忌 凡躯体各部位,若有重要脏器或大动、静脉血管都应注意,避免深刺,恐伤内脏。头面部的穴位也应注意。另外,孕妇的少腹部、腰骶部位的穴位最好少刺或不刺。合谷、三阴交、至阴、昆仑等穴,一般医籍记载都禁刺,但补泻手法运用适当,也不一定都引起坠胎流产。况且灸至阴穴还能纠正胎位不正。婴儿的囟会穴亦属禁刺。

《素问·刺禁论》云:"刺中心,一日死,其动为噫。刺中肝,五日死,其动为语。刺中肾,六日死,其动为嚏。刺中肺,三日死,其动为咳。刺中脾,十日死,其动为吞。刺中胆,一日半死,其动为呕。"

《素问·诊要经终论》云:"凡刺胸腹者,必避五脏。中心者坏……"

以上两篇都提到内脏不可刺。损伤重要脏器会引起死亡。特别是心脏千万不可损伤,刺者误中其心,则经气环身一周而人死矣,约半小时。

《素问·诊要经终论》又云:"中鬲者,皆为伤中,其病虽愈,不过一岁必死。"

这段经文说明针刺不当,当时不发生生命危险,1年后夭折。

《素问·刺禁论》云:"刺头,中脑户,入脑立死。刺舌下,中脉太过,血出不止为瘖。"还说"刺脊间中髓,为伛。"这些记载是历代医生从实践中总结出来的宝贵经验,值得我们借鉴。脑髓是不可针刺的,而且舌下金津、玉液深刺则出血不止。同时还告诫我们,针刺脊髓也要万分小心,容易引起"龟背"(身蜷曲也)。后世有人认为针刺"石门"穴有绝育的功能。

3. 腧穴的禁忌 《内经》中提出的禁穴不多。后世历代针家逐步总结出了腧穴的禁忌,简单归纳如下。

(1)禁针的腧穴:脑户、囟会、神庭、玉枕、络却、承灵、颅息、角孙、承泣、神道、灵台、膻中、水分、神阙、会阴、横骨、气冲、箕门、承筋、手五里、三阳络、青灵、云门、鸠尾、缺盆、客主人、冲阳等穴。

(2)禁灸的腧穴:哑门、风府、天柱、承光、临泣、头维、丝竹空、攒竹、睛明、素髎、天髎、迎香、颧髎、下关、人迎、天牖、天府、周荣、地五会、阳关、脊中、乳中、鸠尾、腹哀、肩贞、阳池、中冲、少商、鱼际、经渠、隐白、合谷、阴陵泉、条口、犊鼻、阴市、伏兔、髀关、申脉、殷门、白环俞、心俞等穴。

以上禁针禁灸的穴位,并不是《内经》的记载,乃是后人的经验和教训的总结。这与古代的针具粗大以及多用直接灸有着密切的关系。现代用的针具较之古时要细多了,而且灸法多用隔物灸和艾条灸。所以,近些年来打破了一些框框,解放了一些穴位。例如:针刺膻中穴治疗喘息、冠心病很有效。针刺鸠尾穴治疗癫痫效果亦很明显。灸法如灸隐白穴治疗崩漏效果非常突出;灸心俞治疗中风的语言不利疗效也很好。

4. 病情不同的禁忌 《素问·刺要论》云:"病有浮沉,刺有浅深,各至其理,无过其道。过之则内伤,不及则生外壅,壅则邪从之。浅深不得,反为大贼,内动五脏,后生大病。"这段经文说明病有表里之分,刺有深浅不同,但必须达到疾病之所生,切勿深刺,刺得太深,会伤五脏之气,太浅则达不到病处,反使气血受干扰而发生壅滞,给病邪可乘之机。所以针刺的深浅,不遵法度会有很大的危害,破坏五脏的正常生理功能,而发生大病。《灵枢·五禁》云:"热病脉静,汗已出,脉盛躁,是一逆也(热病脉静是阳症阴脉也,汗已出,脉盛躁,为真阴败竭也);病泄,脉洪大,是二逆也(病泄脉宜静,而反脉大者,保孤阳邪胜也);著痹不移,䐃肉破,身热,脉偏绝,是三逆也(肢体麻木不仁,久病不愈,肘膝高起处的肌肉破溃,身体发热,身热脉宜洪盛,令脉现偏绝,一手全无脉);淫而夺形,身热,色夭然白,及后下血衃,血衃笃重,是谓四逆也(病邪侵淫于内,形体异常瘦弱,面色枯晦惨白,且在大便中夹有黑色血块,有了这种血块,表示病情危笃,是逆证之四);寒热夺形,脉坚搏,是谓五逆也(久病寒热,形体消瘦异常,一般脉应细弱,而反见脉坚实有力,是逆证之五)。"

国医大师
贺普仁
针灸心法

《针具针法》

经文"著痹不移"中的"著痹"是指肢体麻木不仁,或痛而木重,有重滞感,发于肌肉的一种痹证。"不移"是形容久病不愈的意思。

"后下血衃","后"是指大便,"血衃"就是血块,即黑色凝血。

《灵枢·逆顺》云:"无刺熇熇之热,无刺漉漉之汗,无刺浑浑之脉,无刺病与脉相逆者。"文中所谓"熇熇之热",是指热势炽盛的意思。"漉漉之汗"是形容大汗不止的现象。"浑浑之脉"是指脉象混乱的意思。

5. 其他 《内经》中还有补泻的禁忌。例如,《灵枢·五禁》云:"黄帝曰:何谓五夺?岐伯曰:形肉已夺,是一夺也;大夺血之后,是二夺也;大汗出之后,是三夺也;大泄之后,是四夺也;新产及大血之后,是五夺也。此皆不可泻。"

此段经文指出,凡见这五种虚证,均不能采用泻法。例如,气血精液虚弱,体质消瘦,以及大汗、大泄、产妇大出血等。

另外《内经》对于及气留针时间的长短亦有禁忌。例如,《灵枢·寒热病》云:"凡刺之害,中而不去则精泄,不中而去则致气;精泄则病甚而恇(音筐,畏怯之意),致气则生为痈疽也。"这说明及气与留针时间的长短都和疗效有关系。

第四章 历代名家针刺手法

针刺手法的发展源远流长，前面已提到的医学巨著《黄帝内经》已论述和总结了上古以来的针刺手法。在刺法方面提到"九刺"、"十二刺"和"五刺"等；在补泻手法方面提到"呼吸补泻"、"徐疾补泻"、"迎随补泻"以及"开合补泻"等，为后世针法的发展奠定了基础。历代名针灸学家在各自相应的历史时期内，对针法都做了大量的研究，根据中医学的基本理论提出不同学说，使针法在争鸣中得到发展。了解历代名家的针刺手法，在博采众长的基础上，去粗取精，去伪存真，对提高针刺理论和临床技术水平都有重要意义。

第一节 《难经》刺法

先秦时代以秦越人（又名扁鹊，生于公元前 5 世纪左右）为代表的医学家，继承了《内经》的传统手法，并著有《难经》，流传保存至今。《难经》主要以问答形式阐述注释《内经》经义，并强调指出了针刺时双手协作的重要性，对后世影响颇大。全书共八十一难，自六十九难以后，重点讲刺法（相传为后人托名扁鹊而作，待考证），是目前现存的第二本专门论述针灸的经典著作。内容非常丰富，其主要见解如下。

1. 重视爪切 《难经》七十八难云："知为针者，信其左；不知为针者，信其右。当刺之时，先以左手压按所荥俞之处，弹而努之，爪而下之，其气之来，如动脉之状，顺针而刺之。得气因推而内之，是谓补，动而伸之，是谓泻。不得气，乃与男外女内；不得气，是为十死不治也。"大意是：有经验的针灸医生，以他的左手压按穴位，使气血宣散，再用手指轻弹穴位，使肌肉脉络怒张，然后用指甲稍微向下爪切穴位，当经气来的时候，好像动脉转动的形状，此时就顺势将针刺入穴位。如得气后将针向内推进是为补法，而将针向上提是为泻法。假如进针不得气，必须用男外女内捻转的方法候气（张世贤云："男外女内，即阳外阴内也，勿著人之男女，苟是人之男女气下至者，必须浮沉以候之也"），如果再不得气，则属于正气虚、邪气深难以治疗的死证。

2. 善用迎随 《难经》七十二难云："……然所谓迎随者，知荣卫之流行，经脉之往来也。随其逆顺而取之，故曰迎随。""调气之方，必在阴阳者，知其内外表里,随其阴阳而调之,故曰调气之方,必在阴阳。"这段经文是以问答的形式,说明迎随补泻。所谓迎随,是明确营卫之气在经脉中往来运行,根据它们循行路线之方向,从而决定迎取或顺取之针法,所以叫做迎随。补者随经脉而纳之,左手闭针孔徐当针出而疾按之。泻者迎经脉刺之,动而伸之,左手不闭针孔,即当针出而徐按之。这就是随而济之是谓补,迎而夺之是谓泻的补泻手法。调气的方法,根本在于阴阳,应该知道病变有内外表里,根据其阴阳偏盛偏衰而决定如何调治,所以强调调气的方法,根本在于区别阴阳气血。本文强调不论补或泻,根本方法在于调节阴阳气血。杨立操(唐朝人,著有《黄帝堂经》三卷)云:"阴虚阳实,则补阴泻阳,阳虚阴实,则补阳泻阴……"

3. 利用五行生克关系 《难经》六十九难云:"……虚者补其母,实者泻其子。"扁鹊对补虚泻实的具体措施是以五输穴为基础,用五行生克关系为指导,通过配穴形式而体现的。人体各经脉之气,互相之间都有密切关系,不论偏实偏虚,都能互相影响,所以在治疗上必须探求其产生虚实的原因,结合五行学说中"母能令子实,子能令母虚"的理论,采用"虚则补其母,实则泻其子"的方法,可以调节平衡,达到治疗疾病的目的。在临床应用上有以下两个方面。

(1)本经井、荥、输、经、合补泻法:例如肺经气虚,取本经输穴太渊,太渊穴属土,土生金,这就是虚则补其母;例如肺经气实,应用实则泻其子的方法,取本经的合穴尺泽,尺泽属水,金生水,这就是实则泻其子。子能令母虚,故也。

(2)十二经五输穴补泻法:如肺经气虚,按虚则当补其母的法则,肺属金,土为金之母,当取足太阴脾经的输穴太白,同时太白也属土,假如,如肺经气实,实则泻其子,当取肾经的合穴阴谷,因肺经的子是肾,肾属水,阴谷亦属水,泄水即可治肺实,是子能令母虚之理。以上内容虽不属于针刺手法,亦属于补泻的范畴,所以录之。

以上内容系秦越人在继承《黄帝内经》的基础上倡导的,一直沿用至今,仍被我们广大针灸工作者临床应用。

第二节　华佗与皇甫谧

公元前206年汉高祖刘邦建立了汉朝以后,针灸方面仍旧继承先秦的针法,文献记载不多,值得一提的只有华佗。后汉医学家华佗,字元化,安徽亳县人,是当时的医学名家,创有健身的"五禽戏",并著有《中藏经》等医书。根据《三国志·华佗传》记载,华佗在针刺时指出针感应达某部位,待病人诉说针感已到达该部位时,即可出针。他能达到此种效果必有一定的针技手法。遗憾的是他的著作多已亡失,没有完整的文字记载。

魏晋时期,思想活跃,带动了医疗卫生事业的发展,此时有代表性的医学家不少,惟有皇甫谧是针灸学家,皇甫谧,字士安,今甘肃灵台县人。中年患痹症,后钻研医学,他把《内经》、《明堂孔穴》、《针灸治要》三书进行了系统整理,著成《针灸甲乙经》,此书总结魏晋以前的针灸学术成就,阐述经络,明确穴位的名称和部位,共计穴位 349 个;并记述疾病的针灸取穴法等。此书是我国现存最早的一部针灸学专著,也是收集和整理古代针灸资料最早最多的文献之一。针刺手法仍承袭《内经》。

第三节 隋 唐 时 期

隋唐是我国文学艺术全面发展的时期,整个文坛出现了前所未有的兴旺发达的局面。在医学方面也出现了《千金方》、《外台秘要》等巨著,但在针灸学方面,特别是针刺手法方面,新的内容较少。据"转引"记载:"唐甄权治一人患风,手不及引弓,诸医莫能疗,权曰,但将弓引向垛,一针可以射矣,针其肩髃一穴,应时愈。"这些记述虽然很简单,但从中可以说明针灸有奇效。这个效果如不运用手法是不会达到"应时而愈"的。

唐朝虽然是我国文学艺术、医药卫生全面繁荣的时代,但针灸却处于低潮阶段,这是因为当时有以王焘为代表的反对和抹煞针法而提倡灸法的一股逆流。他在《外台秘要》明堂序里说:"……其针法自古来认为深奥,今人率不可解。经云:针能杀生人,不能起死人。若欲录之,恐伤性命,今并不录针经,惟取灸法……"王焘系唐代著名医学家,他的这种"轻针重灸"的观点,对当时医学界不无影响。

第四节 《琼瑶神书》和《针灸资生经》

公元 960 年赵匡胤一举兵变,夺取政权,建立了宋王朝。针灸流派基本上仍是继承唐代王焘的"轻针重灸"的观点,但是这种观点也受到有识之士的反对,直到《琼瑶神书》的出现,才使这种观点彻底改变。

刘党氏所著《琼瑶神书》是继《黄帝内经》之后,创造针刺手法的先驱,其重视和倡导手法之程度,胜过已往任何一位针灸学家。全书自始至终贯穿着多种多样的针法,给人以"取之不尽,用之不竭"之感,是目前发现的手法名称最多的一本针灸书,后世许多手法受他影响颇深,书中有"赤凤摇头"、"苍龙摆尾"等名。但是,其记载文字比较简单扼要,多种手法如何操作均未详细说明,同时有些文字缺乏解释,不易理解,有待今后进一步研究。除了手法之外,《琼瑶神书》在针灸其他方面的记述与别的书亦有所不同。例如:书中云:"古针有十二条",三条针名:

"青龙针也,长一尺二寸……"

"白虎针也,长九寸……"

"丧门针也,长八寸……"并附针形图于下。

《琼瑶神书》不仅讲究手法,而且重视研究配穴,例如《琼瑶七星针》中所云,用穴非常精确,摘录于下:

"项强头疼痛不禁,试针须使后溪寻。

背中胛膀肩中痛,中渚如针真万金。

腰与夹脐痛不休,阴陵穴中疗无忧。

疝癖胃寒留三里,胸中疼痛大陵求。

两肋阳陵痛更悠,腰膝疼痛委中瘳。

世上黄金容易得,七般针法少人收。"

在宋代除了《琼瑶神书》之外还有王执中著《针灸资生经》和王惟一创造的"铜人腧穴针灸图经",这些对临床治疗和穴位的定位都有很大帮助。其中"铜人腧穴针灸图经"对针灸穴位的统一,经脉的走行都提供了直观形象。而《针灸资生经》的作者虽是临床针灸大家,在针刺手法方面仍遂"千金",自己并无创新。

第五节　子午流注学说

到了金元时代,又提出了子午流注按时取穴的时间针法学说。其中有代表性的针灸家何若愚,著有《流注指微论》及《流注指微赋》。何氏所著《流注指微论》已经散失,仅能从《流注指微赋》的注解得其梗概。其中刺法特点介绍如下:

何若愚以研究"子午流注"针法为主,例如他在《流注指微赋》中云:"原夫指微中……知本时之气开,说经络之流注。"从这两句话的内容可以看出《流注指微论》中心内容是研究和探讨经络气血流注和腧穴开合等问题。关于"经络气血流注"的观点可以追溯到《黄帝内经》的成书时代。所以说"流注"学说并非后人所创,早在春秋战国时期就有了萌芽。《黄帝内经》中认为针刺时间与经络气血流注及腧穴的开合有着密切的关系。如《素问·针解》云:"补泻之时者,与气血开合相合也。"《难经·二十三难》云:"经脉十二,络脉十五,何始何穷也? 然:经脉者,得气血,通阴阳,以荣于身者也。其始从中焦,注手太阴,阳明;阳明注足阳明,太阴……厥阴复还注手太阴。"以上这些内容及论点对后世"流注"针法有很大启发。而何氏运用这些理论为基础,研究了经络气血流注及腧穴的开合,并应用于临床。这都对后来运用天干、地支按日按时取穴法有一定的影响。何氏不仅对按时开穴有研究,同时在针刺手法方面也有独到之处。

何氏善用"迎随"补泻,但与扁鹊的迎随补泻方法略有不同。何氏将"迎随"补泻与《河图》之"生成数"相结合使用。他在《流注指微赋》中指出:"迎随逆顺须晓气血之升沉"。意思是说,在施行"迎随"补泻时,必须知晓经络的循行路线及阴升阳降的道理。针刺的深浅必须根据经脉中气血的多少而定。因此,他将古代《河图》中的"生成数"原理与十二经脉结合起来,制定了"补生"、"泻成"的针法和针刺深浅的标准。有一段《流注指微赋》的原文:"夫欲用'迎随'之法者,要知经脉逆顺深浅之分……名刺其部元过其道,是谓大妙。迎而夺之有分寸,随而济之有深浅,深为太过,能伤诸经,浅为不及,安去诸邪,是以足太阳之经,刺得其部,迎而六分,随而一分,足太阳之络,迎而七分,随而二分,手太阳之经,迎而七分,随而二分,手太阳之络,迎而九分,随而四分,手阳明之经,迎而九分,随而四分,手阳明之络,迎而八分,随而三分,足阳明之经,迎而一寸,随而五分,足阳明之络,迎而六分,随而一分,手少阳经,迎而六分,随而一分,手少阳络,迎而七分,随而二分,足少阳经,迎而八分,随而三分,足少阳络,迎而一寸,随而五分,手太阴经,迎而九分,随而四分,手太阴络,迎而七分,随而一分,足太阴经,迎而一寸,随而五分,足太阴络,迎而八分,随而三分,手少阴经,迎而七分,随而二分,手少阴络,迎而五分,随而一分,足少阴经,迎而六分,随而一分,足少阴络,迎而六分,随而一分,手厥阴经,迎而七分,随而二分,手厥阴络,迎而六分,随而一分,足厥阴经,迎而九分,随而四分,足厥阴络,迎而九分,随而四分。斯皆经络相合,补生泻成,不过一分。"

何氏这种"迎随"补泻手法符合阴阳学说,并被后世所引用。如后人高武氏所撰《针灸聚英》云:"此是'河图'五行生成之数,一三五七九者奇也,属之天。二四六八十者偶也,属之地。一二三四五六七八九十者数,何以能生出五行来?盖自天开地辟之后,落下便有水,此天一地六所生成也,如父母生子,头生男女第行曰一,故曰一六也,第二胎生男女第行曰二,是二七生火,余皆如此。曰生者,生父之始资,曰成者,如母之胎育也。"此为"生成数"。关于"生成数"原出于《易经》,《易经》词中有"河出图,洛出书"之说。用数字符号表示奇偶、阴阳,奇为阳,偶为阴。一三五七九是生数,二四六八十是成数。它们的组合是,天一生水,地六成之。地二生火,天七成之。天三生木,地八成之。地四生金,天九成之。天五生土,地十成之。孤阴不生,独阳不长,阴阳必须配合,"生成数"刚好阴阳奇偶相配合。《周易参同契》云:"……九一之数,终则复始。"九一之数表示了数量变化到了一定的极点会产生质的变化。这种表示方法,后为方士所借用,以后又移植到医学范畴中来。《列子·天瑞》云:"一变而为七,七变而为九,九者究也,乃复变而为一。"欲深入研究针刺手法之奥秘,对"生成数"须加考究。关于何氏之"补生"、"泻成"的针法和针刺深浅的标准见表1。

表 1　何氏针刺法

针刺深浅		经　　脉	络　　脉
迎(泻)	随(补)		
六分	一分	足太阳,足少阴,足少阳	足阳明,手少阴,手厥阴
七分	二分	手太阳,手少阴,手厥阴	足太阳,手太阴,手少阳
八分	三分	足少阳,足厥阴	手阳明,足太阴
九分	四分	手太阴,手阳明	手太阳,足厥阴
一寸	五分	足阳明,足太阴	足少阳,足少阴

除此之外何氏还创立了"按气通经法",他根据经络循环的速度及各经络的长短来决定,人一呼脉行三寸,一吸脉行三寸,呼吸定息脉行六寸的原理作为依据而创造出来的。他在《流注指微论》中明确指出,"手三阳接而九呼,过经四寸,手三阴接而七呼,过经五寸。足三阳接而一十四呼,过经四寸,足之三阴接而十二呼,过经五寸,重者倍之,吸亦同数。"操作时,如刺手三阳经的腧穴,令患者呼吸九次;刺手三阴经的腧穴,令病人呼吸七次,刺足三阳经的腧穴,令患者呼吸十四次;刺足三阴经的腧穴,令患者呼吸十二次。手三阳的经脉长五尺,九次呼吸气行五尺四寸,所以说过经四寸。手三阴经之脉长三尺五寸,七次呼吸气行四尺二寸,实际经过七寸;足三阳经脉长八尺,十四次呼吸气行八尺四寸,足三阴之脉长六尺五寸,十二次呼吸气行七尺二寸;手、足三阳经气过四寸;手、足三阴经气过七寸。

还有,何氏对针的刺入与拔出也很讲究,他主张初入主速,进而主缓,在《流注指微赋》中阐明他的观点:"针入贵速,既入徐进,出针贵缓,急则多伤。"这就是说,当针入穴位时,必须一连而进,待针尖已通过皮肤而到达肌肉时,则要徐徐进入,直到达到所需要的深度,施行手法或留针时间已到,出针也要缓慢,不可猛拔急出,以免损伤正气。何氏这一完整的进、出针手法,现在仍适用于针灸临床治疗,这样做不仅能减轻病人的痛苦,而且也可避免损伤病人的肌腠造成遗憾。此"赋"载于《子午流注针经》(南唐何若愚撰,常山阎明广注释),后又转载于窦桂芳所撰《针灸四书》,以及明代高武撰的《针灸聚英》,杨继洲著的《针灸大成》等文献中都曾引用。

第六节　窦汉卿与《标幽赋》

元代后期,针法在爪切、透穴等方面又有新的内容。窦汉卿著有《针经指南》、《入穴指法》及《叶蛰宫图》等书,但原本多已佚失。而在罗谦甫著的《卫生宝鉴》、王国瑞著的《扁鹊神应针灸玉龙经》以及吴崑著的《针方六集》等书中,都保留了部分窦氏的治疗经验,其中《标幽赋》是《针经指南》的一部分,以歌赋形式,统论针灸的基本理论及治疗经验。以上各书均有记载,注家也很多,流传亦很广泛。例如《扁鹊神应针灸玉龙经》王开作了注解;《针灸大全》有无名氏的注解。而对窦氏的针法,吴崑撰写的《针方六集》根据《标幽赋》的内容,归纳为以下几点。

1. 奇经八穴　根据《针经指南》记载,窦氏于宋子华处得一针灸书,内载奇经八穴,又名流注八穴,原书是少宝隐者所传,后经窦氏倡导应用。如《针灸大全》等书中对此奇经八穴有记载,后来结合九宫、八卦、干支等学说,演变为"灵龟八法"、"飞腾八法"。这些均属于独特的配穴方法,不赘述。

2. 重视爪切　窦氏在《标幽赋》中指出:"左手重需多按,欲令气散,右手轻而徐入,不痛之因",从这里不难看出,窦氏在针刺时是十分重视爪切的,他认为爪切可以使穴位局部的气血宣散。

3. 进针主缓　"右手轻而徐入,不痛之因",窦氏认为进针的速度,应是轻而徐缓,这就是说进针时要轻轻捻转,徐徐刺入,不要紧捻猛插令患者有不适之感。窦氏这种进针主缓的见解,恰恰与何若愚进针主速的观点相反,我们认为这两位针灸家的意见各有所长,在临床上可以因病制宜各有所用。

4. 两穴透刺　窦氏刺法的另一个特点是率先使用了透针平刺法。这个方法在王国瑞撰写的《扁鹊神应针灸玉龙经》及吴崑撰写的《针方六集》中都有记载。他的这种针刺方法,对后世临床应用透针,有很大的影响。此法体现了窦氏针法的独特风格和创新精神。

第七节　明代——针法盛行时期

明代针灸发展是一个繁荣发达时期,尤其是针刺手法各家学说颇多,对现今临床指导意义也比较大,是针灸发展的高潮。

明初,陈会撰有《神应经》(实为他的徒弟刘谨编辑)广述针灸,并提出"催气手法",颇为后世针灸医家推崇。他自己著有《广爱书》十卷,未传于世,现仅将陈氏的刺法特点简述如下。

1. 进出针的手法　"取穴既正,左手大指掐其穴,右手置针于穴上,令患者咳嗽一声,随咳针内至分寸","欲出针时,令病人咳嗽一声,随咳出针,此为之泻法也","随吸出针,急以手按其穴,此谓之补法也",此种针法乃是陈氏继承《内经》的呼吸补泻及开合补泻的原则而派生出来的。

2. 进针后催气手法　此法是动摇、提插、捻转等各种手法的综合运用。他说:"用右手大指及食指持针,细细动摇,进退搓捻,其针如手颤之状,谓之催气。"摇针可以宣通气血,捻转及提插均能通调经脉,使经气运行加速,达到催气的目的。

3. 平补平泻针法　陈氏云："凡人有疾，皆邪气所凑，虽病人瘦弱，不可专行补法，只宜平补平泻，须先泻后补，谓之先泻邪气，后补真气。"陈氏认为疾病发生的原因是复杂的，但多为邪气危害机体所致，因而主张不能单纯行补法，必须先行泻法，然后再行补法。其目的是先泻其邪气，后补，使正气来复。

4. 捻转补泻　他主张男女相反，阴阳有别（表2）。

表2　陈氏捻转补泻法

任脉	补	男子右转，女子左转
	泻	男子左转，女子右转
督脉	补	男子左转，女子右转
	泻	男子右转，女子左转

总之，陈氏的观点是根据穴位所在部位不同，应用各种手法，如提插、呼吸、开合等，但他最常用的是捻转补泻手法，而且捻得重，刺激量大。

明代徐凤撰《针灸大全》，全书共六卷，该书既取材于前人文献资料，又总结了徐氏自己的研究成果，论述广泛，而且简明扼要，是一部综合性针灸著作，对针灸基础理论的研究和临床实际的应用，都有参考价值。另外，此书还收集了许多古代针灸歌赋，其中《金针赋》最为突出，专记针法，并总结出一整套补泻手法，对"烧山火"、"透天凉"都做了较为系统的论述。现根据徐氏针法观点，总结归纳如下几点：

1. 善用"三才"进出针法　《金针赋》云："初针刺至皮内曰天才；少停进针刺至肉内曰人才；又停进刺至筋骨之间，名曰地才，此为极处，就当补之……凡泻者吸气，初针至天，少停进针，直至于地，得气泻之，再停良久，却须退针……"这些记载是分天、地、人三部进出针的方法，并明确指出，补法时进针要由天而人，由人而地，分部而进；泻法时由天部直插至地，再退至人。

关于退针，徐氏指出："夫出针之法，病势即退，针气微松，病未退者，针气如根，推之不动，转之不移，此为邪气吸拔其针，及真气未至，不可出之，出之者，其病即复，再须补泻，停以待之，直候微松，方可出针豆许，摇而停之。补者吸之去疾，其穴急扪，泻者呼之去徐，其穴不闭。"徐氏根据疾病的虚实，规定了退针的快慢和孔穴扪闭与否。他的这种手法也符合《内经》中徐疾、开合补泻法的原则。徐氏对出针时气的感应特别注意，指出必待邪气已除，真气来复，针下微松之时方可出针，否则得不到治疗效果。现在有些针灸医生只注意进针时气的感应，较少注意出针时气的感应，这是不全面的，出针也不是拔出针就算了事，这其中也有不少学问。

2. 调气之法　徐氏还创造了调气、行气等治疗手法。他指出："夫调气之法,下针至地之后,复人之分,欲气上行,将针右捻;欲气下行,将针左捻……按之在前,使气在后,按之在后,使气在前。运气走至疼痛之所……"徐氏创立这样的手法,能加速经气运行至病之所在,加强和提高了治疗效果。此法适用于远端取穴。

3. 下针十四法 徐氏还阐述了下针十四种刺法。即:爪切、摇、退、动、进、循、摄、努、搓、弹、盘、扪、按、提。切可以宣散气血;摇可泄邪气;退可清气;动可运气;进可助气;循可气至;努可止气;搓可行气;弹可催气;盘可和气;扪可养气;按可添气;提可抽气。这些操作方法和治疗作用详见于汪机的著作中。

4. 综合手法 徐氏将各种操作方法与补泻的实现,辅以候气、行气等手法综合运用。创造了十二种综合复式手法,应用于针灸实践中。它们是:烧山火,透天凉,阳中隐阴,阴中隐阳,子午捣臼,进气之诀(又名运气法),留气之诀,抽添之诀(又名中气法),青龙摆尾,白虎摇头,苍龟探穴,赤凤迎源。其操作方法,摘录如下:

(1)烧山火:《针灸问对》云:"针入先浅后深,约八五分,用九阳三进三退,紧按慢提,热感至,紧闭针穴,方可插针,令天气入,地气出,寒可除矣。"又云:"一退三飞,飞,进也,如此三次,为三退九进,则成九矣。其法,一次疾提至天,三次慢按至地,随按,令病人天气入,地气出,谨按生成数,病愈而止。一说,三进三退者,三度出入,三次则成九矣,九阳者,补也。先浅后深者,浅则五分,深则一寸。"《针灸大成》云:"烧山之火能除寒,一退三飞病自安,始则五分终一寸,三番出入慢提看。"《针灸赋》云:"一曰烧山火,治顽麻冷痹,先浅后深,用九阳三进三退,紧提慢按,热至紧闭,插针除寒之有准。"

上述"烧山火"是由徐疾、提插、九六、开合等四种补法综合组成,是一种纯补的综合复式手法。施术时往往病人针下有温热的感觉,故名"烧山火"。其具体操作方法是,先确定腧穴要刺入的深度,然后分成三等分,假如穴位应该刺入一寸五分深,则初入五分深称为天部,一寸深处称为人部,一寸半处称为地部。当进针刺透皮下到五分深处,先用补法提插九次(即紧按慢提法),再将针继续刺到一寸深处,依法紧按慢提行针九次,最后针尖到一寸半处,仍紧按慢提行针九次,然后将针从地部一次提到天部,即从一寸半处退至五分深处,再如上次同样行针九次。此法一度不热,可反复操作直至病人针下有温热感觉为止。出针时应急按闭针孔。此法的特点是,进针分天、地、人三部,每部紧按慢提九次,所谓紧按是指进针力量,属补,九阳数亦属补,从天部至地部,进针分三次而入,出针从地部一次退到天部,出针时急按其针孔,属纯补法。故能添助纯阳之气,所以治疗寒证,阳虚肢冷脉伏及肢麻痿痹等证。杨继洲云:"四肢似水最难禁,憎寒不住便来临,医师运起烧山火,患人时下得安宁。"

（图24）

（2）透天凉：此法是徐疾、提插、九六、开合等四种手法的泻法综合而组成，是一种纯泻的综合复式手法。因在施术时病人针下有寒凉的感觉，故名曰："透天凉"。《金针赋》云："二曰透天凉，治肌热骨蒸，先深后浅用六阴，而三出三入，紧提慢按，寒至徐徐举针，退热之可凭。"《针灸问对》云："先深后浅，约入一寸，用六阴三出三入，紧提慢按，寒至徐徐退出五分，令地气入，天气出，热可退也。"又云："一飞二退，如此三次，为三进六退，即六阴数也，其法，一次疾插入地，三次慢提至天，故曰，慢按紧提，随提，令患人地气入，天气出。谨脏腑生成息数，病自退矣。一说，一度三进三退，则成六矣，六阴者，泻也。"（图25）

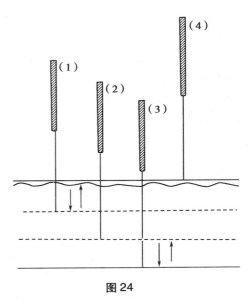

图24

　　具体的操作方法与烧山火相反，仍以针刺一寸五分深为例，在针刺入皮下后，继续深入直达一寸半处，用慢按紧提，提插入地六次，然后从天部又插入地部，一进三退，反复三次，谓之一度。如病人针下没有出现寒冷感稍停片刻，再继续施术。出针时摇大其孔，不闭其穴。此法集中了四种泻的手法，形成了纯泻法，临床上对许多热性疾病及骨蒸，使用本法往往取得满意的效果。

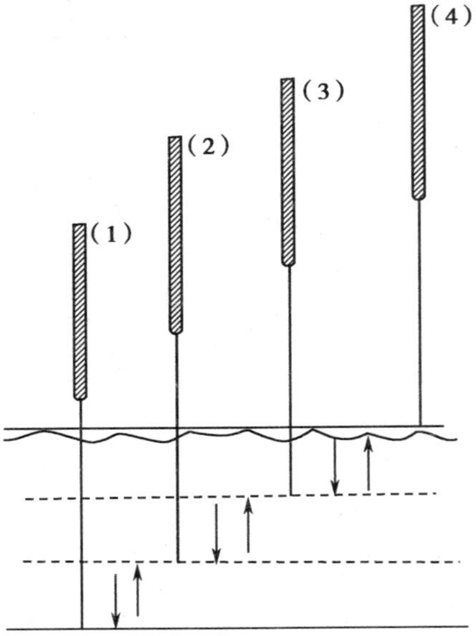

　　（3）阳中隐阴：属于补泻兼施的综合手法，由徐疾、提插、九六等基本补泻手法组合而成。《金针赋》云："三曰阳中隐阴，先寒后热，浅而深，以九六之法则先补后泻也。"《针灸问对》云："先寒后热，浅以深，针入五分，行九阳之数，热至便进针一寸，行六阴之数，乃阳行阴道之理，则先补后泻也。"《针灸大成》云："凡用针之时，先运入五分，乃行九阳之数，如觉微热，便运一寸之内，却行六阴之数，以得气，此乃阳中隐阴，可治先寒后热之症，先补后泻也。"这里所说的进

图25

针深度——五分和一寸,系举例而言,主要是说明进针的深度分为几步,并非所有腧穴都是进针五分和一寸。具体操作方法是:在进针后,先在五分处(腧穴深度的一半处),用提插法中的补法紧按慢提,行九阳数,即提插九次。再使针尖深入到一寸处(即穴位应到达的部位),用提插法中的泻法慢按紧提六次,退至皮下,此为一度。这是一种先补后泻的综合手法,适用于先寒后热的疾病,以及虚中夹实的各种疾病(图26)。

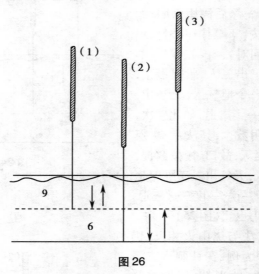

图 26

(4)阴中隐阳:《金针赋》云:"四曰阴中隐阳。先热后寒,深而浅,以六九之方,则先泻后补也,补者直须热至,泻者务待寒侵。犹如搓线,慢慢转针,盖法在浅则用浅,法在深则用深,二者不可兼而紊之也。"《针灸问对》云:"先热后寒深而浅,先针一寸,行六阴之数,寒至,便退针五分之中,行九阳之数,乃阴行阳道之理。则先泻后补也。热者,直须热至,泻者,直须寒侵",《针灸大成》云:"凡用针之时,先运一寸,行六阴之数,如觉病微凉,即退至五分之中,却行九阳之数,以得气,此乃阴中隐阳,可治先热后寒之症,先泻后补也。"本法亦是补泻兼施的综合手法,内容与阳中隐阴相反,即补泻的先后次序相反,故治疗作用也相反。具体操作方法是:在进针至皮下后,继续刺入穴位规定的深度内,用提插法中的泻法,慢按紧提六次,再退至穴位规定深度的一半处,用提插法的补法紧按慢提九次,此为一度。本法适用于先热后寒的症状及实中有虚的疾病,在施行以上两种手法的时候,如行补法时患者穴下可能有温热的感觉,行泻法患者可能有寒凉的感觉。但是,每个病人,每个穴位都不一定会出现这两种感觉。因此,在施术时不要死板强求,要根据病人的体质和穴位的特征而灵活掌握(图27)。

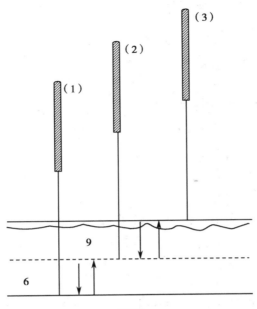

图 27

　　(5)子午捣臼:《金针赋》云:"五曰子午捣臼,水蛊膈气,落穴之后,调气均匀,针行上下,九入六出,左右转之,十遭自平。"《针灸问对》云:"下针之后,调气得匀,以针上下,行九入六出之数,左右转之,导引阴阳之气,百疾自除。"谚云:"针转千遭,其疾自消","此疾蛊膈膨胀之疾也。"

　　具体的操作方法是,将针刺入穴内得气后,插针用九阳数转针,插针后用六阳数转针。这样反复施术至适当的度数以后,即可出针。本法是提插、捻转、九六等三种手法结合而形成。专治水蛊膈气,有导引阴阳,通利水道的作用(图28)。

　　(6)进气之诀(又名运气法):《金针赋》云:"六曰进气之诀,腰背肘膝痛,浑身走注痛,刺九分,行九补,卧针五七吸,待气上行,亦可,龙虎交战,左捻九而右捻六,亦是注痛之针。"《针灸问对》云:"针入天部,行九阳之数,气至,速卧倒针,候其气行,令病人吸气五七口,其针气上行,此乃进气之法,可治肘臂腰脚身疼,亦可龙虎交战,走注之病,左捻九,右捻六,亦是注痛三针。"《针灸大成》云:"能泻,先直后卧,运气用纯阴,气来便倒针,令人吸五口,疼痛病除根。"其具体的操作方法是:在进针后,即慢按紧提,行六阴之数,如觉针下气满,为经气已盛。即向病所倒卧针身。令病人吸气五口,能使气行至病所,然后引针提出。各种疼痛之症,多因经气不通,"不通则痛",今用纯阴泻法,泻出壅滞之气,使经气畅通,"通则不痛"(图29)。

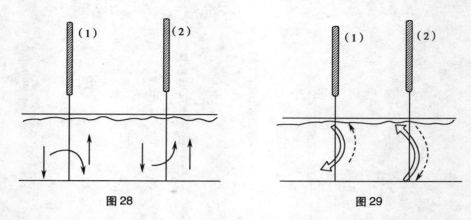

图28   图29

（7）留气之诀（又名留气法）：《金针赋》云："七曰留气之诀,痃瘕癖癥,刺七分,用纯阳,然后乃直插针,气来深刺,提针再停。"《针灸问对》云："用针之时,先进七分之中,行纯阳之数,又得气,依前法,可治痃癖癥瘕之病。"《针灸大成》云："凡用针之时,先运八七分之中,行纯阳之数,若得气,便深刺一寸中……可治癥瘕气块之疾。"具体的操作方法是：先进针七分深,紧按慢提,行九阳数,待气至,继续进针达一寸之处,慢按紧提,行六阴数,微微提起退至原处。如不得气,可依前法反复施术。此法由提插、九六、徐疾等手法组成。补泻兼施,可补阳泻阴。有通阳行气的作用,能消瘀散积,专治痃癖癥瘕等病。

（8）抽添之诀（又名中气法）：《金针赋》云："八曰抽添之诀,瘫痪疮癞,取其要穴,使九阳得气,提按搜寻,大要运气周遍,扶针直插,复向下纳,回阳倒阴,指下玄微,胸中活法,一有未应,反复再施。"《针灸问对》云："针入穴位,行九阳之数,气正,慢慢转换,将针提按,或进或退,使气随针到于病所,扶针直插,复向下纳,回阳倒阴。"又曰："抽添即插按出纳之状,抽者,拔而数拔也。添者,按而数推也。取其要穴,先行九阳之数,得气,随吹按添,就随吸提抽,其实在乎动摇出内,呼吸同法,以动摇出内,呼吸相兼并施,故曰同法。谨按生成息数足效也。此治瘫痪半身不遂之疾。"《针灸大成》云："能除积,先直后卧,泻之。凡用之时先行运气之法,或阳或阴,便卧其针,向外至疼痛,立起其针,不与内气回也。"具体的操作方法是：施术时,先用运气法,根据症状的虚实,或用阳数紧按慢提先补,或用阴数慢按紧提先泻,待之补而实,已泻而虚,真气大至之时,即卧倒针身,指向病所,催送经气运行,然后扶针直插,静留片刻,如此反复施术,不断地导气行气,本法的主要作用在于行气除积,适用于瘫痪痿痹等症。

以上是治病八法,若能全部掌握并运用到临床实践中去,对提高疗效是有帮助的。

关于"回阳而倒阴",《行针指要赋》云："中合水火善,'回阳而倒阴'。水火者,寒热也,回阳者,谓阳盛则热极,故泻其邪气,其病清凉矣。倒阴者,谓阴则寒

《针具针法》

极,故补,其虚寒之病自得临和矣,此'回阳倒阴'之理,补泻盛衰之功。"

另外,《金针赋》还记有龙、虎、鱼、凤四种手法。《金针赋》云:"若夫过关过节催运气,以飞经走气,其法有四"。

(1)青龙摆尾:《金针赋》云:"一曰青龙摆尾,如扶船舵,不进不退,一左一右,慢慢拨动。"

《针灸问对》云:"为扶船舵,不进不退,一左一右,慢慢拨动。"又云:"青龙摆尾行气,龙为阳属之故,行针之时,提针至天部,持针摇针而按气,如推船舵之缓,每穴左右各摇五息,如龙摆尾之状。兼用按者,按则行卫也。"具体的操作方法是:进针得气后,提至天部,扳倒针柄,针尖指向疾所,不进不退,不加捻转,以手指扶针柄,似摇橹状,慢慢摆之,不宜过快,反复左右摇摆九次,至多八十一次。本法适用于体虚气滞的病人。是一种行气、补气的综合手法(图30)。

(2)白虎摇头:《金针赋》云:"二曰白虎摇头,似手摇铃,退方进圆,兼之左右,摇而振之。"《针灸问对》云:"似手摇铃,退方进圆,兼之左右,摇而振之。"又云:"行针之时,开其上气,闭其下气,气必上行,开其下气,闭其上气,气必下行,如刺手足,欲使气上行,以指下抑之,欲使气下行,以指上抑之。用针头按住少时,其气自然行也,进则左转,退则右转,然后摇动是也。"又曰:"白虎摇头则行血,虎为阴属之故,行针之时,插针地部,持针提而动之,如摇铃之状,每穴各施五息,退方进圆,外出入也,即大指进前往后,左右略转,提针而动之,似虎摇头之状,兼行提者,提则荣行也。龙补虎泻也。"具体的操作方法是:在进针达到适当的深度时,先插针左转,再提针右转而摇振之。本法摇针与青龙摆尾摇针不同,前者是扳倒针柄横卧而摇,本法则是在摇针时针体直立,摇针的速度也较快。使用本法时欲气上行,用手指按住针穴以下的经脉,如欲气下行,用手指按住针穴以上的经脉。《针灸大成》云:"如要使之上,须关其下,要下,须关其上。"此法偏重于泻,虎属阴,血亦属阴,故有行血之效,适用于血瘀癥瘕之疾(图31)。

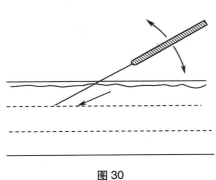

图 30

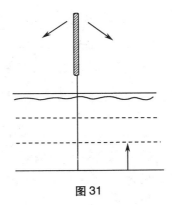

图 31

（3）苍龟探穴：《金针赋》云："三曰苍龟探穴，如入土之象，一退三进，钻剔四方。"《针灸问对》云："如入土之象，一退三进，钻剔八方。"又云："得气之时，将针似龟入土之状，缓缓进之，上下左右而探之（上下出纳也，左右捻针也）。"又云："下针用三进一退，将两指按肉，持针于地部，右盘提而剔之，如龟入土，四围钻之，盘而剔之，行经脉也。"具体操作方法是：进针后先上后下，再左而右，四面针刺，在向每一方针刺时，故须由浅而深，另三部徐徐而进，复一次退至皮下，然后另换方向，按前法刺之。如龟入土之状，故曰"苍龟探穴"。本法徐进而急出，乃徐疾手法中之补法，故有补经气的作用，因向四方针刺，因而还有疏通局部经脉的效能。主要达到行气的目的。本法适用于痹症及疖肿、瘰疬、痰核等症（图32）。

（4）赤凤迎源：《金针赋》云："四曰赤凤迎源，展翅之仪，入针至地，提针至天，候针自摇，复进其元，上下左右，四围飞旋，病在上吸而退之，病在下呼而进之。"《针灸问对》云："展翅之仪，入针至地部，提针至天部，候针自摇，复进其源，上下左右，四围飞旋，病在上吸而退之，病在下呼而进之（吸而右退，呼而左进，此即上下左右也）。"又云："下针之时，入天插地，复提至天，候气入地，针必动摇，又复推至人部，持住针头，左盘按而捣之，如凤凰冲风摇翼之状。盘而捣者，行络脉也，凤补龟泻也。"具体的操作方法是：进针后先深入地部，再提至天部，待针得气自摇以后，再插入人部，上下左右，四围飞旋，一捻一放，如凤冲凰摆翼之状，病在上者，吸气时退针右转，病在下者，呼气时插针左转。本法的主要作用是：通调脉络之气（图33）。

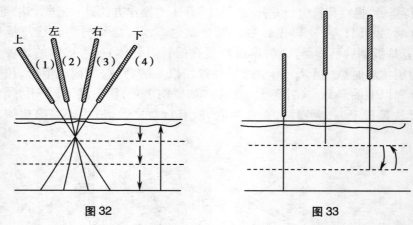

图32   图33

以上青龙、白虎、苍龟、赤凤等四种综合手法，都有通利关节、运行气血的作用，适用于经络瘀滞，痹闭藏结之症。

总之，在针刺手法方面徐凤撰写的《针灸大全》内容丰富，记录前人的经验最多，给我们留下了宝贵的财富，是我们研究学习的主要内容之一。

此后，针灸学又有了很大发展。明代还有高武氏在探索针灸学的渊源方面做了大量的考证工作，就《内经》、《难经》中有关针灸学的内容，编辑了《针灸节

《针具针法》

要》(又名《素难节要》、《针灸素难要旨》)三卷。在针刺手法方面,他对以前各家的针刺手法持有不同的见解,并对各家手法做了不少详论,为此编纂《针灸聚英》阐述自己的观点,该书主要是摘录了《济生拔萃》、《明堂注》及《针灸大全》等书之言,并提出自己的看法,兹将这些内容作一简单介绍。

1. 对《金针赋》中的十二种综合手法批判为巧立名色。他认为烧山火、透天凉、阳中隐阴、阴中隐阳、子午捣臼、进气法、留气法、抽添之诀、青龙摆尾、白虎摇头、苍龟探穴、赤凤迎源等十二种手法,非《素》、《难》之本意。

2. 高氏对元、明针灸家所用的呼吸候气法亦表示批判。他在《针灸聚英》中节录《济生拔萃》关于补泻法的一段话:"泻法,令病人吸气一口,针至六分,觉针沉涩,复退至三四分,再觉沉涩,更退针一豆许,仰手转针头向病所,以手循经络扪循至病所,以合手回针,引气直过针所三寸,随呼徐徐出针,勿闭其穴"。"补法:令病人呼气一口,纳针至八分,觉针沉紧,复退一分许,如更觉沉紧,仰手转针头向病所,依前循扪其病所,气至病已,随吸而出针,速按其穴。"高氏认为《内经》"候呼纳针"及"候吸行针"是指医生持针等候病人自然呼吸时用针,并非《济生拔萃》所记载的那样,由施术者发布命令,令病人呼吸而成为以呼吸来候针的做法。高氏认为"令病人呼气一口,吸气一口,是非鼻中呼吸矣。"故此,他批判"呼吸候针法"与经旨不符。

总之,高武氏对针刺手法多遵循《内经》、《难经》之经旨,对后人使用的许多综合复式手法持否定态度。

明代汪机是一位颇有权威的医学评论家,其学识渊博,敢于引经据典,对学术上的不同观点进行争鸣。他撰有《针灸问对》,分为上、中、下三卷,上、中两卷主要论述针法,其内容主要有以下几个方面。

1. 汪氏认为针刺补泻仅有提插之用,没有男女左右捻转一别。他说:"当别之时,先以左手压按,弹、努、爪、切,使气来如动脉应指,然后以右手持针刺之,待气至针动,因推针而内之,是谓补,动而伸之是谓泻。古人补泻心法基于此,何尝有所谓男子左泻右补,女子左补右泻也哉。是知补泻转针,左右皆可。但当适其内则补,伸则泻耳。后人好奇,广立诸法,徒劳无益。"以上论述的意思是他根据《内经》、《难经》古法,结合自己的实践经验提出临床操作常规,就是针刺之时,先以左手切按穴位,并使用弹努等手法,使气来,以手摸之如有动脉跳动的样子,然后用右手持针速入皮肤,待气至而针身动插,需要补时以插针为主,如用泻法,以提针为主。汪氏认为古人补泻之法,只要意识到重插为补,重提为泻则可矣。至于捻转则在补或泻时均可应用,不必另别左右和男女。

2. 汪氏虽然重视提插补泻手法,轻视捻转补泻手法,但他并不反对捻转手法,只是反对分男女左右。例如他对捻转补泻手法,提出了施术标准和具体的捻转方法:"以食指头横纹至指梢为则,捻针以大指、食指结合,大指从食指横纹捻上进至指梢为左为外,从指梢捻下,退至横纹为右为内。"从这一论点不难看出,汪氏在临床实践中还是应用捻转补泻手法的,否则,他是提不出这样具体的操作方法的。

3. 关于针刺深浅 汪氏对针刺深浅亦有独到的见解,他认为诸家针灸书籍所载某穴针几分、留几分、灸几壮等并未见载于《内经》,故主张"不拘泥死规定"而应该随机变化,灵活掌握。他说:"惟视病之浮沉,而为刺浅深,岂以定穴分寸为拘哉。"对留针时呼吸次数的多少,也有他自己的看法。他说:"惟以气至为期,而不以呼之多少为候。"至于灸壮多少的问题,他说:"当视其穴俞,肉之厚薄,病之轻重,而为灸之多少大小,不必守其成规。"汪氏的这种观点,强调灵活掌握,因人因病制宜,很适合临床实际情况。

4. 汪氏对针刺手法力主简化,反对各种繁杂的针刺手法,对当时盛行的下针十四法,他认为多是"巧立名色聋瞽人耳目。"他说:"按《素问》扣、循、切、散、弹、努、爪、下、推、按是未施术前的操作,凡此不惟补可用,而泻亦可用也。"故曰"通而取之",使气血疏通而后入针,从而取得较好的效果。

汪氏尽管认为诸家针法"无非巧立名色",但是他也承认"所谓立诸法,也不出乎提插,徐疾,左捻右捻之处",是"将此提按,徐疾,左捻右捻六法交错而用之。"

此外,汪氏还将《金针赋》中的下针十四法详细地记录下来,并加以解释,对我们研究古代针法颇有意义,现摘录于此。

(1)切:"凡欲针之时,用两手大指甲,于穴傍上下左右四周掐而动之,如刀切割之状,令气血宣散,次用爪法,爪者,掐也,用左手大指甲,着力插穴,右手持针插穴有准,此下针之法也。"

(2)摇:"凡退针出穴之时,必须摇撼而出之。青龙摆尾亦用摇法。故曰摇以行气,此出针法也。"

(3)退:"凡施补泻,出针豆许,补时,出针宜泻三吸。泻时,出针宜补三吸,再停少时,方可出针。又一泻法,一飞三退,邪气自退,其法一插至地部,三提至天部,插针宜速,提针作三次出,每一次,停三息,宜缓,提时亦宜吸气,故曰退以清气。飞者,进也。"

(4)动:"凡下针之时,如气不行,将针摇之,有如摇铃之状,动而振之,每穴每次须摇五息,一吸一摇,按针左转,一吸一摇,提针右转,故曰动以运气。""白虎摇头"亦用此法。又曰"飞针引气,以大指次指捻针,来去上下也。"

(5)进:"下针后,气不至,男左女右持而进之,外转为左,内转为右,春夏秋冬各有浅深。又有补法,一退三飞,真气自归,其法一提至天部,三进入地部,提插宜速,进针三次,每停三息,宜缓,进针,亦宜吹气,故曰进以助气。"

(6)循:"下针后,气不至,用手上下循之,例如针手阳明合谷穴,气若不至,以三指平直,将指面于针边至曲池,上下往来抚摩,使气血循经而来,故曰循以至气。"

（7）摄："下针之时，气或涩滞，用大指、食指、中指三指甲，与所属经分来往摄之，使气血流行，故曰摄以行之。"

（8）努："下针至地，复出入部，补泻务待气至，如欲上行，将大指次指捻准针头，不得转动，却用中指将针腰轻轻按之，四五息久，如拔弩机之状，按之在前，使之在后，按之在后，使之在前，气或行迟，两手各持其针，仍行前法，谓之龙虎升腾，自然气血搬运，故曰努以上气，一说，用大指次指捻针，名曰飞针，引气至地，如气不至，今人闭气一口，着力努之，外以飞针引之，则气至矣。"

［附］龙虎升腾：《针灸问对》云："先于天部持针左盘按之一回，右盘按之又一回，用中指将针腰插之，如拔弩机之状，如此九次，像青龙纯阳之体，却推针至地部，右盘提一回，左盘提之后一回，用中指将针腰插之，如此六次，像白虎纯阴之体，按之在后，使气在前。按之在前，使气在后。若气内凝不行，两手各持其针行之，此飞经走气之法也。"龙虎升腾又称龙虎升降，是一种行气的手法。具体的操作方法是：进针以后，先在天部向左盘旋一周，紧按至人部，再提至天部，再向右盘旋一周，按至人部，提至天部，然后用中指按住针身，微向下插，如拔弓弩的姿势，这样反复九次，称为青龙纯阳之数，其功用可引天部的阳气深入，又称龙降，然后进针达于地部，先向右盘旋一周，提至人部，再按至地部，再向左盘旋一周，提至人部，再按至地部，然后用中指按住针身，微向下插，如拔弓弩之状，这样反复六次，称为白虎纯阴之数，其功用可引地部之气浅出，又称虎升。二者相合，故称龙虎升降，本法适用于一切气血凝滞不行的疾病，功能善于调合阴阳，疏通经气，龙虎升腾与努法，有相同处，亦有不同处，努法操作较简单一些，而龙虎升腾法操作较复杂。

（9）搓："下针之后，将针或内或外，如搓线之状，勿转太紧，令人肌肉缠针，难以进退，左转插之为热，右转提之为寒，各停五息久，故曰搓以使气……"

（10）弹："补泻之，如气不行，将针轻轻弹之，使气速行，用大指弹之，向左补也，用次指弹之，向右泻也，每穴各弹七下，故曰催气。"

（11）盘："如针腹部软肉之处，只用盘法，兼子午捣臼提按之诀，其盘法如循环之状，每次盘时，各须运转五次，左盘按针为补，右盘提针为泻，故曰盘以和气。如针关元，先刺入二寸五分，在内盘之，且如要取上焦之病，用针头迎向上，刺入二分补之，使气攻上，脐下之病，退出二分。"

（12）扪："补时出针，用手指掩闭其穴，无令气泻，故曰扪以养气"，"一说，痛处未除，以手扪摩痛处，外以飞针引之，除其痛也。"

（13）按："欲补之时，以手紧捻其针按之，如诊脉之状，毋得挪移，再入每次按之，令细细吹气五口，故曰按以添气，添助其气也。"

（14）提："欲泻之时，以手捻针，慢慢提豆许，无得转动，再出每次提之，令细细吸气五口，其法提则气注，故曰提气抽气。"

以上十四法，出自《金针赋》，但内容所述过于简单，使初学针灸者不易理解。汪氏《针灸问对》中的注解，可以帮助我们学习和研究古代针法。

5. 汪氏不同意《金针赋》中关于男女气血上下补泻不同的论述。对《金针赋》："男子气，早在上，晚在下，女子气，早在下，晚在上，午前为早，午后为晚"，"男用大指进前左转，呼之为补，退后右转，吸之为泻，提针为热，插针为寒，午前为此，午后反之"的内容持否定态度。他说："荣气行于脉中，周身五十度，五分昼夜，卫气之行，但分昼夜，未闻分上下，男女脏腑经络，气血往来，未尝不同。"所以，汪氏批评说，这是"颠倒错乱，无稽之谈。"

总之，汪氏注重《内经》、《难经》的基本理论，对前人的某些综合手法认为有悖于《内经》、《难经》的经旨，而提出自己的看法，这对丰富针灸学的基础理论和临床实践都具有一定的意义。

明代李梴著有《医学入门》，李氏对流注时刻取穴法很感兴趣，他对子午流注与灵龟八法两种取穴法，采取不同的态度。他说："宁守子午，而舍灵龟"，他认为"灵龟八法专为奇经而设，乃窦文出之妙悟也，但子午法自上古，其理易明。"

李氏的针刺手法，主要是沿用前人的经验，譬如迎随、捻转、呼吸等法。他认为针法有泻无补，"针刺虽有补泻之法，予恐但有泻而无补焉，经谓泻者迎而夺之，以针迎其经脉之来气而出，固可以泻实也，谓补者随而济之，以针随其经脉之去气而留之，未必能补虚也，不然《内经》何以曰：'无刺熇熇之热，无刺浑浑之脉，无刺漉漉之汗，无刺大劳人，无刺大饥人，无刺大渴人，无刺新饱人，无刺大惊人。'"又曰："形气不足，病气不足，此阴阳皆不足，不可刺，刺之则重竭其危，老者绝灭，壮者不复矣。若此等语，皆有泻无补之谓也。凡虚损危病久病俱不宜用针。"他的这种有泻无补论，不仅笔者个人不同意，凡是真正的针灸同道们都是不能接受的。因为他没有足够的理由和例证说服人们，而我们在临床实践中已证明，许多虚损、危病、久病，采用适当的针法，疗效还是满意的，绝非如李氏所说的那样无能为力。

明代杨继洲著有《针灸大成》十卷，集《内经》、《难经》及明代以前的各家学说，对针刺补泻手法又做了一次总结，尽管对前人的经验认识并非全面，但也提出了自己的见解。关于他的针刺补泻见解概述如下：

1. 平补平泻　"有平补平泻，谓其阴阳不平而后平也。阳下之曰补，阴上之曰泻，但及内外之气调则已。"所谓平补平泻，是一种较轻柔的补泻手法，其目的在于使阴阳重新趋于调和，其标准是阳气内入则为补，阴气外出则为泻。因为阳气在于外，所以补法要使阳气入内，阴气在于内，因此泻法要使阴气外出。平补平泻只能够达到使阳气内入或引阴气外出的作用即可，所以刺激以轻柔合适，不宜太强。杨氏的平补平泻与陈氏的平补平泻有着本质的不同，杨氏属于轻补轻泻，而陈氏为先补后泻。

2. 大补大泻　"有大补大泻，惟其阴阳具有盛衰，内针于天地部内，俱补俱泻，为使经气内外相通，上下相接，盛气仍衰，此名调阴接阳，或接气通经，与从本引末,单按其逆以予之,徐往徐来以去之。"

3. 补泻操作　杨氏多将提插、捻转、呼吸、徐疾、开合、九六等法综合应用,他自己没有什么独创。

第八节　清代针法

清代,由于针灸医学日趋没落,针刺手法亦无大的进展。

清代的廖润鸿撰有《针灸集成》,本书属于汇集性文献,特别是在补泻手法方面,纯属抄录,未加注解,原封不动地记录下来,供后人参考之用,此书主要摘自《内经》、《难经》及《医学纲目》。同时,把《医学入门》的针法"有泻无补"论亦收录在内。

此时还有李守先,撰有《针灸易学》。李氏在针灸手法方面,主要摘录了《济生拔萃》、《明堂》、《神应经》等文献的补泻手法。他本人在《针灸易学》序言中云:"先少学针灸,或止之曰穴难,不知难不在穴,在手法耳。"同时,该书记录了晕针的处置方法及原因。该书云:"论晕针,神气虚也,古云色脉不顺而莫针,并忌风雨雪阴天及醉劳房事惊饥居丧之人。先,治三千余人,男晕针者十六人,女晕针者一人。初以指甲掐病人十指甲盖上一分肉上,晕者即醒。今以指甲掐病人鼻下正中肉上,醒而方去,较前更捷。然晕针者,必获大效,以气血交泰之故。俗云:针不伤人,此之谓也。"由此文可以看出,李氏重视晕针,提出晕针及晕针的处理,并且还涉及针灸的禁忌问题,这对今日之针灸临床工作仍有指导意义。

《针灸逢源》是清代有代表性的著作,但其中针法及补泻手法,还不及光绪二十三年王有忠撰写的带有中西医结合雏形的《简明中西汇参医学图说》。王氏提出"神针八法"对补泻也有描述及发明,其云"……其泻者,有凤凰展翅,用右大指,指捻针头加飞腾之象,一捻一放,此泻之五法也。其补者,有饿马摇铃,用右手大指、食指捻针头,如饿马无力之状……"

第九节　近代针法

民国时期西方医学传到了中国,使整个中医事业受到排挤和歧视,针灸就更加衰落了,以至到了几乎被灭绝的地步。再加上其年代较短暂,成名之作较少。在民国二十年江苏承淡安晚年著有《中国针灸治疗学》。民国二十二年周复初编著的《针灸秘授全书》中对针法"凤凰展翅与饿马摇铃"解释说:"凤凰展翅之手法,用右手食指向先,出针一捻一放如飞腾之象,渐渐扪穴,补者有饿马摇铃之手法,右手大指向先,针头如饿马无力之状,缓缓前进,而急急扪穴。"除此之外,无其他值得记述的关于手法的学说。

新中国成立后,朱琏著有《新针灸学》,以神经解剖立论,以轻刺激与重刺激代替补泻手法。

第五章　现代针法

在针灸治疗中,针具、刺法及补泻手法,三者在针刺治疗中是缺一不可的。自古以来历代的针灸家都非常重视这三者,并且提出了不同的观点和见解,由简到繁,由单式发展到复式。针法及补泻手法,来源于临床诸证有表里虚实之不同,临床实践中根据虚实不同的证候运用不同的针刺补泻手法,其目的是调整机体脏腑功能和改善病因病机的复杂变化。为此,在临床实践中不是单纯地模仿古人的一招一式,而应该以临床证候为基础,根据"辨证论治"的理论,针对患者的具体情况而选用不同的针具,采用适当的刺法和补泻手法,做到尊古不泥古,以提高疗效,解除病痛。

第一节　针具与刺法

一、针具

针是治病的主要工具,古代有九针,其形状、名称、用途各不相同。目前的针具是从古代九针的基础上发展而来,不仅制针的质料不同,有金、银、合金及不锈钢等,而且制针的工艺和形式亦有区别。临床常用的有毫针、三棱针、皮肤针、皮内针等多种,而毫针是针灸临床上一种应用最广泛的针具。

毫针的结构可分五个部位:以铜丝或银丝紧紧缠绕的部分称为针柄,其顶端称为针尾,针的尖端锐利部分称为针尖,针根与针尖之间称为针身,针柄与针身连接部分称为针根(图34)。

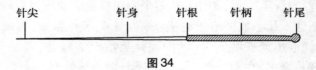

图34

毫针的规格长短粗细是指针身而言。其规格如表3,表4。

表3　毫针长短规格表

寸	0.5	1.0	1.5	2.0	2.5	3.0	3.5	4.0	4.5
毫米	15	25	40	50	65	75	90	100	115

国医大师
贺普仁
针灸心法

《针具针法》

表4　毫针粗细规格表

号数	26	27	28	29	30	31	32	33
直径(毫米)	0.45	0.42	0.38	0.34	0.32	0.30	0.28	0.26

二、针刺练习

由于毫针针身细软,如果没有一定的指力,就很难随意进针和进行各种手法的操作。因此,练习指力是初学针刺的基础,是进针顺利、减少疼痛、提高疗效的保证。因此,对于初学针刺者,在进行临床操作之前,先要有一个练习指力的过程。

开始练针时,可先在纸垫或棉团上进行。用松软的纸张折成长约8厘米,宽约5厘米,厚约2厘米的纸块,周围用线扎紧,做成纸垫。或用布将棉花包裹,用线将封口扎紧,做成直径6~7厘米的棉团(图35,图36)。

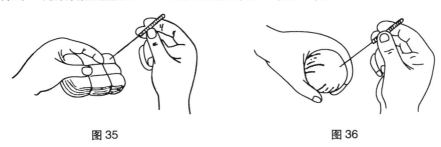

图35　　　　　　　　　　　　　　　图36

先用较短的毫针在纸垫或棉团上练习进针、出针、上下提插、左右捻转等基本操作方法,待短针运用自如后,再改用长针练习。

为了更好地掌握针刺方法,体验针刺的各种感觉,在纸垫和棉团练针的基础上,还应该进行自身试针。学员之间也可以互相试针。待针刺技术达到一定的熟练程度之后,才能在病员身上进行实习操作。

三、针刺前的准备

(一)选择针具

选择毫针应以针柄无松动,针身挺直、光滑、坚韧而富有弹性,针尖圆而锐,但也不太尖,呈松针形者为好,如针身有缺损和伤痕明显者,应剔出不用。

《灵枢·官针》中说:"九针之官,各有所为,长短大小,各有所施也。"在临床工作中,除了注意选择针的质量好坏之外,还要根据患者体质强弱,形体胖瘦,病情虚实以及针刺部位的不同,选择长短、粗细适宜的针具。

(二)选择体位

患者的体位是否合适,对于正确取穴、针灸操作、持久留针,以及防止晕针、

第五章　现代针法

51

弯针、滞针、断针都有很大的影响。因此,选择适当的体位,具有重要的临床意义。一般而言,选择体位应以医者能正确取穴、操作方便,病人肢体舒适并能持久留针为原则。

临床常用的体位有以下几种:

仰卧位——适用于取头面、胸腹部的腧穴以及四肢的部分腧穴(图37)。

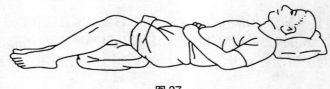

图 37

侧卧位——适用于取身体侧面的腧穴(图38)。

俯卧位——适用于取头项、背、腰、臀部以及下肢后面的腧穴(图39)。

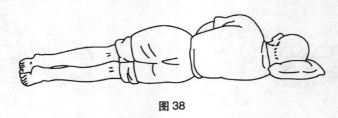

图 38

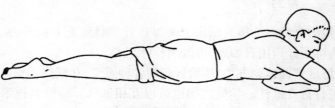

图 39

仰靠坐位——适用于取头面、颈部、胸部腧穴,以及四肢的部分腧穴(图40)。

俯伏坐位——适用于取头、颈部以及背部的腧穴(图41,图42)。

(三)刺法

针具最好用高压蒸汽消毒,也可以用煮沸消毒,或用75%酒精浸泡消毒。施术的穴位或部位一般可用75%酒精消毒皮肤,若用三棱针放血,应先用2%碘酒擦拭皮肤,然后再用75%的酒精将碘酒擦拭干净即可进行针刺。应用火针疗法时,与用三棱针放血消毒方法相同。医生的双手在施术前,应该用肥皂水洗刷干净,再用酒精棉球擦拭,而后方可持针操作。

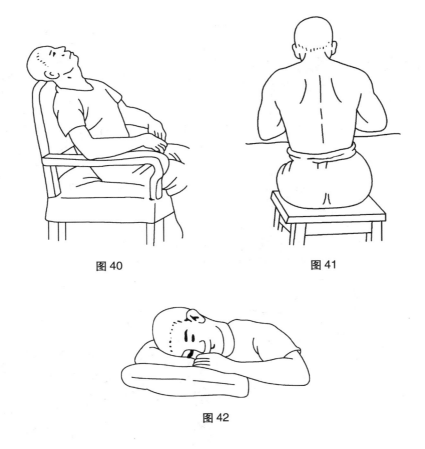

图 40

图 41

图 42

四、毫针刺法

(一)进针

一般右手持针称为"刺手",左手辅助称为"押手"。"刺手"的主要作用是掌握和运用针具。持针方法:一般用拇、食、中三指持针柄,进针时将气贯于手指使针尖迅速穿透皮肤,再捻转刺入需要达到的深度。"押手"的主要作用是固定穴位,扣按穴位,宣散气血,减少进针的疼痛。正如《标幽赋》云:"左手重而多按,欲令气散。右手轻而徐入,不痛之因。"现代针灸临床工作中,常用的进针手法有以下几种:

1. 指切进针法　以左手拇指掐住穴位,右手持针,针尖紧靠指甲边缘将针刺入皮肤,这种方法多用于短针的进针(图43)。

2. 针尖进针法　先用左手拇指掐准穴位,然后左手拇、食二指用干消毒棉球裹住针尖,并将针尖按准穴位上,右手捻动针柄,将针刺入。此法适用于长针的进针(图44)。

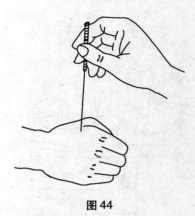

图 43   图 44

　3. 提捏进针法　左手拇、食二指将针刺部位的皮肤捏起,右手持针从捏起的上端刺入。此法主要适用于皮肉较浅的部位(图45)。

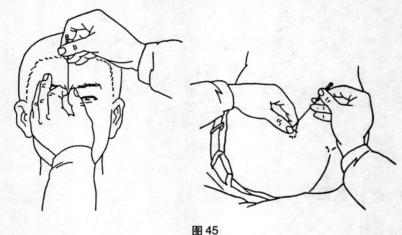

图 45

　4. 舒张进针法　左手拇、食两指将针刺部位的皮肤向两侧撑开,使之绷紧,右手将针刺入。此法主要适用于皮肤松弛或有皱纹的部位(如腹部)的进针(图46)。

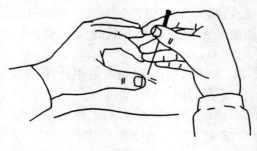

图 46

国医大师
贺普仁
针灸心法

《针具针法》

(二)针刺的角度和深度

在针刺操作过程中,正确掌握针刺的角度和深度,是增强针感、提高疗效、防止意外事故发生的重要一环。另外,针刺同一腧穴,如果角度和深度不同,那么所刺达的部位、产生的针感以及治疗的效果也会有一定的差别。临床上对所取腧穴的针刺角度和深度,主要是根据施术部位、病情需要以及患者的体质强弱、形体胖瘦等具体情况而定。

1. 角度 针刺的角度,是指进针时针身与皮肤表面所构成的角度。一般有直刺、斜刺和平刺 3 种形式。

(1)直刺:针身与皮肤表面呈 90°角垂直刺入,此法适用于大部分穴位的针刺(图 47)。

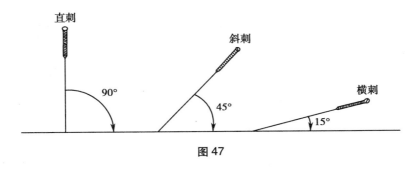

图 47

(2)斜刺:针身与皮肤表面呈 45°角倾斜刺入,此法适用于皮肉浅薄处,以及靠近内脏的部位或穴位的针刺。

(3)平刺(沿皮刺):针身与皮肤表面呈 15°角沿皮刺入,此法适用于皮肉特别浅薄之处的穴位或部位的针刺。

2. 深度 针刺的深浅是指针身刺入皮内的浅深。这要根据临床的不同情况而定。

(1)病情:首先要根据病情,刺深刺浅不能一概而论。凡是阳证、新病宜浅刺,阴证、久病宜深刺。正如《素问·刺要论》云:"病有浮沉,针有浅深。"

(2)体质:一般老年人气血衰少、小儿体质娇嫩宜浅刺,年轻体壮以深刺为宜。

(3)体型:体型瘦小者宜浅刺,肥胖者可深刺。

(4)部位:头面、胸背及指(趾)端宜浅刺,臀部深刺,腹部及四肢部位可适当深刺。

针刺的角度和深度有着不可分割的联系,如深刺宜直刺,浅刺用斜刺或沿皮刺。对天突、风府等穴一定要掌握好深度。

第二节　基本手法与补泻手法

进针后,为了使针下产生感应,而施行一定的手法,称为"行针"。针刺穴位或部位产生了沉紧感,称为"得气"。患者感到的酸、麻、胀、痛及沉重感,称为"针感"。部分病人或部分穴位还有不同程度的传窜和扩散。如未"得气",医生则感到针下虚滑无任何阻力,患者也没有酸、麻、胀、重的感觉。正如《标幽赋》中云:"轻滑慢而未来,沉涩紧而已至","气之至,如鱼吞钩饵之浮沉,气未至也,如为闲处幽堂之深邃。"对"得气"与否作了比较形象的描述。对初学针灸之人,给予依法遵循的资料,十分宝贵。

笔者多年临床体会,"得气"速与迟,患者针感强与弱,都直接影响疗效的好坏。正如《灵枢·九针十二原》云:"为刺之要,气至而有效。效之信,若风之吹云,明乎若见苍天",又如《金针赋》云:"气速效速,气迟效迟"。这些文献记载都说明"得气"与"针感"是针灸治疗的关键,这与临床体会是相一致的。在治疗施术时,一般地说"得气"迅速,疗效较好;如果"得气"迟缓,疗效就差;如不"得气",则可能无效。在治疗施术过程中,如果"得气"缓慢,甚至不"得气",就要分析原因。如若属于取穴不准或针刺角度有偏差以及针刺没有达到必要的深度,可以重新调整针刺的部位、角度和深度,再次行针时往往即可"得气"。如若因为病人患病较久,正气虚弱或因其他致病因素造成局部感觉迟钝者,可采取手法催气和留针候气的方法,促使正气来复,针下"得气"。其方法可在针刺部位的上下,以指循按或轻叩,以助经气来复而"得气"。个别患者在采取了上述措施后仍不"得气",乃脏腑功能衰退现象,不适于针灸治疗,可改用其他治疗方法。

一、基本手法和辅助手法

(一)基本手法

1. 提插法　将针从浅表插向深部,再由深部提到浅表,如此反复地上提下插。提插幅度大而且频率快的,刺激量就大,适用于实证体壮者;反之,提插幅度小而且频率慢的,刺激量就小,适用于虚证和体质弱者。

2. 捻转法　将针左右来回旋转捻动。捻转角度大而且频率快的,刺激量大,适用于实证和体壮者。捻转角度小而且频率慢的,刺激量就小,适用于虚证和体弱者。

(二)辅助手法

1. 刮柄法　以左手拇、食两指夹持针身,使针固定,右手拇指(或食、中指)抵住针尾,用食指(或用拇指)指甲由下而上地刮动针柄,以增强针感(图48)。

2. 弹针法 《针灸问对》指出:"如气不行,将针轻轻弹之,使气速行。"方法是:以手指轻弹针柄,使针身轻弱震动,以增强针感(图49)。

3. 震颤法 以拇、食、中三指夹持针柄,用小幅度、快频率的提插捻转动作,使针身发生轻微震颤,以增强针感。

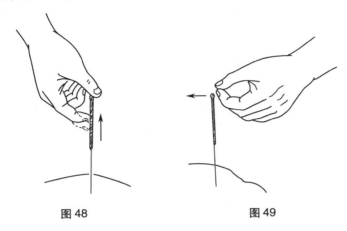

图48　　　　　　　　　　　　图49

二、针刺补泻

针刺补泻是根据《内经》"实则泻之,虚则补之"的理论,确立的两种不同的治疗原则和方法。《千金方》指出:"凡用针之法,以补泻为先。"

凡是能鼓舞人体正气,使低下的生理功能恢复正常的针刺手法称为"补法"。凡是能泻病邪,使不正常的亢盛功能恢复正常的针刺手法叫"泻法"。它们是通过针刺腧穴,并用不同的针刺手法激发经气来调节脏腑的功能,促进阴阳平衡,经络通畅,气血调和。

临床实践证明,针刺"补泻"效果的产生,主要影响因素有以下两个方面。

其一为身体的功能状态:在不同的病理状态下,针灸可以产生两种完全相反的调节作用即"补泻"的效果。当机体处于虚脱状态时,针灸可以起到回阳固脱的作用。当患者机体处于壮热、实证、闭证的情况下,针灸又可疏泄实热,起开闭通结效果。如肠胃痉挛时,引起腹痛、腹泻,针灸可以止痉、止泻,使疼痛缓解。当胃肠弛缓时,出现便秘、腹胀,针灸又可使胃肠蠕动增强,达到通便消胀的效果。根据临床体会,针灸的调节作用与机体正气的盛衰有密切的关系。如体壮邪实的患者,经气易于激发,因而针灸的调节作用就显著。如体弱正气不足的患者,经气不易激发,针灸的调节作用就缓慢。

其二是针刺手法:针刺手法是促使人体内在因素(正气)转化的手段,是实现补虚泻实的重要环节。现将主要的几种针刺"补泻"手法列表介绍如下(表5)。

表5　主要针刺补泻手法

补泻名称	补　法	泻　法
提插补泻	先浅后深,重插轻提,提插幅度小,频率慢	先深后浅,轻插重提,提插幅度大,频率快
捻转补泻	捻转角度小,频率慢,用力轻柔	捻转角度大,频率快,用力较重
徐疾补泻	进针慢,少捻转,出针快	进针快,多捻转,出针慢
开合补泻	出针后,揉按针孔	出针时摇大针孔,不揉按
迎随补泻	针尖顺经循行方向刺入	针尖逆经循行方向刺入
呼吸补泻	呼气进针,吸气退针	吸气进针,呼气退针
平补平泻	进针得气后均匀地捻转、提插	

以上各种"补泻"手法,可以单独使用。多数为混合使用,这与穴位所在部位有关。临床上平补平泻法最为常用。另外,还有复式手法,如"烧山火"、"透天凉",其本质是以上几种"补泻"手法的综合使用。

三、留针与出针

1. 留针　留针是指进针以后,将针留置于穴位上,以加强效应。留针与否和留针时间的长短,要依据病情而定。一般轻证,施术后"得气"即可出针。一般慢性病或疼痛、痉挛抽搐等证,应留针半小时以上,并在留针过程中行针一至数次,加强刺激量,加强祛邪扶正的作用。某些特殊情况如破伤风留针时间更长,甚至达数小时之久,留针候气使正气来复。

2. 出针　出针时,先以左手拇、食指按住针孔的周围肌肤,右手持针柄轻微捻动并慢慢提至皮下,然后按"补泻"要求的方法将针拔出,并用干棉球揉按针孔,防止出血(泻法可以不按针孔)。最后检查针数,防止针起不净而丢在病人身上。

第三节　针刺异常的处理及注意事项

一、针刺异常现象的处理

1. 晕针　患者体质虚弱,或在饥饿、疲劳、精神紧张、体位不当等情况下容易发生晕针。其症状表现是,面白汗出,头晕目眩,心悸欲呕。严重时可出现休克。此时应让患者卧床,轻者可饮热开水,片刻即可恢复;重者则需针刺人中、中冲等穴,再针或灸百会、足三里,可使其苏醒。

2. 滞针　当针刺部位皮肤、肌肉过于紧张,或向同一方向过度捻转针体时,容易发生滞针。此时,针下紧涩,不能继续提插捻转。遇此情况时,可再留针片刻,或以手指轻轻按摩穴位四周,待肌肉放松后,小幅度捻转出针,切勿硬拔,以防意外。

3. 弯针　进针时,指力不匀,用力过猛,或强烈针感引起肌肉急骤收缩;患者体位的移动等均能招致弯针。遇有弯针,可顺弯曲方向缓缓拔出,若体位不正则应先矫正体位而后出针。

4. 折针　针体弯曲、针柄松动等损坏,或进针用力过猛,针刺过深,加上体位的移动均可引起折针。遇此情况,切勿慌乱,让患者保持原来体位,断端外露的,可用镊子、止血钳等即刻拔出;断端在内的,可用力按压肌肉,将针顶出皮肤,然后拔针;不得已时再用外科手术取出残针。

5. 血肿　出针后若皮肤呈青紫色或肿起,此是误伤血管所致,宜在局部做轻揉或热敷,即可消失。

6. 后遗感　出针后局部遗留酸重不适的感觉,甚或影响局部肢体的活动,此每因针刺手法过重所致。轻者可于局部进行按摩,重者除循按外,还可加用灸法。

二、针刺注意事项

1. 过于饥饿、疲劳、精神高度紧张者,不宜行针刺。体质虚弱者,刺激不宜过强,并尽可能采取卧位。

2. 怀孕 3 个月以下者,下腹部禁针,3 个月以上者,上、下腹部,腰骶部以及一些能引起子宫收缩的腧穴如合谷、三阴交、昆仑、至阴等均不宜针刺。月经期间,月经周期正常者,最好不予针刺,如月经周期不正常者,为了调经,经期可以针刺。

3. 小儿囟门未合时,头顶部腧穴不宜针刺,此外,因小儿不能配合,故不宜留针。

4. 避开血管针刺,防止出血。常有自发性出血或损伤后出血不止的患者,不宜针刺。

5. 皮肤有感染、溃疡、瘢痕或肿瘤的部位,不宜针刺。

6. 防止刺伤重要脏器。《素问·刺禁论》指出"脏有要害,故不可不察。"《素问·诊要经终论》中也说:"凡刺胸腹者,必避五脏。"

(1)针刺眼区腧穴,要掌握一定的角度和深度,不宜大幅度提插捻转和长时间留针,以防刺伤眼球和出血。

(2)背部第十一胸椎两侧、侧胸(腋中线)第八肋间,前胸第六肋间以上的腧穴,禁止直刺、深刺,以免损伤内脏。对患有肺气肿的患者更要小心谨慎,防止诱发气胸。

(3)对患胃溃疡、肠粘连、肠梗阻、尿潴留的患者,针刺上、下腹部时,应注意角度和深度。

(4)项部及脊柱的腧穴要注意深度,如患者出现触电样感觉并向四肢放射,乃针刺过深之故,应立即出针,切忌继续捻转。

第六章 微通法

"微通法"——即毫针刺法。古人将毫针称为"微针"、"小针",其作用在于通经络,调气血。此法广泛用于针灸临床,且内伤外感、虚实寒热、男女老少皆宜。可以说没有"微通法"就没有针灸治疗学。它是一切针法的基础之法。"温通法"、"强通法"都是在"微通法"的基础上发展起来的。它是针灸学科研究的重点内容。凡从事针灸医疗的同仁都需要熟练掌握此法、研究此法,为针灸学科作出贡献。

《黄帝内经》中云:"小针之要,易陈而难入",这就是说毫针刺法入门并不难,但要掌握精微就相当困难了。尽管针灸工作者每日都与毫针打交道,但是,鉴于针刺手法研究较少,某些著作中又讲得很玄奥,临床工作量大,实际操作中又存在滥用手法的现象等,致使真正将刺法练到炉火纯青地步的人,毕竟是少数。为此,我们有必要全面系统详细地研究和探讨"微通法"。

第一节 针 具

"微通法"是使用毫针的刺法,在介绍"微通法"之前,必须先了解毫针。

一、毫针的结构

毫针是用金属制作的,一般以不锈钢所制者为佳。因为用不锈钢制作的毫针具有较高的强度和韧性,针体挺直、光滑,并能耐热和防锈,不易被化学物品腐蚀,所以目前临床上广泛采用。应用其他金属制作的毫针,如金针、银针一般临床应用比较少。至于铁针和普通钢针,因容易锈蚀,且弹性、韧性及坚固程度比较差,除偶用于磁针法外,目前已不采用。

毫针可分为针尖、针身、针根、针柄、针尾五部分(图50)。针身的尖端锋锐部分称为针尖,又称针芒。针尖至针柄间的主体部分称为针身,又称针体。针身与针柄连接的部分称为针根。用金属丝缠绕以便于执针的部分称为针柄。针柄的末梢部分称为针尾。

毫针在使用前,如发现损坏或不合要求者,须剔除,或修复后再用。应注意以下几点:

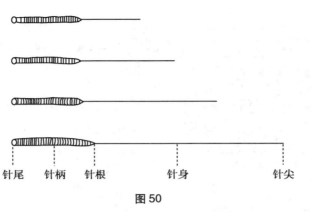

针尾   针柄   针根   针身   针尖

图 50

1. 针尖部分有钩曲或毛刺。用拇、食、中三指执住针柄，一面捻转，一面用无名指抵住针尖，如有钩刺等，即能察觉。

2. 针身部分若粗糙、斑剥、锈蚀明显或有折痕，肉眼观察即可发现。也可将毫针平放在光洁的桌面上轻轻滚动，如某处不能与桌面紧贴而隆起者，则表示该处有折曲。如斑剥、锈蚀较小者，须用放大镜检查才能发现，所以针身，尤其是针根处要仔细检查。

3. 检查针柄是否松动，可用一手执针柄，另一手紧捏针身，两手用力离合拉拔，或做方向相反的捻转，就可觉察。

二、毫针的规格

毫针主要因针身的长短和粗细不同而有不同的规格（表 6、表 7）。

表 6　毫针粗细规格表

号数	26	27	28	29	30	31	32	34
直径（mm）	0.45	0.42	0.38	0.34	0.32	0.30	0.28	0.23

表 7　毫针长度规格表

新规格 ＼ 旧规格	$\frac{1}{2}$ 寸	1 寸	$1\frac{1}{2}$ 寸	2 寸	$2\frac{1}{2}$ 寸	3 寸	4 寸	5 寸	6 寸
针身长度（mm）	15	25	40	50	65	75	100	125	150
针柄长度（mm）	25	35	40	40	40	40	55	55	55
	—	30	35	35			—	—	—
	20	25	25	30	30	30	40	40	40

一般临床以长 25～75mm(1～3 寸)和 28～30 号(φ0.32～φ0.38mm)粗细者最为常用。短针多用于耳针及浅刺,长针多用于肌肉丰厚部穴位的深刺。

三、毫针的选择

毫针质量的优劣,除制针材料的好坏以外,优质的毫针,针尖要端正、光洁度高、尖中带圆,形如"松针",锐利适度,进针阻力小。针身要光滑挺直、圆正匀称、坚韧而富有弹性,针根处不可有剥蚀伤痕;针柄缠丝要牢固,便于捏持施术。花盘(盘龙柄)缠绕成花式,较为粗大,便于持针捻转。普通针柄针尾部有横向突出,略呈"T"字形,有利于观察捻转的角度和方向。如装裹艾绒作温针时,使艾绒团不易掉下。无此"横突"部分者称"平柄"。

第二节 "微通法"的概念

"微通法"的实质就是研究和探讨在针刺过程中刺激形式、刺激量和刺激效应,以及这三者之间的相互关系。这包括一针一穴的手法运用,还有整个机体的手法运用。

在传统的针灸文献中对针刺手法的记载很多。几乎各个历史时期的针灸学者对针刺手法都给予足够的重视,从不同角度分别记述过手法的内容。现在,人们习惯地将前人的经验称为"针刺十四法"(包括动、退、搓、进、盘、摇、弹、捻、循、扪、摄、按、爪、切)。进而又有复式的针刺十四法。包括进气法,青龙摆尾,白虎摇头,苍龟探穴,赤凤迎源,烧山火,透天凉,阴中引阳,阳中引阴,子午捣臼,留气法,抽气法,抽添之诀,龙虎交战。后世讨论手法大多是在上述单式和复式手法的基础上加以补充和发展而来的。目前的临床实践中有泛用"平补平泻"的倾向。有的著作借助于现代医学的认识,把"兴奋、抑制、诱导"等概念引入到针刺手法的研究中。还有的把针刺手法简化为"强刺激、弱刺激、中等刺激"。随着科学的发展和研究的深入,尤其是对针灸疗法机制的研究;经络学说解剖生理特点的阐明;针刺麻醉原理的探讨;针刺后生化方面的改变等,把针灸学术研究提到一个划时代的阶段,针刺手法已成了重要的研究课题。很多研究资料都确认,针刺效果的产生,除了辨证、配穴外,与有否针感,针感的强弱,针刺的手法,针刺的强度深浅、时间和次数以及所用针具的种类等因素有关,这些因素不但可影响针刺的效应,并可影响针刺作用的性质。无疑这些基础学科的成果,为临床工作者研究针刺手法提供了理论依据,并能指导具体的临床实践。

但是,在复习针灸文献、考查针刺手法的同时,也突出地感觉到,史料记载庞杂,汇编性或评注性的文字记载多,具体详细的操作记载少,缺乏统一性和标准化,存在很多弊端。同样,现代实验室内的研究到临床实践,从认识论的角度看还需要有一个"飞跃",还需要大量的工作和漫长的时间,才能得以完成。故此,有必要从针灸临床的角度,结合临床实践研究针刺手法,具体地指导针灸治疗。

在临床治疗中每位针灸医生都曾体验过针刺同样的穴位,为什么效果不一样。同样大多数患者也曾体验过,为什么此大夫与彼大夫针刺同样穴位,自我感觉却不一样。这就涉及针灸实践中最关键的问题——刺法。

刺法是指针刺时,医者运用手指操纵针体在穴位上做不同空间和形式的刺激,使其对患者产生不同的感觉和传导,从而达到最佳治疗效果。这包括了针刺过程中刺激形式、刺激量、刺激效应三个方面。其中刺激形式是指进针到出针过程中医者的具体操作及补泻规律;刺激量是指术者操作时,患者自我感觉的反应;刺激效应是指针刺全过程对患者整个机体的治疗作用。这三者之间既有相互作用、相互影响,共同发生治疗作用的关系,也有局部和整体的关系。每一针一穴,每一招一势都须认真对待,这关系到整个机体对总刺激的综合反应,是衡量针灸治疗的标志、毫针治疗的关键。

在针灸治疗中,辨证配穴、取穴准确、针具相当、刺法得当,四者配合施治才能达到治疗疾病的目的。其中刺法又是重要因素之一。首先刺激形式是在辨证的基础上施治的重要手段,由刺激形式决定了刺激量,只有刺激形式恰当,刺激量适度,才能出现最佳刺激效应,也就是患者才能从疾病状态下康复。反过来,刺激量又调整着刺激形式,如患者得气不理想,甚或未能得气,那就需要医者调整自己的手法。同时,刺激效应也指导着刺激形式,如若采用的刺激形式未能达到预期的目的,即刺激效应不明显或是没有效应,这样就必须再根据病情等诸多因素,来改变刺激形式,以期达到目的。刺激量和刺激效应之间的关系更为密切,可以说刺激量到刺激效应是对一种疾病治疗从"量"到"质"的飞跃。从每一针一穴的刺激量反映到全身便是刺激效应,可以说刺激效应是刺激量的"合力",是刺激量的"综合效益"。同样,刺激效应也调整刺激量的大小、多少、快慢,又通过刺激量调整刺激形式。这样使得刺激形式与刺激效应也发生直接关系。刺激效应是刺激形式的检验,只有获得最佳治疗效果,才是刺激形式的目的,而刺激形式也决定着刺激效应的结果。刺激形式与刺激效应的关系,也是局部和整体的关系。因为刺激形式需要一针一穴去完成,每一针每一穴虽然都有它们特定的刺激效应,但反映到全身则是对整个机体状态的调整与补充。尤其是针刺技术,非药物可以比拟,仅以"针"为根,以"刺"为术,调整机体的营卫气血,虚实寒热,祛疾除病。因而一针一穴的刺激形式决定着全身的刺激效应,同样全身的刺激效应也牵动着刺激形式,使两者相辅相成,协调统一。

总之,刺激形式、刺激量和刺激效应三者互相作用,共同构成"微通法"的核心。只有三者互相调整,有机结合,才能针下生花,使毫针治疗出现妙不可言的效果,产生绚丽多彩的局面。

第三节　练针先练身　练气后运针

针刺手法是针灸治疗学中的重要组成部分。左手循按揉切腧穴并非主要手法。右手为刺手是针灸疗法中的重要手法。疗效好坏,皆在于两手手法及功力,且主要功力在于拇指、中指及食指三个指头上。指端为人体最小的一部分,其力在于指节,并借助腕臂之力,甚至运动全身之力于指身,使针体轻巧无痛楚努入穴位。练此功夫宜两手同时练习,若单习一手三指,则不能随心所欲左右手同时进针。

指力努劲与针刺手法有密切关系,不学针灸则已,欲学针灸必须练习手指努劲,仅就拇、中、食三指而言,其中拇、食指为主,中指为辅,只要把拇、食指功力练好,其功成矣。练习指力的方法很多,笔者介绍自己练习指力的经验,学者可循其理所在,更加以阐发,自己不难触类旁通。笔者自青年练习八卦掌,在此基础上练习二指禅功,练习此法,首先站立于桌案之前待稳,吸气使气下沉入丹田,然两手臂向前抬起伸直,随之弯腰向前,双手拇指腹搭桌案边上(图51),自觉丹田之气上贯两肩、臂、肘、腕乃至指端。初练时必觉甚为费力,不能耐久,此时可调换食指,按于桌案边上(图52)。如此交替习之,练习日久之后,则不觉其苦,至此可以增加练习时间,一般要循序渐进,不可急于求成。初练时每次5分钟,每日1~2次。根据习者的身体素质不同,以后每日练习时间可增至15分钟。大约100天后即可取得初效。入门后不可间断,仍需平日习之,大约习3年后大功成就。

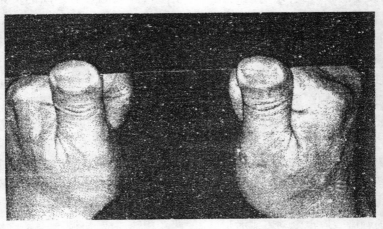

图51

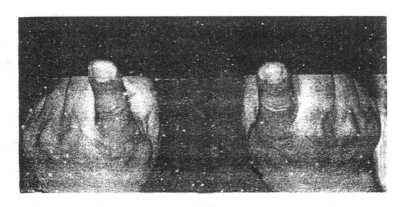

图 52

第二种习法是顶指法：初练时空手习之，紧并中、食二指，屈成钩形，而以拇指屈置中、食二指之间，使三指尖相顶，紧紧扣牢，虎口成圆形，猛力扣 5 分钟，每日有空即练，不限次数（图 53）。

第三种方法是夹木锥法：此法用二小木锥，夹于左右拇、食、中指肚之间紧捏之，木锥长约 3 寸，粗约 1 寸许，根粗尖细，以花梨紫檀质地坚硬者为佳。每日有暇则练，半年功可成矣（图 54）。

练习以上诸法不仅有助于提高针灸疗效，对强健身体也有裨益。

第四种为捻线法：练习捻线法不用任何工具，但以拇、食、中三指肚紧贴，虎口呈三角形，三指肚相贴之处，以三指之第一节为限，指肚相贴之后，乃贯全臂之力于指，拇指徐徐向前捻若干次，然后拇指再向后捻若干次，其捻数目前后相等。每日不限次数，有暇即练，非常便利。

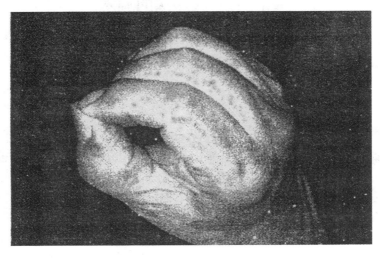

图 53

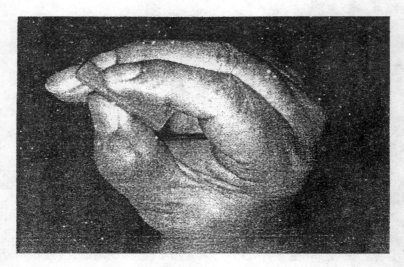

图 54

第二步功是打坐：针灸医生指功不可不练，而坐功又不可不行。初行功时，应谨守规矩，调息坐功时，正其心身，巍然竖直，胸硬腰挺，不可伛偻，左腿抱右腿，两手翻置于膝上，眼观鼻，鼻观心，徐徐吐纳，由浅入深。先徐徐将胸中之浊气吐出，再吸入新鲜空气，初甚微细，采天地之灵秀，取日月之精华，吐胸中之恶浊，纳自然界之清气，由鼻吸入，从胸中经过然后纳入丹田，丹田即气海，在脐之下小腹之上。初练时气随人随出，不能收留，坚持打坐终能存于丹田，气满而道成。为针术者以有形练习之力，加之无形调息练习之气，用于针刺则能事半而功倍。

第四节　微通法的施术

"微通法"即毫针施术的方法与技巧。在指力成熟能完成进针、候气、行气、补泻、留针、出针等六个步骤后，须达到补泻适宜，针刺总量适度，才算完成"微通法"的全部内容。

一、进针

毫针针尖透过穴位的真皮称为进针，要求医者心手相合，手眼相合，眼心相合，即针刺三合，定会做到使患者不感或尽可能少地感到疼痛，减轻痛苦。引起进针疼痛的还有其他因素，如：①病人精神过于紧张；②穴位的部位靠近血管或皮肤有瘢痕；③针尖不锋利；④医者技术不佳，内功不足，指力不够，或精神不集中。《内经》有"未得其术也"之说，应努力克服。

自古以来，进针的要求极不统一，《内经》云："用针者，必先察其经络之虚实，切而循之，按而弹之，视其应动者，乃后取之而下之。"《难经·七十八难》："当刺之时，先以左手压按所针荥俞之处，弹而努之，爪而下之，其气之来，如动脉之状,顺针而刺之。"主要是强调针刺前对针刺部位的按压有疏通气血、缓解肌肉紧张、减少针刺疼痛的作用,准确定位有助于治疗的作用。金人何若愚著《流注指微论》:"针入贵速,既入徐进,出针贵缓,急则多伤。"稍后的窦汉卿著《针经指南》则主张"左手重而多按,欲令气散,右手轻而徐入,不痛之因。"如近代更有主张使用肌肉注射药物进针方法,总之是为了进针时不痛或少痛。根据笔者的体会和临床习惯,采用的是用努劲单手进针,临床上常常由于治疗的需要双手同时在两个穴位上进针,单手进针就更为必要了,方法是用拇食二指捏紧针体,微露针尖2~3分置在穴位上(图55),以同手中指按压穴位的旁边,把屈曲的拇食二指突然坚实而有力地伸直努劲(图56),使针尖迅速透过表皮及真皮。除了一些特殊穴位(如井穴)大多用这种努劲单手进针法。

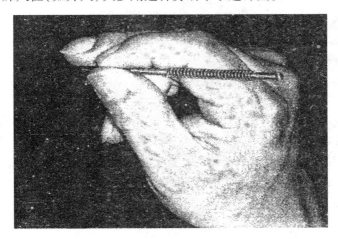

图 55

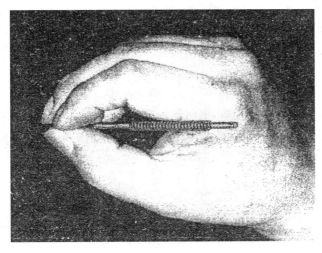

图 56

临床实践证明,这种努劲单手进针法是不痛的或极少疼痛的,而且对病人任何体位和穴位操作起来都十分方便。当然,较之双手进针为难,需要有一定的"内功"和"指力"训练。

进针时不痛,操作方便,是"得气"、"感传"或"补泻",以及取得较好治疗效果的重要基础。因此,进针的手法是值得重视和讲究的。

二、候气

进针后把针尖缓慢地送至应达到的深度(如足三里 1.2～1.5 寸,内关 5 分～1 寸;环跳 2～4 寸)就开始了候气阶段,"候气"是指针刺后,使机体对针的刺激产生"反应",患者常常有针下的异常感觉,术者指下常常有沉紧、吸着等感觉。由于取穴、手法操作不当,以及患者气血虚实、经气不通畅、滞涩等原因,所以这种"反应"有迟、速等差异。应用手段促进"反应"的产生和显现,这就是候气阶段的内容。也叫做"催气"、"气至"、"导气"等。

候气时,若取穴、手法操作不当(如针刺过深、过浅、方向、角度、刺着血管、针体弯曲等),除应予及时认真校正外,还应根据疾病的性质、患者的机体状态采用相应的候气法,务使气至才能进入下一个步骤。主要的候气法有:

1. 弹指法　手离针柄,以指弹动针柄,使针体振动。食指向外弹为泻法,拇指向内弹为补法,是候气的方法之一。

2. 刮针法　以食指压按针柄,拇指指甲缓缓刮滑针柄。实证向上刮,虚证向下刮,也是一种候气法。

上述两法都要反复操作才能出现效果,不应操之过急、过重,要有等候的耐性。

3. 飞针法　以拇食二指捻转针柄,旋即放手,再捻再放,如李梴《医学入门》:"以大指次指捻针,连搓三下,如手颤之状,谓之飞",文献所述适用于气血、经气不畅的病人。

4. 捣针法　用右手腕部抖动,使针穴在原部位上下做小幅度频繁提插。适用于局部有麻木、顽疾、死血的疾病。

上述两法对疼痛性的疾患,催气作用强,有催促的意思。

候气的方法还有很多,但应该注意的是,不要以为深刺、大幅度捻转就可以使气至,临床反复证明粗暴、剧烈的刺激产生的感觉不但是无益的,有时反而是有害的。

临床上,大部分患者应用了上述方法多能"气至",但也有个别患者,个别穴位仍不"气至",即应该考虑辨证、立法、配穴的得当与否,必要时可调整穴位或改变治则,如灸法、放血、火针等,以期在留针过程中得到解决。例如:腰痛委中放血疗效不佳,可改用灸肾俞。内关治恶心呕吐如无效可刺金津、玉液放血。痹症用毫针刺能奏效,如果无效时改用火针。

三、行气法

行气法是在气至的基础上,扩大针感面,延长感传线的阶段。要根据疾病的性质和候气中对患者机能状态的了解,选择好的针刺形式,而适当地增添针刺质量,使针感面和感传线尽可能扩大和延长,充分发挥针刺即时效果。

这个阶段实际上是候气法的延伸,也是补法或泻法的开始。

四、补泻法

"补泻"是针灸学术中泛化了的概念,针对机体的虚实状态,在针灸治疗学中广泛使用补(虚)泻(实)的概念,针刺手法中也是如此。针刺手法中的补泻,也只有结合了机体的虚实才有意义,凡是有助于改善机体虚的状态的手法,就可以称为补法,反之则称为泻法。虽然经络本身有调整作用,穴位本身有双向治疗作用,但补泻手法仍具有很大的导向作用,同时也存在着相对性的特征。尽管有这种相对性,历代文献以及我们的临床实际体验仍然表明,针刺手法在大多数情况下,仍然有较明显地改善机体"虚"的状态的作用;而另一类针刺手法,在大多数情况下,自然有较明显地改善"实"的状态的作用。例如,有助于改善顽麻、冷木症状的手法谓之"补";有助于改善肿胀、热痛症状的手法谓之"泻"等。这是我们讨论针刺手法补泻的客观依据。

针刺手法的补泻实施,要根据机体的状态而定,配穴的目的,在每一针一穴具体完成后必须改善机体状态。机体或虚或实的状态,针刺前就客观地存在着,或补或泻,从进针阶段直到针刺完毕都应予以考虑。因此,根据辨证施治,在全部针刺过程中,采取什么样的刺激形式,给予什么样的刺激量,对机体产生什么样的刺激效应,对机体状态产生什么样的影响等,都对补泻分别有不同的要求。在临床实践中,有以下几点。

1. 补法　针刺形式以轻、柔、徐为主;刺激量以小、渐、久为主;对机体产生作用的性质以酸、柔、热为好;对机体的影响以舒适、轻快、精神振奋为目的。

具体操作法:进针后,采用"探索式"刺地部,所谓"探索式",就是徐徐渐进而轻巧地把针尖纳入地部,要求得气过程由小渐大,行气时如履薄冰,如待贵人,以小角度的捻转法或微弱的雀啄法,要求感传面慢慢扩大,感传线细而缓,在这个基础上,以柔和的单向持续捻转,角度一般以180°为宜,同时再送针深入1~2分,然后留针。在留针过程中,针感缓缓增加,至起针时仍存在(图57)。要求留针过程中,针感持续存在,甚至较前略加明显,然后慢慢减弱消失。一般重补时用此手法。如需要轻补时,操作手法为进针得气时不再继续操作。此时患者穴位处无明显感觉,但留针过程中患者常感到局部酸麻胀或沿经线向某一方向感传,产生欣快感、舒适感等,而且这种感觉逐渐增强(图58)。

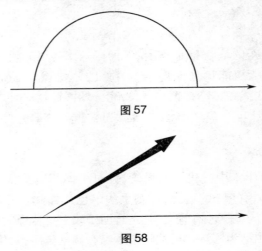

图 57

图 58

2. 泻法 针刺形式以重、刚、疾为主;针刺质量以大、迅、短为主;对机体产生作用的性质以触电样、快传导的清凉感为好;对机体的影响以明显的、触电性的麻酥感为佳,从而达到祛邪的目的。

具体操作方法:进针后,迅速将针尖插地部,要求得气过程要快、大,行气时频捻针柄或快而大地提插针体,要求感传面大并且迅速,感传线粗而疾,在这个基础上,以快速的左右角度相等的捻转,同时辅以快的提插动作,使针感显而著,达到最大的感传面和最远的感传距离。如此反复操作3~5次后,把针提起1~2分。然后留针10分钟左右。一般重泻法采用此术(图59)。

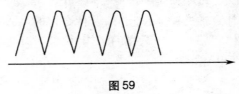

图 59

如病情需要轻泻时,进针后得气,经过捻转提插等动作,使局部产生酸、麻、胀的感觉,此刻即停止手法操作(图60)。

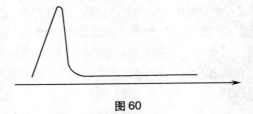

图 60

3. 补泻中刺激量的有关问题 针刺手法的目的,就是在特定的穴位上,给予一定的刺激强度并能持续一定的时间,而达到适当的刺激量。这种刺激量在针刺疗法中所起的作用是,促进机体调整气血,通经活络。是促进机体状态转化的外因条件,是解决矛盾的重要方法。

适宜的刺激量是在具体实践中慢慢体会到的一种针感,可以说,一切针刺手法都是为了诱导针感。

补泻手法在刺激形式上是完全不同、互相对立的两种情况,因而在刺激量的给予方式上也完全不同。刺激量在绝对值上无法比较,因为它是结合患者的机体状态和疾病的性质,以及患者的个体差异个人感受的结果。现在分析补泻法在针刺总量给予方式上的不同。把图61、图62并在一起,比较二者针刺总量给予有所不同。

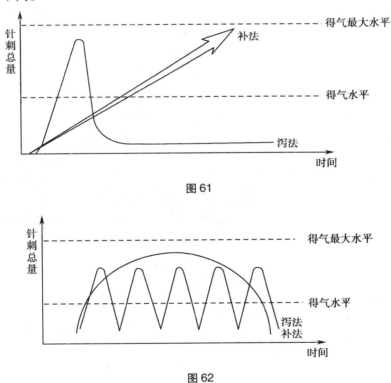

图 61

图 62

经比较清楚地看到,补法的针刺刺激总量是在全部针刺过程中缓缓地给予;而泻法的针刺刺激总量则是在短暂的时间内迅速而集中地给予。补法的针刺总量呈持续状上升或在先升后降中输入;而泻法的刺激量则是爆发式地折返升降中输入(图61,图62),或在一次性爆发,留针过程中输入。认识刺激量在补泻手法中给予方式的不同,对分析繁多的补泻手法有很大指导意义。对正确掌握和运用补泻两种截然不同的手法也有指导意义。

五、留针法

留针是指针刺施用补泻法后,将针置于穴位上的停留阶段。目前,大多留针20～30分钟,不分病情、病种,不分补泻,千篇一律,这是不恰当的。我们认为需要根据病情、病种,分清补泻,根据补泻决定刺激形式和留针时间的长短。补法中可留待针穴松动时出针,也可以再施予单向捻转,以待到第二次针穴松动时出针,或重复几次。亦可在针感消失时出针,此为补法。泻法中,留针时期可间断地施以泻法的操作,直到刺激量够了,就可以出针。亦可一次给足刺激量,然后留针至针穴松动时起针。

六、出针法

出针又称"起针",其手法很重要,起得好,可以使病人少受痛苦,或不受痛苦。起得不好,则易出血、肿胀、疼痛,甚至产生晕针现象。更不可粗枝大叶,起针不净,丢在病人身上。

1. 起针必须聚精会神,如思想不集中,就容易丢针,或漫不经心一抽而出,引起出血或造成血肿。

2. 起针时,左手拿棉球按住穴位,右手拇食二指握住针柄往外提拔,然后左手轻轻按揉针孔,以免出血。

3. 有的穴位局部血管多,组织疏松,如头部的太阳、听宫、睛明、翳风、下关等穴处,起针时如不马上揉按,很容易引起血肿,这些穴位应当特别注意。

4. 补泻手法起针的不同:在补泻不同的手法中,起针为使其补或泻的功能状态延续,我们主张补法中起针宜缓,不应在出针时对机体再施以刺激,特别对于留针短,针下仍有沉、紧感觉的时候,应把针体"顺"至松动后,再徐徐出针,揉按针孔。泻法中,起针宜速,轻轻覆盖针孔即可,不必揉按。

古代针刺手法文献中,提到的手法种类名目繁多,而真正能够应用于临床者则较少。除了过于繁琐或者过于简单的以外,还有许多手法我们还难以理解,或是因为历史条件的影响,或是我们的知识经验水平有限。总之,对于刺法仍然缺乏研究,真正有力的实验室研究也仅是一针一穴,综合研究还是空白,有待于今后进一步探讨。

第五节　正确的刺激量从何而来

针刺采用不同的手法,其目的是产生大小、快慢、久暂、多少等不同的刺激量,而刺激量是否恰当,影响着刺激效应。那么,正确的刺激量从何而来? 在此之前,应首先明确什么是刺激量。所谓刺激量是在辨证施治、取穴准确的基础上,针刺时,能使机体产生一定反应,改善机体病理状态所需要的强度。既包括施术者刺法娴熟的程度,也包括患病者的机体状态和敏感性、反应性。个体对刺激量的反应差别极为悬殊,同一针刺法,对某甲可能合适,但对某乙可能不足,而对某丙又嫌太过。因而正确的刺激量一定是从临床实践中来,从对具体的分析中来。主要有以下几个方面:

1. 临床症状的分析　临床上每一位病人都要按照四诊八纲进行辨证施治。根据病情久暂,气血的虚实,以明轻重缓急,确定扶正祛邪的方案,配选好适当的穴位处方。

凡新病证实者,以攻邪为主,用泻法,尽快挫败病势。因此,取穴相对要多,针具较粗大,手法相应要加强,以期邪去而正自安。

若病延日久,正气已虚,而邪气不去酿成痼疾者,用补法。此时用针要稳,不能急于求成,少取穴,轻手法,步步为营,转弱为强,得到满意的疗效。千万不可不顾一切轻举妄动,给病人造成不应有的痛苦。假若临床中见到中风闭证,应该以祛邪为主;相反见到脱证,就应该扶正为先。还有高血压患者大多是上实下虚,就应该攻补兼施,配穴可以多些;但对肝经的俞穴手法宜轻,肝亢于上也应该用轻刺激,因为肝为将军之官,其性刚暴,体阴而用阳,主升、主动,如手法太重更能助其升动,而血压愈高。只能用柔和手法,以缓其上升之势,血压亦随之而下降。

临床上还有一些病适合于泻法重刺激,如炎症、痉挛、抽搐,以及各种疼痛。反之,麻痹、麻木、肺结核、心脏病、消化不良、遗尿等疾病,以及一切功能衰退之症,则适合于补法轻刺激。

2. 年龄的大小　幼少青壮老是人类生命发展的自然规律,在人类生存活动过程中,一般说,体质的发育是由小到大,由弱到强,然后由强到衰。思想活动也是由简单到复杂、由低级到高级。由于机体智慧的发育各个阶段不同,体质和胸襟都有差别,故所患之病,亦不完全一样。如儿童多患停食着凉外感病。同时必须注意儿童皮肉脆嫩,故刺激宜巧,多不留针;青年人以饮食所伤居多,其证多属实,用泻法,刺激量宜大。壮年人以起居失宜独胜,其证多虚实夹杂,刺激量居中。老年人以七情所伤为主,其证多虚,用补法,刺激量宜轻。

3. 工作的性质　社会一刻不停地向前发展,社会的分工亦随之日益精细。不同性质的工作,既有不同性质的劳动与强度,四肢百骸、五脏六腑等所承担的任务,亦因工作性质的需要而各有差异。关于各行各业的人,其临床症状因人而异、变化多端,对针刺总量所耐受程度也大不相同。因此,在治疗时,应给予不同的对待,千万不可千篇一律。

一般地说,从事工农业生产的人,其皮坚肉厚,肢体粗壮,气盛血充,其病实证较多,虚证少见。故对这样的患者于针刺时,只有用泻法加大刺激量,才能起到立竿见影的效果。反之,则往往形成杯水车薪,轻描淡写,无济于事。而从事文教工作的脑力劳动者,其皮肉单薄、肢柔体弱,所患之证虚多实少。针治时用补法,刺激量宜小。反之,不但无益,反增其症。从事商业者,介于两者之间,宜中等刺激,用平补平泻手法。《灵枢·根结》云:"刺布衣者,深以留之,刺大人者,微以徐之",也讲职业不同,对待不同。

4. 性别的关系　男女性别不同,生理上各有特点,所患之病亦不完全一致。妇女因受胎产经带的影响,体质多虚,男子一般较妇女健壮。在治疗时二者相比较,相对的刺激量男子用泻法宜重,妇女用补法宜轻。这些都是辨证论治的依据,针刺时不可忽略。但也不是绝对的,女子亦有用泻法之证,男子亦有用补法之时。

5. 胖瘦的区别　体质的胖瘦同用一种刺激量,可以产生完全不同程度的反应,临床上也不能忽视。例如:我们常说的"结核质"即瘦人,用补法,刺激量宜轻。而中风质类型的病人,用泻法,刺激量则宜大。

6. 季节及气候的影响　自然界的变化,首先是寒来暑往,大自然规律对人的影响极大。在治疗时亦应循着时令节气的次序推移,按照客观进行诊治。例如:春夏之季,阳气上浮,人之气亦上浮,针刺时宜轻而浅。秋冬之时,阴气下沉,人之气亦然,故针刺宜重而深。

7. 水土习惯　所谓水土习惯,是指某一地区的气候变化、地理环境、生活习惯等。宇宙之大,天涯海角都有人烟,但由于地土方宜各不相同,因而人们的体质发展亦不一样。《素问·异法方宜论》云:"东方之域……鱼之地……其病皆为痈疡,其治宜砭石。"又云:"南方者,天地所长养(长养:谓南方法夏,气候水土,适应于"长养"万物)……其病挛痹,其治宜微针。"这段经文出自 2000 多年前的记载,但到现在仍有参考价值。这就告诉我们,在针刺治病时,必须因地制宜,不能机械、一成不变地给予同等程度的刺激量,应当区别对待。一般的南方人体质多瘦弱,因而多用补法刺激量较小,北方人体质强壮,所以用泻法刺激量较大,特别是内蒙古一带。

8. 部位的不同　全身穴位不计其数,十四经的穴位《针灸大成》计 359 个,现在的讲义里是 361 个(目前经外奇穴和阿氏穴尚无准确数字),分布在机体的头面、躯干及四肢。有的在筋骨之间,有的靠近脏腑和器官。由于所在部位的不同,它的知觉敏感与迟钝,亦有所不同。因此,在针刺时,必须根据部位的不同而给予不同的刺激量。一般的头面部,靠近脏腑器官以及四肢远端(腕踝以下)的穴位刺激量应小些。躯干部的穴位,应采用中等量的刺激。肌肉丰满的部位刺激量宜大。

以上这些属于一般规律。特殊情况,仍应灵活掌握,适当处理。特别是在错

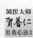

综复杂的情况下,尤其是这样。

因此,针刺手法在临床应用中,不仅需要有熟练的手法技巧,需要有一定水平的辨证配穴理论,还需要有比较丰富的临床应用经验,才能较好地应用针刺手法,以达到提高疗效的目的。

第六节　刺激效应与临床实践

"微通法"的治疗特点是根据病情进行阴阳表里、寒热虚实辨证,选择相应的腧穴处方,施术于患者,以求各部阴阳调和,祛除疾病,保持健康。相对其他"二法","微通法"取穴、用穴较多。尽管施术时是一针一穴地完成,而刺激效应则综合反应在临床实践中。机体的状态在施术前是稳定存在,根据八纲,其治疗原则是"虚则实之,满则泻之,苑陈则除之,邪盛则虚之",腧穴处方基本是多个腧穴共同组成,也就是说是若干腧穴总的刺激效应,使机体状态逐渐趋于六经调和。因而刺激形式不单纯地表现在一针一穴上,而且更要重视其全身的综合刺激效应。例如阴虚证,需滋阴,也应潜阳,以使阴阳平衡。对于全身来说应该是"补",但对于某些穴位来说则不同,其中滋阴的腧穴应用"补"法,而潜阳的腧穴则应用"泻"法,但对机体的刺激综合效应主要应该是滋阴。

另外,腧穴本身可变性很大,基本上都具双向性治疗作用。由于刺激形式的不同,使腧穴可表现为"补",也可以表现为"泻"。这是很好理解的,因此我们称之为双向性治疗作用。例如,天枢穴在脾不健运,大便溏泄用"补"法,可以止泄,又如阳明燥结,大便干燥时用"泻"法,可以通便;关元既能治尿闭,又可治遗尿。还有,腧穴在配穴处方中还具有相对特异性,即同一穴位在不同的疾病中,不同症状里,可表现出不同的治疗作用,因而认为其治疗作用对于某一种疾病或某一证候是谓相对特异性,而由处方中腧穴与腧穴相互配伍后,构成综合的相对特异性。例如,我们在临床中多次体验到听宫穴就具有很明显的相对特异性。听宫穴可主治中风,肢体肿胀;也可以治疗多种情况的耳聋;还治疗失音,斜视等。虽然上述情况在病因方面有内因、外因、不内外因,在病的性质方面有实证、虚证、热证、寒证,在病位方面有表证也有里证等区别,但是听宫穴都表现出很好的治疗作用。因而可以认为穴位与药物不一样,它不是固定不变的,相反,穴位的性质可变性很强。总之,由于腧穴具有双向性治疗作用和相对特异性,这样使出现综合刺激效应有了必然性,又由于经络体系的互相影响,腧穴与腧穴之间的联系密不可分,这样又给引起综合刺激效应提供可能性,临床实践应该认为是综合刺激效应的结果。

从临床实践的角度看,综合刺激效应是每一针一穴的刺激效应的全面反映。因而我们在施术时,不能只见树木,不见森林,必须在全局观念、整体观念的指导下,重视一针一穴的刺激形式。针灸治病的作用机制是诸因素的综合体现。它包括患者的机体状态,患病的时间,选取的腧穴,针刺手法和医者的技术水平等因素。它是密切结合的一个高度复杂的治疗体系,是协调一致的连续过程,在某一个环节上出现误差,都会影响治疗效果。因此,效果的出现,反过来又调整上述诸因素。使治疗过程成为一个不断发展、不断改善的认识过程。

第七节　适应证及注意事项

经过临床实践的考验,"微通法"广泛用于内、外、妇、儿、五官、皮肤等科多种病证,病种在三百种以上,其中有确切疗效的在一百种以上。"微通法"不仅适用于多种慢性疾病如麻痹、慢性皮肤病、妇科病等,同时对一些急症、重症如晕厥、高血压状态、脑震荡、中风等也有起死回生之效。"微通法"在施术时必须以极端负责的态度,对技术精益求精的精神,练好基本功,熟练掌握针刺刺法。对重要穴位和邻近重要脏器的部位,更要注意在任何情况下都不可粗心大意,以防出现异常情况。万一出现异常情况,施术者不可慌乱,要沉着冷静,妥善处理。一般情况下只要认真负责,及时处理,多不会造成严重后果。

第八节　典型病例治验

脑血管意外

中医称之为"中风"。以突然昏仆,不省人事,或口眼㖞斜,语言不利,半身不遂为主证。

【病因病机】本病机制颇为复杂,多由于气血亏虚,与心、肝、肾三经之阴阳失调有关,属风、火、痰三者为患,加以忧思恼怒,劳累过度,以致风阳煽动,心火暴盛,气血上逆,或因饮食不周,脾虚痰热,化火动风,蒙蔽清窍,以致形成上实下虚,阴阳互不维系的危急证候。

【临床表现】临床按病位深浅及病情轻重,分为中经络,中脏腑。病情较轻者为头痛脑晕,手足麻木,突然口眼㖞斜,语言不利,甚则半身不遂,或肢体拘紧,舌苔白腻,脉象浮数。病变深及脏腑者,突然昏仆,不省人事,牙关紧闭,舌强失语,面赤气粗,舌苔黄腻。更有甚者目合口开,鼻息细微,手撒遗尿,四肢厥冷则有暴脱之危,预后不良。

【治则】熄风降逆,通经活络,理气行血。

【取穴】四神聪、合谷、太冲、太溪、听宫等。

【刺法】以毫针刺入腧穴 5 分至 1 寸深,多用泻法。

病例1 李某,男,57 岁。言謇,肢体无力 10 天。10 天前下楼时突然左半身失灵,说话不清,口眼㖞斜,伴呕吐 2 次。无大小便失禁。

望诊:苔白腻,中心略厚黄。

脉象:沉细。

辨证:气虚,风中于络。

治则:化瘀通络。

取穴:听宫为主穴,配列缺、条口。

治疗 5 次后,说话清楚,精神好转,走路也较平稳,拟治疗数次巩固疗效。

病例2 王某,男,53 岁。左上肢不会动两个月。两月前突然呕吐、腹泻、头痛、话说不清楚、左上肢不会动。既往曾有高血压病史。

望诊:舌体偏左,舌苔白、中间黄。

脉象:沉弦。

辨证:阴虚阳亢,肝风内动。

治则:滋阴潜阳,平肝熄风。

取穴:听宫。

取听宫治疗 10 次。第 1 次治疗后,即感运动较前灵活。三诊后疼痛消失,五诊后左手肿胀消退。

病例3 高某,女,54 岁。右手无力,不灵活年余。1 年前患中风,经治疗后,时有反复,缠绵不愈。目前右手仍无力、发凉,伴有肿胀,既往有高血压病史。

望诊:舌质淡,苔白。

脉象:弦细。

辨证:阴虚阳亢,肝风内动,经脉失养。

治则:滋阴潜阳,平肝熄风,通经活络。

取穴:列缺、太溪,后加听宫穴。

初针列缺、太溪穴取得一定疗效,后加配听宫穴,针治两次后疗效明显,右手麻凉缓解,肿胀消退。

病例4 李某,男,35 岁。患高血压症数年之久,血压不稳定,时高时低,昨晚突然头晕目眩,仆倒于床,随即语言謇涩,口眼㖞斜,流涎,左半身不遂,经外医院诊为"脑出血"

望诊:神清,面赤,口角向右倾斜,左眼不能闭合,语言不利,左半身活动丧失,血压 220/120 毫米汞柱,舌苔黄燥。

脉象:弦滑。

辨证:阴虚阳亢,肝风内动。

治则:滋阴潜阳,平肝熄风。

取穴:四神聪、合谷、太冲、太溪。

刺法:四神聪点刺放血,合谷、太冲用泻法,太溪用补法。

二诊病势减轻,左眼已能活动,脉较昨缓和,舌苔仍黄但燥已解,血压降为130/90毫米汞柱,穴加曲池、阳陵泉、足三里、金津、玉液放血,环跳点刺。三诊语言謇涩大有好转,已能讲话,但吐字仍不清楚,诸症均见好转。穴减金津、玉液,加颊车、地仓。四诊患者已能步履,患手已可持物,说话继有进步,脉弦象已减,舌苔转白但厚腻,取穴同前。五诊症状基本消失,舌苔薄白,脉和缓微滑,治疗同前。六诊患侧上下肢功能及语言均已恢复正常,舌苔薄白,血压120/80毫米汞柱。取穴同前,以巩固疗效。

病例5 翁某,女,53岁。1天前突然头晕目眩,口㖞向右,左侧肢体偏瘫,动作不利,上肢重于下肢,手不能握物,臂不能高举,颤抖不停,语言謇涩。

望诊:面色青白,口㖞向右,舌赤少苔,血压180/120毫米汞柱。

脉象:弦细。

辨证:阴虚阳亢,肝风内动,中于经络。

治则:滋阴潜阳,平肝熄风,疏通经络。

取穴:四神聪、曲池、合谷、阳陵泉、足三里、太冲、气海(灸)。

二诊患侧肢体有所恢复,手已能握物,但觉无力,精神较佳,肢体仍颤动,头晕目眩好转,余症及舌象同前,效不更方,针后不变。依上方加减连续诊治18次,患侧肢体活动功能完全恢复正常,头晕肢颤已愈,精神佳,纳食好,血压140/95毫米汞柱,诸症皆愈。

病例6 许某,女,13岁。3天前突然左侧肢体麻痹,活动功能丧失,口眼㖞向右,经某医院儿科检查诊为"小儿急性偏瘫",患儿纳减,小便频。

望诊:舌苔白。

脉象:细数。

辨证:禀赋素虚,复感风邪,阻滞经脉,气血不畅,筋脉失养。

治则:祛除风邪,疏通经络。

取穴:颊车、曲池、合谷、环跳、足三里、绝骨。

刺法:用点刺法单侧施术。

二诊症状明显缓解,活动功能有所恢复,已可独自跛行,手已可持物,小便仍频,大便稍干,脉细数,苔薄白。上方去足三里,加风市、阳陵泉。三诊患侧上下肢较前力强,可自如伸屈活动,食纳较佳,小便频减,大便日行1次,精神较佳,脉数象减,较前有力。针穴手法不变。

隔日家长特来致谢,称患儿活动功能已恢复正常,口眼㖞斜已纠正,饮食正常,已到校上课。

眩　晕

病者感觉天旋地转或头重脚轻的症状,统称为眩晕。

【病因病机】本病多与思虑烦劳,内伤心脾有关。心虚则血虚,血虚不能上奉于脑,或忧郁恼怒,肝阴暗耗,肝火偏亢,上扰清空,发为眩晕,其他尚有肾精亏损,不能生髓,或过食厚味,脾胃不足,健运失司也可以引起眩晕。

【临床表现】眼花头晕,如坐舟车之中,旋转不定,常伴有少寐多梦,脉弦数。面色㿠白,心悸神乏,泛泛欲吐,甚至眩晕倒地,脉细弱,因烦劳恼怒而剧增,多为肝阳上亢,胸闷恶心,少食多寐,痰浊中阻,舌苔白,脉滑。其中高血压多为肝阳上亢。

【治则】补益心脾,平肝潜阳,滋养肝肾,或化湿祛痰。

【取穴】百会、气海、曲池、合谷、阳陵泉、足三里、太冲、丰隆。

【刺法】以毫针刺入腧穴5分至1寸深,先补后泻。

病例1 孙某,男,60岁。1年前发现右臂及手麻木,沉重,目昏,视物不清,上重下轻,心悸不安。血压160/96毫米汞柱。

望诊:体胖面红,舌苔薄黄。

脉象:弦滑有力。

辨证:痰火风阳,更兼痰浊。

治则:平肝熄风,清热化痰。

取穴:百会、气海、曲池、合谷、阳陵泉、丰隆、足三里、太冲。

刺法:除气海用补法外,其余均用泻法。

所有症状与日俱减,共针5次,血压降为130/80毫米汞柱,诸症皆平,停针告终。

病例2 马某,女,53岁。患高血压症4年,常头晕头涨,目昏花,眠差,腰臂痛。血压170/110毫米汞柱。

望诊:面赤红,舌苔薄黄。

脉象:弦细。

辨证:阴虚于下,阳亢于上。

治则:滋阴潜阳。

取穴:百会、气海、曲池、合谷、内关、阳陵泉、足三里、三阴交。

一诊后头晕涨减轻。三诊睡眠、纳食转佳,头晕大减。五诊眩晕全除,诸症消失,血压降为128/84毫米汞柱,又针两次以巩固疗效。

晕　厥

晕厥是指骤起而短暂的意识和行动的丧失。

【病因病机】发作原因,一为元气虚弱,病后气血未复,产后失血过多,每以操劳过度,骤起骤立,引起经脉气血不能上充,阳气不能达于四末而致,其二则为情志异常变动,或外伤剧烈疼痛,以致气机逆乱,气血运行一时紊乱,清窍受扰而致。

【临床表现】 开始自觉疲乏无力，眼前昏黑，往往欲吐，而后突然晕倒，不省人事。同时出现面色苍白，汗出，四肢逆冷，血压下降，脉细缓等。

【治则】 回阳醒脑，清心开窍。

【取穴】 人中、内关、合谷、太冲，或百会、大陵、心俞等。

【刺法】 以毫针刺入腧穴 0.5 寸深，虚补实泻。

病例 1 张某，女，32 岁。患痉厥症 5 年之久，平素郁闷，易怒，病发时晕厥昏迷，四肢抽搐，每发 2~5 小时方可缓解，醒后头痛、悲伤、哭笑无常、语无伦次，今日发作长达 6 个小时，不能苏醒。

望诊：面色青紫、肢冷、手足抽搐。

脉象：沉细。

辨证：证属郁闷气结，肝风内煽，气血错逆，窍络骤被蒙闭所致。

治则：平肝熄风，宁神开窍。

取穴：人中、内关、合谷、太冲。

刺法：以毫针，用先补后泻法。

针下人苏，留针 1 小时后诸症皆平。

病例 2 张某，女，38 岁。精神失常已 10 天，发病经过如下：因子女多，经济较困难，爱人在外地工作，心情长期抑郁忧闷，寡欢少乐，正值此时，突遇惊恐，继而语无伦次，喜怒不定，举止异常，食欲不振，数日未解大便。

望诊：不能与医者合作，恐怒失神病容，面色黄，舌尖红苔白，声弱气短，语言错乱。

脉象：弦细。

辨证：此乃情志抑郁，谋虑不遂，积忧伤脾，心神耗散，复加惊恐，扰乱神明，发而为癫。

治则：镇惊解郁，养心安神。

取穴：心俞（点刺）、大陵、百会、人中、中脘（灸）、隐白。

刺法：以 1 寸毫针刺入 3~5 分深，先补后泻。

二诊精神略有好转，苔脉变化不大，仍宗前法。八诊显效，精神症状大有好转，已能自知所苦。脉象浮数，有外感风邪之征，拟以疏风清热，扶正祛邪之法先解其表，穴用：大椎、风府、肝俞、脾俞（补）、中脘，每针 30 分钟。十诊精神症状消失，惟反应仍较迟钝，记忆力差，睡眠不佳，此乃邪虽去正未复之表现，主穴仍选用心俞、神门、大陵、百会、中脘，配用四神聪、合谷、太冲、至阴、鸠尾、后溪，交替使用，又针 6 次，精神完全恢复正常，神志聪敏，语言清晰，诸症悉平，结束治疗。

脑震荡后遗症

头为诸阳之会，"精明之府，髓海之所藏"，故脑有总领全身之功，当头部受到跌撞或暴力冲击后，可直接损伤脑海而引起脑海震动。

【病因病机】 属于不内外因所致，头部受到突然的跌撞和受暴力冲击，使脑内的脉络受到损伤，致使脑髓脉络气机逆乱，气血受阻，清窍受扰而突然昏倒及后遗诸症。

【临床表现】 脑内脉络受损后，即可突然晕倒，四肢松弛无力，苏醒后多忘却发生过程，轻者神清头晕、头痛，记忆力减退，多数伴有恶心呕吐等，病程长短不一。

【治则】 通窍开闭，苏厥醒脑，宁神熄风，调达经络，行气活血。

【取穴】 听宫、臂臑。

【刺法】 以毫针刺入腧穴1寸至1寸半，用补法。

病例 张某，女，6岁。因车祸撞倒摔伤头部，扶起后，呕吐几口，体表无损伤，惟感两眼胀疼，低头时尤为疼甚。经某儿童医院检查，诊为脑震荡。至今已有两个月，仍未见好转，纳差，二便正常。

望诊：面色正常，舌苔白。

脉象：沉细数。

辨证：证属不内外因，脉络受损，气血瘀滞，两眼胀痛。

治则：通经活络，行气行血。

取穴：听宫、臂臑(双)。

刺法：以毫针刺入腧穴1寸深，行补法。

针治1次后，症状明显减轻，低头时两眼已不胀痛。继续针刺听宫、臂臑两穴。共针刺治疗5次两眼胀痛消失，饮食日增，停止治疗。

小 舞 蹈 病

【病因病机】 本病由于元气不足，壅滞脉络，以致气血运行不利，筋脉失养所致。

【临床表现】 起病缓慢，早期症状不明显，表现为注意力涣散，动作笨拙，继则出现一种极快、不规则和无意义的不自主运动，面部表情丰富，见皱额、努嘴、眨眼、吐舌、挤眉等；有舞蹈样动作，但在情绪激动或做自主运动时或睡眠时完全消失。

【治则】 增补元气，通经活络。

【取穴】 中脘、气海、关元。

【刺法】 以1寸毫针刺入腧穴5~6分深，行补法，每周3次，儿童不留针，成人留针 30 分钟。

病例 白某,男,11 岁。两年前起双眉不自主抖动,舌部、口唇、鼻梁部亦动,踝部不动就感觉不舒服,一日多次。近来抖动加重,四肢亦有不规则抖动,经医院诊为"舞蹈病"。食欲不振,有时腹痛,大便正常,小便频,查尿常规正常。

望诊:面黄,苔白,声息正常。

脉象:滑细。

辨证:先天不足,经脉空虚,失其濡养。

治则:培元补气,温煦经络。

取穴:气海、关元、中脘。

刺法:以 1 寸毫针刺入穴位 5~6 分深,行补法,不留针。隔日 1 次。

该患者经过 12 次针灸治疗,病情逐渐减轻,终使之停止抖动。

头　摇

中医称为"摇头风"。

【病因病机】 由于气血亏虚,以及肝肾阴虚,血虚不柔肝,肝风内动所致。

【临床表现】 不自主摇头,多在情绪激动及见生人后加重,睡眠时摇动停止,醒后又发作。

【治则】 养血熄风。

【取穴】 长强。

【刺法】 以 4 寸毫针,沿尾闾骨后缘向上刺入 3~4 寸,行补法,不留针。

病例 裴某,女,56 岁。头不自主摇动已数年,自己不能控制,病情时轻时重,一般在发怒、情绪波动时加剧。某医院神经内科检查诊为"脑动脉硬化",未作治疗。后来症状加重,头摇动终日不休,曾服熄风中药 3 剂,无效果,食欲好,二便正常,时有头晕、烦躁之候。

望诊:面色正常,舌苔白。

脉象:弦滑。

辨证:肾阴不足,木失涵养,肝风内动,故动摇不止。

治则:补肾熄风。

取穴:长强。

刺法:毫针深刺 4 寸,行补法,不留针。

针后自觉头不自主摇动明显好转,当精神集中时自己可以控制。

二诊后每天摇动 2~3 次,较上次又有减轻。该患者共治疗 5 次,头摇动停止。

癫　痫

癫痫是一种发作性神志异常的疾病。又称"羊痫风"。其特征为发作性精神恍惚,甚则突然仆倒,昏不知人,口吐涎沫,两目直视,四肢抽搐或口中如作猪羊叫声,移时苏醒。

【病因病机】本病多由于七情失调,突发大惊、大恐,造成气机逆乱,或由于劳累过度,或患其他疾病之后,造成脏腑失调,痰浊阻滞,气机逆乱,风阳内动,另外也与先天因素有密切关系,若母体突受惊恐,一则导致气机逆乱,一则导致精伤而肾亏,母体精气之耗损,必使胎儿先天禀赋不足,出生后遂发生癫痫。由于跌仆撞击,或出生时难产,均能导致颅脑受伤,而易发癫痫。

【临床表现】癫痫虽有比较典型的证候,但病情各有不同,发作持续时间有长有短,由数秒钟、数分钟乃至数小时。发作间歇有久有暂,有每日发作或日发数次,乃至数日一发者,长则几年一发。发作程度也有轻重之别,轻则仅有呆木无知、不闻不见、不动不语、面色苍白,但无抽搐。病人可突然中断活动,手中物件突然落下,或头突然向前倾下而又迅速抬起,或短暂时间眼睛上翻,或两目上视,经数分钟或几秒钟即可恢复。重则来势急,跌倒号叫,抽搐吐白沫,小便自遗,皆不知人,常伴有头晕乏力等症。

【治则】频繁发作时以治标为主,重在豁痰顺气,熄风开窍。

平时以治本为重,宜健脾化痰,补益肝肾,养心安神。

【取穴】大椎、腰奇。

【刺法】以 4 寸毫针刺入大椎穴皮下后,针尖向下将针卧倒向下沿皮刺入 3 寸半深,再 4 寸毫针刺入腰奇穴皮下,后针尖向上将针卧倒沿皮向上刺入 3 寸半深。

病例 1　张某,男,24 岁。经常突然昏倒,全身抽搐,口吐白沫,牙关紧闭,小便失禁,每月发作 1~2 次,每次 1~2 分钟即止,醒后头痛甚,全身无力,常服用苯妥英钠,效不显著,也服过中药涤痰之剂,无效。食欲不振,二便正常。

望诊:面黄、苔白。

脉象:细、滑。

辨证:患者早年失去母爱,情志不遂,痰浊阻滞、气机逆乱所致。

治则:涤痰开窍,通调经络。

取穴:大椎、腰奇。

刺法:毫针长 4 寸,大椎穴针尖向下沿皮刺入 3 寸半深。腰奇穴针尖向上沿皮刺入 3 寸半深,隔日 1 次,共治疗 2 个月未发作,现已 2 年未犯,恢复汽车司机工作。

病例 2　朱某,男,9 岁。代诉:我儿过去有抽风的病史,发作时间每月 1 次、2 次、3 次,甚至 6、7 次,面黄,抽时忽然跌倒,不省人事,继则斜视、口吐白沫,约半小时后苏醒,醒后疲乏,精神不振,经过针灸治疗症状好转,已有 8 个月未犯。现又发现抽搐、记忆力减退,食纳减少,睡眠、二便均正常。

望诊:面色淡黄,舌质淡红、黄白。语言清楚、声音低怯。

脉象:滑数。

辨证:痰饮瘀滞中焦、中气不降,随肝胆之气上扰。

治则:化痰饮,熄风降逆法。

取穴:四神聪、中脘、颊车、地仓、合谷、太冲。

刺法:点刺不留针。每周针1～2次。

第十诊家长代述从初诊到现在约两个月,始终未抽搐,精神好,惟记忆力仍较差,好忘事。

取穴:百会、上星、中脘、合谷、太冲。

刺法:同前。

第十六诊家长代述自从上次针后情况很好,一直未犯病,所以两个月未来诊治,但在1周前又连续抽搐两次,每日1次,约10分钟后缓解。抽后四肢疲乏,精神欠佳,脉沉滑。此为阳气不足,不能化痰。

取穴:大椎、腰奇。

刺法:大椎针尖向下刺。腰奇针尖向上刺,均刺入3寸半深。

共观察治疗半年,针治9次,始终未犯病,停止治疗。

癫　狂

癫狂是精神失常的病证,患者以青壮年较多,癫证多静,属阴,狂证多动,属阳。

【病因病机】 癫证多由于思虑太过,所求不遂,以致肝失条达、脾气不运,津液凝滞成痰,痰蒙心窍,而致精神失常;狂证则为忧思恼怒,情志抑郁,脾胃大盛,挟痰上扰,乃致神志逆乱。

【临床表现】 癫狂证中癫证为沉默痴呆,精神抑郁,表情淡漠,或喃喃自语,语无伦次,或时悲时喜,哭笑无常,不知秽洁,不思饮食,苔黄腻,脉弦细滑。狂证始则性情急躁,头痛失眠,面红目赤,两目怒视等证,继则妄言责骂,不分亲疏,或毁物伤人,力逾寻常,虽数日不食,仍精神不倦,舌红绛,苔黄腻,脉弦滑。

【治则】 开郁化痰安神,清心泻热,醒脑开窍。

【取穴】 合谷、太冲、内关、丰隆、颊车、地仓、气海、心俞、谵语。

【刺法】 以毫针刺入腧穴5分～1寸深。

病例1　张某,女,34岁。半月前因患吞咽困难,呃逆气短,又因故悲伤思虑过极,病情加重,神志昏乱,行动异常,语无伦次,口颊发紧,张口困难,曾多方治疗无效。二便正常。

望诊:形弱体瘦,面黄,因张口不能,未见舌苔。

脉象:弦滑。

辨证:心情抑郁,耗伤营血,气结痰凝,蒙闭包络,发而成癫。

治则:疏肝解郁,顺气豁痰,宁心安神。

取穴:合谷、内关、太冲、丰隆、颊车、地仓、气海。

刺法:以毫针刺入腧穴 5 分 ~ 1 寸深,均用泻法,惟气海为补法,留针 1 小时。

针后当即神志转清,言语、行动合理,嘱其戒怒少思,注意调养。

病例2 王某,女,29 岁。经常自言自语,骂人已有多日。患"精神分裂症"已 2 年,经住院治疗已趋平稳出院。出院后不足 1 年,又频繁发作,语无伦次,经常骂詈,食欲尚可,二便正常。

望诊:舌苔白、有齿痕。

脉象:沉细数。

辨证:情志长期抑郁,气血耗散,致成癫证。

治则:清心开窍,补益气血。

取穴:心俞、谚语。

刺法:俯卧位以毫针刺入 5 分深,用补法,留针 30 分钟。每周针治 1 次。

针刺治疗共 40 余次,精神逐步恢复正常。经随访,见患者精神正常,并结婚已孕。

癔　　病

中医称之为脏躁。

【病因病机】 多由于情志不畅,气机失调而引起的脏腑不和,其中以气郁难伸,肝木不能条达、气失疏泄而致;或由于恼怒惊骇,气机逆乱所致;或元气素弱,气虚下陷,清阳不举;七情所伤,营血不足,心不宁静,神躁不安,饮食停滞,大热生痰,痰热上扰神明,均可致本病。

【临床表现】 患者以女性较多见,临床表现多种多样,也常有反复、大致相似的发作,主要表现在以下几个方面:精神症状以意识障碍与感情失调为常见,病者感情反应特别强烈,也可以表现为麻木。运动方面可表现为躁动发作或瘫痪等不同情况,还有感觉障碍和内脏功能紊乱。

【治则】 平肝降逆,理气宽胸。

【取穴】 素髎、内关、合谷、太冲、中脘、心俞、神门等。

【刺法】 以毫针刺入穴位 5 分 ~ 1 寸深,用泻法留针 1 小时。

病例1 吕某,女,23 岁。全身抽搐 9 个小时。昨晚因恼怒,胸闷不舒,至凌晨 4 点抽噎,伴有四肢抽搐,胸中苦满,嗳气有声,头痛如裂,食物不下,欲咽不能。

望诊:呼吸不畅,常叹息,胸腹四肢不时抽搐,舌苔黄厚。

脉象:沉弦有力。

辨证:肝气久郁,恚怒膈逆。

治则:平肝降逆,理气宽胸。

取穴:素髎、内关(双)、合谷(双)、太冲(双)。

刺法:以毫针刺入穴位5分~1寸深,用泻法,留针1小时,针后抽搐已解。

隔日二诊抽搐已缓解,下午间或发作,睡眠尚稳,仍头痛,不思饮食。三诊患者已能独自来诊,抽搐未发,饮食转佳,除身倦、头稍疼外,诸症悉平。

病例2 赵某,女,14岁。1个月前,上肢疼痛无力,下肢行走不便,在校突然语言错乱,哭笑无常,不能站立和行走,诊为"癔病"性瘫痪。

望诊:面黄、烦躁、易惊、双腿无力、不能行走。苔薄白。

脉象:弦细。

辨证:阴虚燥热,火扰心神。

治则:滋阴润燥,清火安神。

取穴:心俞、哑门、大椎(双)、神门、大陵、内关、隐白、中脘。

刺法:以毫针刺入穴位2分~1寸深,留针1小时。

针两次后,精神恢复正常,语言准确流利,自己可以行走。

低　热

体温上升达37.4~38℃,并除外生理性原因称为低热。属于中医阴虚的一种症状。

【病因病机】 多由人体感受温邪为病,正邪剧争,阳热亢盛,或邪热久羁,阴津亏损,阴虚生热,热郁少阳,枢机不利所致。

【临床表现】 多数有发热但不超过38℃,日间温差不大,多伴有食欲差、乏力,有时亦有多汗、怕冷、心悸、失眠等。

【治则】 滋阴液,大补元气。

【取穴】 大椎、四花、肝俞、肾俞等。

【刺法】 以1寸毫针,刺入穴位5~6分深,行补法。

病例1 李某,女,25岁。低热37.4~37.7℃,已有3周,夜间较重,全身无力,食欲不佳,颈淋巴结肿大。二便正常。

望诊:舌苔薄白。

脉象:细数。

辨证:阴分不足,阴虚发热。

治则:滋阴液,补元气。

取穴:大椎、四花穴、肝俞。

刺法:以1寸毫针刺入穴位5~6分深,均用补法。

针治 6 次后,低热已退,恢复工作。

病例2 王某,女,52 岁。自觉身热年余。1 年前手术后,不思饮食,周身无力,心悸,失眠,时有高血压,不咳,二便正常。

望诊:舌尖红、苔白薄。

脉象:细数。

辨证:术后大伤元气,阴液亏耗,虚热低热。

治则:大补元气,滋阴退热。

取穴:大椎、四花、气海。

刺法:以 1 寸毫针,刺入穴位 5~6 分深,气海刺入 1 寸至 1 寸 5 分深,均用补法。

针治 8 次痊愈。

病例3 王某,女,32 岁。午后低热体温 37.5℃,3 个月。3 个月来午后低热、颧红、体倦、心悸,夜不成寐,不思饮食,月经不调,带下,不咳,二便正常。

望诊:面黄无华,舌体胖,苔薄白。

脉象:细弦。

辨证:思虑劳倦伤脾,气血无生化之源,以致阴虚发热。

治则:健脾胃,退劳热。

取穴:大椎、四花、脾俞。

刺法:以 1 寸毫针,刺入穴位 5~6 分深,均用补法。

针后饮食稍增,体温由 37.5℃降到 37℃,继用前穴治疗,共针刺治疗 10 次,低热退,体温 36.5℃,饮食正常,心悸除,体倦消失,痊愈,恢复工作。

慢性气管炎

气管炎属于中医咳嗽范畴。

【病因病机】 咳嗽为肺系疾病的主证,肺主气,开窍于鼻,司呼吸,外合皮毛,当外邪侵肺从口鼻而入,或从皮毛而受,肺卫受邪,肺失宣肃,上逆则发为咳嗽。

【临床表现】 风寒束肺者咳嗽,吐稀白痰,恶寒头痛,鼻塞流涕,苔薄白,脉浮。风热犯肺者咳嗽,吐白黏痰或黄黏痰,口渴思饮,或身有微热,或便秘,苔薄黄,脉滑数。燥伤肺阴者干咳,痰不易咯出,咽干,舌苔薄白,脉细弦数。

【治则】 疏风散寒,宣肺止咳,或清热化痰,或润燥止咳。

【取穴】 大杼、风门、肺俞。

【刺法】 以 1 寸毫针刺入穴位 5~6 分深,先补后泻。

病例 王某,女,48 岁。咳嗽,以晨起或夜间为重,有白黏痰,冬天加重已 1年余,纳一般,二便正常。经透视检查诊断为"慢性气管炎"。

望诊:苔白。

脉象:沉滑。

辨证:肺气不足,感受风寒,肺失清肃。

治则:祛风化痰,清肺止咳。

取穴:大杼、风门、肺俞。

刺法:以1寸毫针刺入穴位5~6分深,先补后泻,大椎穴加拔火罐。

第一次针后症状减轻,咳嗽减少,但痰量不少。针穴及手法同前,并大椎拔罐。当针刺治疗6次时,症状显著减轻,白黏痰亦减少。共治疗12次,症状消失。

胸　膜　炎

【病因病机】本病是由于正气不足,外邪侵袭,闭阻胸胁,不通则痛;或由于病久,或由于劳倦内伤,脾肾不足,胸阳不振,水湿停滞胸胁,潴留成饮,蕴结化热,而形成本病,若热邪久留则伤阴,进而出现阴虚内热的征候。

【临床表现】初始多发热,伴咳嗽,胸胁疼痛,胀满,纳差,时伴有气息短促,嗽有痰,舌苔黄腻,脉象滑数。

【治则】清热泻肺,和阳逐饮。

【取穴】曲池、丘墟透照海。

【刺法】以3寸毫针刺入曲池2寸深,行泻法。刺入丘墟3寸直透照海,先补后泻。

病例　王某,男,39岁。1周来发热37.6~38℃,咳嗽伴右侧胸痛,咳即痛,不能右侧卧位,否则气促不能入睡,经某军队医院透视拍片检查,谓胸膜增厚,诊断为"胸膜炎"。纳呆,二便正常。

望诊:声息促,舌苔薄黄。

脉象:滑数。

辨证:痰热蕴结,胸阳不振。

治则:清热宣肺,振阳逐饮。

取穴:曲池、丘墟透照海。

刺法:以3寸毫针刺入曲池2寸深,行泻法。刺入丘墟3寸深直透照海,先补后泻。

当针刺治疗3次后,去原检查医院复查,经透视检查谓胸膜增厚明显好转。低热退,体温36.5℃,右胁痛显著减轻。

又针治6次咳嗽停止,疼痛消失。

震　颤

震颤麻痹是发于中年以上的中枢神经系统性病变。

【病因病机】 本病由于年老体弱,肝肾阴虚,肝阳偏亢,或思虑过度,气血亏损,真气耗散,元神失养所致。

【临床表现】 本病表现为震颤、强直及运动减少三大主症。震颤以肢体远端部分为显著,手指的震颤称为"搓丸样动作",肌肉强直表现为头部前倾,躯干俯屈,四肢特殊姿态,走路呈"慌张步态",面部表情缺乏,呈"面具脸"状。

【治则】 祛风养血,滋补肝肾。

【取穴】 对症取穴:气海、中极、列缺、听宫、条口。

【刺法】 以毫针刺入腧穴得气后,行补法。

病例1 刘某,男,35 岁。疲劳过度后,夜间突觉饥饿,胸闷,心慌,右侧头部发胀,随即上下肢出现不自主抖动,后渐加重,日发数次,短则 10 分钟,长时达 10 余小时,为时已 1 年半之久,屡治不效。

望诊:面黄少泽,舌稍有卷缩,苔白。

脉象:弦细。

辨证:肝肾阴虚,劳伤脾气,筋失所养故肢体震颤。

治则:滋肝补肾,益气调脾。

取穴:气海、中极。

刺法:以毫针刺入穴位 1 寸半深,用补法。

病例2 夏某,男,51 岁。右上肢震颤 1 个月。于 1 个月前突然发作脑血管病,半身不遂,右手拇指震颤不已,如捻球状,遂来门诊。

望诊:舌质黯、苔质白。

脉象:沉紧。

辨证:阴虚阳亢,筋失所养。

治则:益阴潜阳,养血荣筋。

取穴:列缺、听宫。

刺法:以毫针刺入穴位,用补法。

初针刺列缺,疗效不明显。二诊、三诊加刺听宫,四诊时震颤症状消失,已告痊愈。

病例3 荆某,男,6 岁。1 年前因惊吓引起左侧肩颈部抽动,神志清楚。食、眠、二便均正常,近 3 天来肩颈部抽搐加重,阵发性抽搐不止。有遗尿史。

望诊:神清、面黄、舌苔薄白。

脉象:细数。

辨证:气血紊乱,不能濡养筋脉。

治则:通经络,调气血。

取穴:听宫、条口(双)。

刺法:点刺补法不留针。

二诊:5天来只抽动1次,继以上法治疗。共针4次抽动完全停止,又针关元、三阴交治疗遗尿,亦针4次后痊愈。

肩 周 炎

肩周炎又称为"漏肩风"、"五十肩",是关节囊和关节周围组织的一种退化性炎症。

【病因病机】 中老年人,气血不足,营卫不固,风寒湿邪侵袭肩部经络而致气血凝滞;或劳累闪挫,亦可致经络痹阻而成本病。

【临床表现】 本病初起为轻度肩痛,逐渐加重,夜间痛重,进而肩部活动受限,以上臂外展、上举、内旋活动受限明显,重者不能系裤带、穿衣、摸背、梳头,影响日常生活。早期以疼痛为主,晚期多兼功能障碍。

【治则】 通经活络,祛邪止痛。

【取穴】 条口透承山,取健侧。

【刺法】 毫针深刺2寸左右,早期施以泻法,晚期施以补法。边行针,边嘱患者活动患侧肩部。

病例 麦某,男,54岁。左肩疼痛8个月。初起因搬重物致左肩部扭伤,局部疼痛,后去滑雪时又局部拉伤,渐出现左肩部活动功能受限,疼痛渐加重,呈烧灼样疼痛。一个月前在外院行手术治疗,术后症状无明显改善,仍疼痛,程度略有减轻,向前平举幅度小于45°,后伸小于30°。饮食、睡眠尚可,二便调畅。

望诊:舌淡红苔薄白。

脉象:弦滑。

辨证:气滞血瘀。

治则:行气活血。

取穴:健侧条口。

刺法:向承山方向透刺,深2寸左右,留针30分钟。

留针过程中患者即感疼痛减轻,活动范围明显增大。向前平举约70°,后伸约30°。

腰 腿 痛

腰腿痛可由多种病变引发,如脊神经根病变,腰椎间盘突出,风湿性脊椎炎,腰肌劳损,梨状肌损伤,急性腰扭伤等,均可导致腰腿疼痛。

【病因病机】 久居潮湿阴冷之地,风寒湿邪侵袭经脉而致腰痛、腿痛;劳累过力,闪挫扭伤,以致瘀血内停、阻滞经气而产生疼痛;肾虚以致腰府无力亦可致腰腿疼痛。

【临床表现】 以腰痛、腿痛或腰腿痛并作为主要表现。风寒湿痹者常于阴雨寒凉气候而加重;闪挫扭伤者可突发剧烈腰痛,不能站立、弯腰、扭转,其痛时窜至下肢;肾虚者表现为腰痛绵绵不休,酸痛为主,多伴有下肢酸软无力。

【治则】 祛邪除痹,行气活血,益肾通络。

【取穴】 养老。

【刺法】 毫针刺法,先补后泻,龙虎交战手法;留针30分钟。

病例 刘某,女,42岁。3个月前开始出现腰及右下肢放射性疼痛,站立3分钟以上即出现腰及右下肢疼痛麻木,严重影响日常生活,外院做腰CT,报告为腰椎间盘突出。建议其卧床休息。但经休息3个月,症状无缓解。就诊时因行走不能而由急救中心送至。

望诊:舌淡苔薄白。

脉象:弦滑。

辨证:气滞血瘀,经脉失养。

治则:行气活血,通利经脉。

取穴:养老。

刺法:毫针刺法,龙虎交战补泻手法。

行针时,嘱患者活动腰部。行针过程中患者即感疼痛明显减轻,嘱其继续活动腰部及右下肢,1小时后,患者腰腿疼痛已消,步出诊室。

面 神 经 炎

又称"面瘫",中医称为"口眼㖞斜"。

【病因病机】 本病多由脉络空虚,风寒之邪乘虚侵袭阳明、少阳脉络,以致气血阻滞,经脉失养所致。

【临床表现】 起病突然,一侧面部板滞、麻木、松弛,不能蹙额皱眉、露齿、鼓颊、口角向健侧歪斜,病侧眼睑不能闭合、流泪,额纹消失,鼻唇沟变浅,部分病人初起时有耳后、耳下及面部疼痛。

【治则】 疏风止痛,通经活络。

【取穴】 阳白、四白、瞳子髎、下关、颧髎、颊车透地仓、合谷、足三里。

【刺法】 以毫针浅刺,除下关、合谷、足三里等穴外,其他穴位均沿皮横刺,先补后泻。

病例1 周某,男,21岁。10天前,晨起时发现口角漏水、㖞斜,两日后右眼睁闭失灵,并有向下牵拉之感,食、眠、二便无明显改变。

望诊:口㖞向左,鼓腮时漏气,右眼闭合不能,右眉不能抬起,额纹消失。舌红、少苔。

脉象:弦滑。

辨证:症属卫外不固,风邪侵袭,客于经络,气血不畅所致。

治则：祛除风邪，疏通经络。

取穴：阳白、四白、瞳子髎、下关、颧髎、颊车透地仓、合谷、足三里。

刺法：以毫针刺患侧，用先补后泻法。

隔日治疗1次，连针10余次，口、眼恢复正常。

病例2 方某，女，60岁。3天前长途乘车时发现左侧面部肌肉麻痹，2日前又发现右侧面部肌肉同样麻痹，额部平滑无皱纹，眼裂扩大，双目不能闭合，鼻孔不能扩张，发不出唇音，咀嚼不便，双口角流涎，心烦，胸闷不舒，体倦无力，食欲欠佳，声怯懒言，睡眠欠安，二便正常。

望诊：面色萎黄，面部无任何表情，精神不振。舌质淡，苔白腻。

脉象：弦滑、沉取无力。

辨证：年满花甲，气血已衰，跋涉劳累，邪犯经络，致成上证。

治则：疏风通络，调和气血。

取穴：翳风、颊车透地仓、阳白、四白、瞳子髎、下关、颧髎、人中、承浆、合谷（双）。

刺法：以毫针刺患侧，用先补后泻法。

二诊病情无明显改善，双腿从膝眼以下疼痛。取穴同上加足三里（双）。三诊病情稍有好转，配穴同上。

按原方共针9次，颜面神经麻痹恢复正常，双目已能完全闭合，额纹显出，流涎已止，眼痛消失，一切复如常人。

病例3 姚某，男，2岁半。右侧口眼㖞斜已20余天，眼不能闭合，流泪，口角漏水、漏气。耳后发际处有压痛。

望诊：右眼睑不能闭合。舌淡苔薄白。

脉象：滑数。

治则：熄风通络，行气活血。

取穴：阳白、四白、瞳子髎、下关、颧髎、人中、颊车透地仓、合谷、足三里。

刺法：以毫针刺患侧，用先补后泻法。

针治3次后，口㖞已减轻，耳后压痛好转，眼稍能闭合。又按常规治疗9次，诸症消失。

附：针灸治疗口眼㖞斜160例分析

口眼㖞斜一症，是针灸临床上较为常见的疾病，往往由于治疗不及时造成终身残疾，给患者带来痛苦。我们在1964年总结的基础上，1989年又对3～12月门诊进行治疗本病160例总结如下。

【性别】男84例（52.5%），女76例（47.5%）。

【年龄】最小11个月，最大74岁。年龄分布见表8。

表 8　年龄分布

1 岁以内	1 ~ 6 岁	7 ~ 12 岁	13 ~ 18 岁	19 ~ 25 岁	26 ~ 35 岁	36 ~ 45 岁	46 岁以上
1 例	20 例	5 例	10 例	21 例	58 例	18 例	26 例

由表 8 看出,任何年龄均可发生,26 ~ 35 岁及学龄前儿童发病较集中。

【职业】从本组病例看来,任何职业均可发生本病,无显著区别。

【病期】病期最短 1 天,最长 16 年(表 9)。

表 9　病期分布

1 ~ 30 天	31 ~ 60 天	61 ~ 90 天	3 个月 ~ 1 年	1 年以上
121 例	21 例	2 例	7 例	9 例

【发病原因】外因(风寒)38 例,情志不遂 13 例,劳倦 8 例,久病气血虚 5 例,外伤 2 例,肝旺 7 例,耳病 2 例,小儿麻痹后遗引起 1 例,用药过量 1 例,不明 77 例。

【左右】本组病例看来无明显差异。

【治疗方法】以散风通络、调和气血为原则;取穴:风池、阳白、颊车透地仓、四白、瞳子髎、颧髎、巨髎、合谷、下关。刺法:以毫针根据症状虚实不同,用补虚泻实手法。一般采用浅刺、留针时间短(10 ~ 15 分钟)或不留针。根据病情轻重,每日或隔日一次。在治疗过程中,根据病情不同配以人中、承浆、足三里、内庭、太冲、内关、曲池等。气血瘀滞、里热较重配以放血拔罐;风寒较重,后期配以灸法。

【治疗结果】疗效判断标准　痊愈:外观恢复正常与健侧相同,无任何不适之感;显效:外观恢复正常,但患部动作与健侧稍有差异,或者自觉患侧有不适感;好转:客观检查与主观感觉均有好转;无效:症状表现与治疗前一样。本组治疗结果见表 10、表 11、表 12。

表 10　治疗结果

痊愈	显效	好转	无效	共计
80 例	30 例	32 例	18 例	160 例
(50%)	(18.75%)	(20%)	(11.25%)	(100%)

表 11　病期与疗效关系

疗效＼病期	1 ~ 30 天	31 ~ 60 天	61 ~ 90 天	3 个月 ~ 1 年	1 年以上
痊愈	71 例	8	无	1	无
显效	21 例	6	无	2	1
好转	17 例	7	2	3	3
无效	12 例	无	无	1	5

表 12　发病原因与疗效关系

病因 \ 疗效	痊愈	显效	好转	无效
风寒	20 例	7 例	11 例	6 例
情志不遂	7	5		1
久病气虚	3	1		1
肝脏	3	1	3	
耳病		1		1
劳倦	3	4		1
用药过量				1
小儿麻痹				1
外伤	2			
不明	43	15	11	8

本组病例分析年龄愈小恢复较快、疗效好,年龄较大恢复较慢、疗效较差。

【祖国医学对口眼㖞斜的认识】口眼㖞斜症情况表现在面部,经云"阳明经脉荣于面"又《诸病源候论》记载:"风邪入于足阳明,手太阳之经,遇寒则筋急引频,故口眼㖞僻,目不能平视……"《灵枢·经筋》也提到阳明经筋发生病变可呈现㖞僻症。

由文献所述及临床体会,本病在于经筋、在络,与阳明、手太阳经脉有直接关系。通过临床体会,不仅与以上二经有关,并与手足阳经、任脉均有一定的关系。

致成本病的原因,《灵枢·经筋》清楚指出,因寒、因热均可致成本病。另外《诸病源候论》亦提到"风邪",由此看出,风、寒、热三邪均为致成本病原因,在临床上体会到本病还可由单纯外因(风寒)而致。另外,情志不疏,气血不畅,郁久化热,复成外邪,以及久病体虚,汗出受邪,忧思劳倦,感受外邪,均可致成本病的发生。

【体会】通过临床实践,我们体会到本病病期越长,疗效越差,甚至无效,而且疗程也长。

例:患者付某,女,19 岁,口眼㖞斜已 16 年,面部变形,眼球向外突出,左面肿胀,眼裂大……治疗无效。本例不仅说明由于病期长,疗效不好,而且也说明没有及时治疗而造成治疗无效。

另外,病期短、病情较重,同时通过电刺激检查部分变性或重度变性,若及时治疗,虽然疗程长,但有些还是可以恢复的。如:患者张某,男,30 岁,病发 10 天,口眼㖞斜较重,面部全部不能活动,面有肿胀感,味觉减退,同时在医院电刺激检查结果"右面神经部分重度变性反应",经针灸治疗,共71次,结果显效,并继续复查电刺激检查结果基本恢复。

患者徐某,男,23岁,学生。口眼㖞斜1年,右面肿胀,双侧明显不对称,目闭合不全,额纹消失,唇沟消失。患者病于1964年7月,曾在医院电刺激检查,认为可自行恢复,未经治疗,半年后开始治疗,针灸71次,无效。

从以上可以看出,本病不论轻重应即时治疗、坚持治疗,同时在治疗中注意方法,如取穴、手法、留针长短等……均直接影响疗效。

本症后遗症及有效治疗方法,有待今后继续探讨研究。

在本组治疗过程中发现,病情往往表现有耳后、颈部、头部的疼痛、发紧等,或面部肿胀较重,舌麻无味,面部全部瘫痪等现象,同时电刺激检查见神经部分变性,或重度变性。疗程较长,有些可以恢复,但往往留有后遗症等。

偏 头 痛

偏头痛为临床常见症状。具有一定的遗传性。现代医学认为可能与5-羟色胺代谢紊乱等因素有关。

【病因病机】多由内伤所致。如情志不疏,肝火上扰,肝阳上亢;瘀血内停,气血不畅;饮食不节,痰浊停聚,蒙蔽清阳等,均可致偏头痛发作。

【临床表现】多为一侧发作,或突发剧烈,或缠绵不断。肝阳上亢型表现为头痛剧烈,伴有烦躁易怒,夜寐不宁,口干面赤等,舌红少苔或黄苔,脉弦数。血瘀气滞型多日久不愈,疼痛性质为刺痛,伴有健忘失眠等,舌质紫黯,舌苔白,脉弦涩。痰湿内蕴型表现为头沉头重,缠绵不断。舌苔白,脉弦滑。

【治则】平肝潜阳;行气活血;豁痰化浊。

【取穴】丝竹空、率谷、风池、合谷、列缺、足临泣、翳风。

【刺法】毫针刺法,泻法为主。丝竹空透向率谷深刺。

病例 同某,男,55岁。左侧头痛11年之久,时轻时重,近1个月来因工作劳累而头痛加重,连及左目胀痛,影响入寐,伴有耳鸣、眩晕。纳食、二便尚可。

望诊:舌淡苔薄白。

脉象:沉细。

辨证:气血耗伤,少阳不利。

治则:补益气血,疏利少阳。

取穴:丝竹空透率谷、风池、合谷、列缺、足临泣、翳风。

刺法:毫针刺法,施以平补平泻法,留针20分钟。

一次治疗后,偏头痛未作,再针2次而获愈。

周期性麻痹

【病因病机】本病与钾代谢障碍有关,临床上分为低钾型、高钾型、正钾型三种,以低钾型周期性麻痹为常见。多发于青壮年,男性多见,发病前有过劳、饱食、饮酒、外伤、感染等诱因,由于以上诸多原因伤及脾胃,中气受损,则受纳、运化、输布功能失常,气血津液生化乏源,筋骨肌肉失去濡养,或脾不健运,停湿化热,湿热浸淫经脉,则气血运化不利,筋脉肌肉失去润养而致。

【临床表现】 起病急,多在清晨或午夜发作,四肢对称性弛缓性瘫痪,从下肢开始逐渐扩展至双上肢,波及颈部、躯干部,严重者呼吸肌、心肌受累,但意识清楚,感觉和括约肌正常。

【治则】 健脾合胃,清热利湿。

【取穴】 中脘。

【刺法】 以毫针刺入中脘,寸半深,用补法。

病例 韩某,男,30岁。上下肢活动无力10余年,10余年前因疲劳受凉后即发现双侧下肢不能活动,经输钾治疗后好转。此后经常发作,同时出现两上肢无力、软弱,经医院化验仍诊为"低钾",近来发作间隔时间越来越短,几乎每周1次,食眠尚佳,二便正常。

望诊:声息正常,舌质红,苔白腻。

脉象:滑。

辨证:脾胃经气不能濡筋骨、利关节。

治则:健运中焦,行气行血达于四肢。

取穴:中脘。

经两次治疗后,可以骑自行车,追访至今未复发。

桡神经麻痹

【病因病机】 常见病因有肱骨上部骨折和脱臼、腋杖压迫,手术中长时间将上肢垂于手术台边缘,置于外展位,酒醉后睡眠或昏迷时手臂压于体下,造成桡神经损伤。此外,外伤、铅中毒等亦可单独损伤桡神经。中医则认为,上述诸原因均可造成气血运行不利,经脉失于濡养而致本病。

【临床表现】 上肢伸肌瘫痪。肘、腕、掌指关节均不能伸直、不能活动或腕下垂,也有感觉障碍者。

【治则】 益气养血,濡养经脉。

【取穴】 天鼎、条口、列缺、肩髃、曲池。

【刺法】 以4寸毫针刺条口、天鼎穴,刺入5分深,针感传至前臂。

病例 郭某,女,49岁。右前臂手术时,因牵拉过度伤及了桡神经,出现了右手瘫痪,手指不能屈伸月余。食欲尚好,二便正常。

望诊:面黄、苔白。

脉象:缓。

辨证:不内外因,损伤经脉。

治则:通调经气。

取穴:天鼎、条口,以及肩髃、曲池、八邪等。

刺法:以4寸毫针刺入条口穴,得气后用补法:天鼎穴以1寸毫针刺入5分深,针感传至前臂即可,不用补泻手法。肩髃、曲池用补法。按以上治疗方案,针治11次,痊愈。

心 肌 异 常

【病因病机】 本病的发生是由于体质之虚弱,复感外邪,内合于心而产生。外邪侵袭,以热毒最常见,而体质虚弱则是本病发生的内因,当人体虚弱,又有过度劳倦,寒暖失调,或起居失养时,温热邪毒乘袭人体,损伤气血,而致心失所养,心悸而动。

【临床表现】 心悸气短、神疲乏力、胸闷怕冷、汗出或下肢浮肿,手足厥冷。

【治则】 益气养阴,温阳通络。

【取穴】 内关、郄门。

【刺法】 以4寸毫针刺患侧内关穴,沿皮向上透郄门,用补法。

病例 孟某,男,34岁。胸闷、憋气年余,近2日来加重、喘憋、靠吸氧度日,经查为"心尖息肉"。纳差,二便正常。

望诊:苔白腻,喘重。

脉象:细略数。

辨证:心阳不振,气血瘀滞。

治则:温阳通络,活血化瘀。

取穴:内关、郄门。

刺法:以4寸毫针刺内关沿皮向上透郄门,用补法。经针刺治疗4次,诸症消失,回原籍。最近托人带信来说,身体一直很好,能参加农村劳动。

呕 吐

【病因病机】 发病原因可能由于外邪犯及胃府,胃失和降,胃气上逆所致,如痰湿困于脾胃和过食生冷油腻,中焦升降失常,饮食不化,或因中气虚弱,运化无力,水谷无以消磨,或因情志不畅,肝气横逆犯胃,胃气不下行,均可使胃气上逆而发为呕吐。

【临床表现】 寒客胃脘,时吐清水或稀涎,食久乃吐,苔白脉迟,喜暖畏寒,便溏。热邪内蕴,多食入即吐,呕吐酸苦热臭,口渴,喜寒恶热,便干,痰饮内行,多见胸痞眩晕,呕吐,痰涎,宿食不化,则可脘腹胀满疼痛,食入更吐,嗳气,厌食,便秘,肝气横逆,多见胁痛呕酸,胃气虚弱,则呕吐时作,纳少,面色萎黄,便溏乏力等。

【治则】 和胃降逆止呕。

【取穴】 曲泽、内关、足三里、金津、玉液、中府、魄户。

【刺法】 内关、足三里、中府、魄户用毫针刺,金津、玉液用锋针刺。

病例 王某,男,13 岁。频繁呕吐 4 年余,曾在澳大利亚住院治疗多次未愈,每因感冒、晕车或其他原因时便可引起频繁呕吐,伏在枕头上呻吟不已,精神不振,吐时完全不能进食。回国后曾在 3 个大医院治疗未愈,平均每 20 分钟吐一次,甚时可连续呕吐 3 个月,每日如此,伴头昏、头痛。

望诊:舌苔白。

脉象:细数。

辨证:肝失清肃,胃气上逆。

治则:理气降逆,和胃止呕。

取穴:魄户、中府、内关、足三里。

刺法:以毫针刺入腧穴,魄户、中府斜刺,内关、足三里直刺。

以上取穴治疗 3 次后,症状缓解,能平卧,精神恢复正常,能进饮食。取穴左内关,右足三里。病情一直平稳,当夏日来临,由于冷饮过量,伤及胃阳,失其下降之职,呕吐复作,但较前次数少,经针中府、魄户后,症状减轻,次日呕吐停止。入冬以来感受外邪,发热、呕吐,脉象浮数,舌质红,苔黄,证为热阻中焦,胃气不降,经锋针刺金津、玉液出血,症状随手而愈。

呃　　逆

【病因病机】 饮食不节,过食生冷,胃阳被遏,可致本病。情志不畅,肝火犯胃,胃气上逆,或因脾胃阳虚,清浊不分也均可致本病。

【临床表现】 气逆上冲,呃呃连声而不能自制,伴有胃脘不适,苔白脉缓。或呃声低弱,面色苍白,腰膝无力,或口干舌燥,烦渴不安等表现。

【治则】 降气和胃平呃。

【取穴】 左章门、右合谷及内关、足三里、气海、期门等穴。

【刺法】 以毫针刺入腧穴 5 分 ~ 1 寸深,用补法。

病例 1 石某,男,36 岁。呃逆已 1 年 4 个月,因生闷气饮酒入睡所致。自觉肚内有气上窜,窜即打呃,每日约呃 800 次左右,食眠尚可,大便时干时溏。

望诊:面色红润,舌苔薄白润,舌质绛。

脉象:两脉弦细。

辨证:肝郁气滞,木盛土衰,肝逆上冲。

治则:宽中理气,培土抑木。

取穴:天突、膻中、内关、天枢、足三里、三阴交、中脘、气海(灸)。

刺法:平补平泻,留针 30 分钟。

一诊后感胸脘舒适,穴位减天突;二诊自述打呃逆气已减少一半;原穴加期门,依此方针灸 11 次,症消告愈。

病例2 张某,男,59 岁。患脑血管病(卒中)。突然呃逆不止 7 日。素有高血压史,10 天前突然头痛剧烈,言语不能,血压 190/110 毫米汞柱。诊为脑血管病,现已呃逆不止 7 日,伴有胃脘疼痛,发胀,食后即吐,纳少,大便日行 1 次,不溏,小便尚可。

望诊:面色萎黄,精神不振,苔白微腻少津,舌向右歪。

脉象:弦细。

辨证:阴虚肝旺、木克脾土,中气虚弱,胃气上逆。

治则:健脾和胃平呃。

取穴:章门(左)、合谷(右)。

刺法:平补平泻,留针 30 分钟。

二诊后呃逆稍缓解,惟不巩固,仍有发作。纳食略有好转。针穴同前。三诊后呃逆停止,仅昨晚呃逆两声,一直未作、未吐,精神好转、食增、苔白。

2 个月后追访,一直未复发。

放 射 反 应

诸多病人在接受放射线治疗后,都有一些不适的反应。如乏力、脱发、白细胞降低等。但更有部分病人胃肠反应明显,直到停止放疗之后,仍未见好转,甚至愈演愈烈。笔者曾见 1 例,经针灸治疗后痊愈,现介绍如下:

病例 牛某,男,45 岁。因患脑垂体肿瘤手术行放射治疗,放射中即觉头晕、恶心、呕吐、食入即吐,甚至吐黄绿色苦水,周身无力。3 周放疗结束后仍呕吐不止,白细胞 4×10^9/L,血小板 3×10^9/L 以下,伴有腹泻,卧床不起。

望诊:面色苍白无华,舌苔白薄。

脉象:沉细。

辨证:症系手术及放疗打击,属不内外因所致肾阳虚弱,命门火衰,以致脾虚运化失常,中阳不振,中焦虚寒,胃不纳食,气不化津而引起的一系列反应。

治则:补益正气,降逆止呕,健脾止泻。

取穴:内关、足三里。

一诊后显效,二诊后痊愈。呕吐腹泻完全消失,精神佳,食欲增,体力恢复正常。

肠 粘 连

肠粘连根据其粘连带的来源,可分为先天性及后天性两种。先天性多为发育异常或胎粪性腹膜炎所致。后天性粘连多由腹腔内手术、炎症、创伤、出血、异物引起。在临床上最多见于手术后，尤其是阑尾切除术或盆腔手术后。

【病因病机】 多因恣食生冷，损及脾胃阳气，或因阳气素弱、脾阳不振、脾不健运、胃不纳谷，或暴食暴饮，胃肠传化功能不利。由此导致肠腑瘀血凝滞，肠腑化热，瘀热互结而致。

【临床表现】 多数表现为持续性腹痛，阵发性加重，有时伴有腹胀，或患者自诉腹部胀疼不适。粘连范围较广或使肠部梗阻者，可有频繁呕吐，甚至停止排便和自肛门排气，舌质淡，苔白薄，脉沉滑。

【治则】 调理阳明腑气，散瘀消肿，清热止痛。

【取穴】 曲池，内关，足三里，上、下巨虚。

【刺法】 以毫针刺入穴位 1 寸至 1.5 寸，用补法。

病例 许某，女，33 岁。7 年前做空肠吻合术，术后形成粘连性肠梗阻，又行第二次手术。术后腹部一直疼痛未愈，每遇气候变化则疼痛加剧。大便秘结二三日一行。食欲不振，晚间腹胀，体重减轻，日渐消瘦，腰背痛楚不适，眠差易醒。

望诊：体瘦，精神欠佳，舌苔薄白。

脉象：沉细。

辨证：证系禀赋不足，复因多次手术，阳明胃气大虚故胃寒，气滞不行则疼痛。

治则：调理肠胃，补益阳明胃气。

取穴：曲池，内关，足三里，上、下巨虚。

2 次针治后腹部未痛，虽遇冷空气亦未发病，并且食欲改善，体重有所增加，取得较好近期疗效。

水　肿

【病因病机】 水赖气动，基本在肾。肺主皮毛，若风邪犯肺，脾气不调，水道不通、风水相搏、溢于肌肤可形成水肿；脾为湿困，则脾失健运，水气化不成，遂可成水肿；若肾精亏损，化气行水不能，膀胱功能失常，开合不利，水液内停，形成水肿。总之，肺脾肾三脏互为因果，加重水肿。此外，阻滞三焦水道，可使浮肿顽固不化。

【临床表现】 体内水分潴留，引至眼睑、颜面、手足、腹部、胸腔，甚至全身浮肿。

【治则】 宣肺健脾，补肾利湿，化气行水。

【取穴】 水沟、支沟、中脘、足三里、三阴交、太溪。

【刺法】 以毫针刺入 3 分～1 寸深，用补法。

病例 李某，男，69 岁。自述两下肢浮肿，已两个多月，且逐渐加重，先由两足开始,渐向上延伸,两腿胀、沉。近 5 日来面部亦发现浮肿,伴有尿少,纳差。既往有胃病史,时有胃痛。大便正常。

望诊:面黄少泽,舌质淡,苔薄白,眼睑如卧蚕状。声音低微,呼吸均匀,下肢浮肿,按之如泥。

脉象:寸微关弱尺弦。

辨证:脾胃气虚,运化失司,水湿泛滥,聚而为肿。

治则:调理三焦,健脾利湿。

取穴:水沟、支沟、中脘、足三里、三阴交、太溪。

刺法:以 1 寸半毫针刺入穴位行补法。针 6 次后,两腿浮肿消,膝上未肿。取穴同上,加偏历,刺法同前。共针 11 次后,浮肿完全消失,善后调护,停止治疗。

慢 性 肾 炎

慢性肾炎属祖国医学"水肿"的范畴。是常见的肾脏疾患,本病病期冗长,临床表现颇多变异,尿常规检查以蛋白尿、管型、红细胞为主要表现,常见有高血压、浮肿等症状和不同程度的肾功能损伤。男性发病较女性为高。

【病因病机】 风邪外袭,肺气不宣,风水相搏,流溢于肌肤,形成水肿。饮食不节,水湿之气内侵,脾失健运,升清降浊不能,水气不利,泛于肌肤,而成水肿。或肾气内伤,肾阳虚弱,膀胱气化失常,水液泛滥横溢,遂成水肿。

【临床表现】 慢性肾炎多与肺、脾、肾三者有关系,尤以脾阳不运,肾阳虚弱为主。主证为身肿腰酸,尿量减少,胃脘胀满,四肢厥冷,体倦身懒,不思饮食,舌色淡苔白,脉细尺弱。

【治则】 补益肾气,化气行水。

【取穴】 肾俞。

【刺法】 以 1 寸毫针,点刺穴位,不留针。

病例 戴某,男,17 岁。2 年来反复尿蛋白阳性。两年前,外感后周身发痒,查尿蛋白"＋＋",腰酸、乏力、无水肿及高血压,某医院诊为"肾炎",虽经中、西医多次治疗,但尿蛋白总是反复为"微量"、"＋"或"＋＋",有时也为"阴性"。多在劳累,心情不宁或感冒后尿蛋白增多,一直近两年迁延不愈。

望诊:面色㿠白无华,舌苔薄白,质淡。

脉象:沉细。

辨证:证系外感风寒肺气不利,则气不化水,脾阳不振,土不利水,导致肾阳虚弱,膀胱气化不能所致。

治则:大补元气,温肾利水。

取穴:肾俞。

刺法:以1寸毫针,点刺穴位3分深,不留针,每周针两次,两个月复查尿多次,均正常。

淋　症

小便频数短赤,滴沥刺痛,小腹疼痛,腰痛,尿道不利者为淋症。本症常见于泌尿系结石,尿路感染,结核或肿瘤,以及男性的前列腺炎、前列腺肥大等病。

【病因病机】 多食肥甘厚味,湿热蕴积下焦或聚于膀胱,以致气化不利,或情志不遂,气郁生火,影响膀胱之气化;房事劳伤,以致肾脾虚弱,因而小便艰涩疼痛,以上种种均可引起淋症。

【临床表现】 小便频数涩滞,刺痛难忍,伴有腰疼腹痛,或小便混浊如米泔状,甚则成血尿,或小便不甚赤涩,淋沥不已,时时发作,缠绵难愈。

【治则】 消石利尿,或清热凉血,或补益脾胃,或清化湿热,通利膀胱。

【取穴】 肾俞、关元、大赫、气冲、三阴交、中封。

【刺法】 腰部穴刺1寸半深,下肢穴刺1寸深,用补法。

病例1 许某,男,61岁。腰痛,阴囊肿,小便频数,不能控制,淋沥不断,已4年之久,伴有两膝关节痛,全身乏力,食欲不振,大便干燥。平素嗜酒。

望诊:舌苔白。

脉象:沉细。

辨证:过食酒甘厚味、性欲不节,致使肾阳不足,开阖失司所致。

治则:补益肝肾,通利膀胱。

取穴:肾俞、关元、大赫、气冲、三阴交。

刺法:肾俞补法,点刺不留针,其他穴留针30分钟,用补法。共治20次,诸症消失。

病例2 房某,女,56岁。小便混浊呈米汤样年余,无尿痛,尿急,纳差,精神疲乏,腰膝乏力,大便正常。

望诊:面黄无华,舌苔黄腻。

脉象:细数。

辨证:脾胃湿热,下注膀胱。

治则:健脾化湿、清热利尿。

取穴:关元、水道、三阴交。

刺法:腰部穴刺1寸半深,下肢穴刺1寸深,用泻法。

病例3 刘某,男,58岁。前列腺肥大20多年,小便频,时感排尿困难,总有尿不尽的感觉,不痛,曾吃过消炎药及尿通等均无效,纳差,大便正常。

望诊:面色正常,舌苔白。

脉象:沉细。

辨证:过食膏粱,性欲不节,肾阳不足,开阖失司所致。

治则:补益肾气,通利水道。

取穴:关元、大赫、气冲、中封。

一诊后尿有力,排尿较通顺。3 次诊治后诸症又有减轻,小便次数减少,小溲已不费力。共治疗 15 次,小便正常。

癃 闭

癃闭是以排尿困难,少腹胀痛,甚至小便闭塞不通为主证的疾病。小便不畅,病势较缓为"癃";欲解不得,病势较急为"闭"。

【病因病机】 本病位在膀胱,但与水道通畅,三焦气化有密切的关系。其病因病机较为复杂。情志不畅,七情所伤,肺热伤津,致水道受阻,或中焦湿热,或中焦虚弱,运化不利,或肾阳不足,致使膀胱气化无权等均可形成癃闭。由于房劳过度,肾气受损,阻塞膀胱。或由于外伤,经脉受阻均可形成癃闭。

【临床表现】 主证为排尿困难,点滴不出。小便热赤,小腹胀满,伴有大便不畅,或小便不畅,排出无力,腰酸腿冷,或尿如细线,阻塞不通。病久则面色无华。

【治则】 清热利水,行瘀散结,补肾温阳。

【取穴】 气海、关元、水道、大赫、阴陵泉。

【刺法】 以 2 寸毫针刺入穴位 1.5 寸深,用补法。

病例 王某,男,65 岁。2 年前因劳累和精神抑郁始见小便不利,近半年来,二次结婚后,加重至排尿困难,腹胀难忍,有尿意但不能自行排出,住院治疗,尿量过多时才有尿外溢。为此该患者痛不欲生,多次萌发轻生之念。多处求医,未见好转。医院欲做"造瘘"手术,未同意。纳差、浮肿。

望诊:面黄无华,体瘦,少腹硬满,浮肿,舌质淡,苔薄白。

脉象:细弱。

辨证:肾气虚弱,肺失肃降,膀胱气化不利,三焦决渎无力,导致尿闭。

治则:补益正气,温肾健脾,升清降浊,通调水道。

取穴:气海、关元、水道、大赫、阴陵泉。

刺法:以 2 寸毫针,刺穴位 1.5 寸深,用补法。针后当日晚上即尿出小便 500 毫升。原方治疗 6 次,排尿困难完全消失,小便通畅。

遗 尿

凡满 6 周岁具有正常排尿功能的儿童,在睡眠时不能自行控制而排尿者,称为遗尿。

【病因病机】 肾司固藏,主气化,膀胱有贮藏和排泄小便的功能,若肾气不足,不能固摄,每致膀胱约束无权,而发生遗尿。

【临床表现】 睡梦中遗尿,轻者数夜 1 次,重者每夜 1 次或数次,若迁延日久,可有精神不振,食欲减退,以及消瘦萎黄等全身症状。

【治则】 调补脾胃,固摄下元。

【取穴】 关元、中极、气海、三阴交、肾俞。

【刺法】 以毫针刺入穴位 1 寸深,用补法。

病例 1 赵某,女,17 岁,遗尿 10 余年。每夜 2～3 次,昼感尿急,难以控制,久治不效。

望诊:面黄不泽,舌胖少苔。

脉象:沉滑。

辨证:气虚肾弱,膀胱失约。

治则:益气补肾。

取穴:气海、三阴交、丰隆。

刺法:以毫针刺入穴位 1 寸深,用补法。

针治 6 次,诸证悉平。3 个月后追访,病未复发。

病例 2 孟某,女,5 岁。小便频数,白昼较重,裤子总是湿的,已有年余。近 2 个月来加重,淋沥不尽,不能控制,入睡后好转,纳一般,大便正常。

望诊:舌苔白。

脉象:细。

辨证:先天禀赋不足,肾气虚弱。

治则:温阳补肾。

取穴:气海、中极、三阴交。

刺法:以毫针刺入穴位 5 分深,用补法。寒假期间共针刺治疗 8 次,痊愈。

附:针灸治疗 85 例遗尿

一般临床情况:中医认为,遗尿症主要是肾气不足,膀胱亦虚,故常在睡眠中不自觉排尿。本组病例中部分有其他肾虚见证,如头晕、腰酸腿软、记忆力减退、白天多尿等,成年患者则有因患此症精神受威胁,从而更加重了病情。

【性别】 85 例中男性 54 例,占 63.5%,女性 31 例,占 36.5%。

【年龄】 最小者为 $3\frac{1}{2}$ 岁,最大者 62 岁。$3\frac{1}{2}$～4 岁者 2 例,占 2.35%;5～10 岁者 29 例,占 34.12%;11～18 岁者 45 例,占 52.94%;19 岁以上者 9 例,占 10.59%。

【病程】 5 年以下者 27 例,占 31.8%;6～10 年者 50 例,占 58.8%;11 年以上者 8 例,占 9.4%。多数患者自幼即患,少数在 5～8 岁时起病,个别成年以后始患。

【病情】 大部分患者每晚遗尿,少数患者每周遗尿 3～5 晚,个别间隔更长些,多数患者每晚遗尿 1～2 次,少数为 3～5 次。

【治法】 治疗原则为补肾,补元气,以补法行针并加用悬灸。以肾俞、关元、三阴交、中极为主穴,以足三里、阳陵泉、膀胱俞、太冲、百会为配穴。每次用主穴两个,配穴 1～2 个。主穴分成三组:①肾俞、三阴交;②关元、三阴交;③中极、三阴交。具体运用如下 3 种情况:①单独应用一组主穴;②二组主穴交替应用;③主穴与配穴并用。三阴交可以交换应用,即每次针一侧。每日治疗一次,5 次为一疗程。

【刺法】 以毫针,用补法。

【疗效】

1. 疗效显著者 39 例,其中 29 例治疗后连续 5～85 天未发生遗尿;10 例遗尿明显减少,10～15 天才有 1 次遗尿。39 例中治疗 1 个疗程者 8 例,治疗 2 个疗程者 18 例,治疗 3 个疗程以上者 13 例。

2. 症状减轻者 41 例,患者由每晚遗尿变为隔晚 1 次,或由每晚遗尿 3～4 次减为 1 次。

3. 无效者 5 例,其中 3 例治疗 1 个疗程,2 例治疗 2 个疗程。总有效率为 94.1%。

遗　　精

遗精分为梦遗和滑遗,有梦而遗的为"梦遗",无梦而遗的为"滑遗"。

【病因病机】 本病由于劳累过度,以致心阴亏损,心火内炽,扰动精室,或因恣情纵欲,肾元受损,精关不坚而致。

【临床表现】 梦遗是指睡眠时梦中射精,阳高易举而泄,如久遗而频繁者,可有头昏头晕,精神不振,腰酸耳鸣等症,滑精则为不拘昼夜,动念则有精液滑出,体瘦魄怯。甚则出现心悸、阳痿等症。

【治则】 振奋阳气,固摄精关。

【取穴】 环跳。

【刺法】 以 4 寸毫针刺入环跳 3.5 寸深,用补法,针感传至少腹或阴茎。

病例 刘某,男,47 岁。罹患神经衰弱已有 7 年之久,经常头晕目眩,心慌心悸,气短疲倦,走路则喘,记忆力减退,食、眠一般,自认为亏虚,并服鹿茸精补养,服后则遗精,每夜 3～6 次不等,并觉两腿酸软无力。曾有手淫史。

望诊:面色黄暗,体瘦,精神萎靡,舌苔薄白而润。

脉象:沉而芤,细无力。

辨证:幼年肾气未充,复被手淫戕伤,以致脏气亏损,精关失固,虚不受补,骤进壮阳峻剂,形成虚性兴奋,终必覆巢倾囊。

治则:疏泄少阳相火,止漏存阳益本。

取穴:环跳(左)。

刺法:以4寸毫针,刺入腧穴3~4寸深,使针感向少腹部或阴茎部放射。先补后泻。

二诊自述针后阴茎勃起如故,但滑精次数已显著减少。三诊阴茎只勃起一二次,3天未遗精。四诊自述阴茎勃起仅一二次,仍未遗精,但仍觉腿酸气短。此时急则治标目的已达,遂拟缓则治本,取神阙、气海二穴只灸不针,益元固本,观察3个月,始终未见遗精。

阳　　痿

阳痿是指男子在性交时出现阴茎不能勃起或勃起不坚而言。

【病因病机】本症多由早婚纵欲不节,而伤肾气,以致命门火衰,精气亏乏所致;亦有因恐惧伤肾而致者。

【临床表现】阴茎萎软不举或勃举不坚,常伴有头晕目眩,精神萎靡,心情不畅,腰膝酸软,舌淡红,脉细弱。

【治则】补益肾气。

【取穴】环跳、关元、大赫、三阴交。

【刺法】以4寸毫针刺入环跳3.5寸深,针感传至少腹或阴茎。其他穴位刺入1.5寸深,用补法。

病例1　陈某,男,70岁。4年前患有阳痿,早泄,阴茎勃起无力。原孤身一人,无意治疗,近日再婚,迫切要求治疗。食欲好,大便正常,小便频。

望诊:面红润,舌苔薄白。

脉象:沉缓。

辨证:年已古稀,肾阳不足。

治则:添精髓,补肾阳。

取穴:关元、大赫、三阴交(双)。

刺法:以毫针刺入腧穴1.5寸,用补法。二诊症状无明显改善;三诊自述症状好转,晨起前能自动勃起;四诊自述阳气大振,勃起坚硬,犹如壮年。

病例2　孙某,男,28岁。自24岁起开始遗精,最近新婚发现阴茎勃起不能,性交不能成功,伴有早泄,食欲、二便正常。

望诊:面黄,舌苔白,声息正常。

脉象:弦滑,两尺脉弱。

辨证:少年遗精,肾气不足。

治则:补益肾阳。

取穴:环跳。

刺法:用 4 寸毫针、针尖向内上方斜刺,当刺入适当深度时,即得气出现触电样感觉,向少腹或阴茎放射。

针后当晚阴茎勃起,性交成功,复针 1 次,两次而愈,结束治疗。

病例 3 肖某,男,27 岁。因婚后女方恐惧性交不成功,思想负担极重,竟发生阴茎勃起不能,即或勃起接触女方则疲软无力。食、眠、二便均正常。

望诊:舌苔白薄。

脉象:细弦。

辨证:情志不畅,损伤肾阳所致。

治则:补脾肾,壮阳气。

取穴:关元、大赫、三阴交、内关。

刺法:以毫针刺入腧穴 1.5 寸,用补法。

一诊后阴茎稍能勃起,思想紧张因此放松;二诊后勃起程度比前加强;三诊后阴茎勃起较坚,当晚性交成功。以后为了巩固疗效,按原方治疗 1 次,停针观察。后来人报喜说,数月未犯,性交正常,而且女方已怀孕 4 个月。

肛 门 瘙 痒

【病因病机】由于脾胃虚弱,脾虚健运失常,不化水湿,湿停久则化热,湿热下注所致,或感染病虫,虫蚀于阴中所致。

【临床表现】肛门发痒,夜间尤甚,可影响睡眠伴烦躁不安、尿频、遗尿、注意力不集中等,也可出现食欲不振、恶心、呕吐及腹痛等。

【治则】清热利湿止痒。

【取穴】后溪、阳溪。

【刺法】以毫针刺入腧穴 5 分~1 寸深,用补法。

病例 金某,男,56 岁。肛门瘙痒 6 年,初起肛门轻微刺痒,经用高锰酸钾坐浴、服用多种维生素治疗数月,未见好转,且日渐加重,必须用热水烫洗方觉舒适。近 1 年来必须随时烫洗,每日少则五六次,多则七八次,否则刺痒难忍。食欲尚好,二便尚调。

望诊:面色如常,声息正常,苔白薄少。

脉象:滑。

辨证:"诸痛痒疮皆属于心","肾开窍于二阴",由于操劳过度,心肾两虚,以及阳明实热下注肛门,故肛门瘙痒。

治则:调补心肾,利湿止痒。

取穴:阳溪、后溪。

刺法:以毫针刺 1 寸深,行补法。

一诊后瘙痒明显减轻,当晚只烫洗肛门 1 次;二诊后症状继续减轻,不烫洗肛门已能坚持忍耐;三诊后基本不痒,晚上安然入睡。共治疗 6 次,出国赴任。

口腔溃疡

本症属祖国医学"口疮"或"口疳",即口腔黏膜上生有黄白色如豆样大小的溃疡点。

【病因病机】一部分是由于口腔内邪毒感染,或脾胃积热而致,或虚火上炎而致。

【临床表现】溃疡生于唇、舌或颊内等黏膜处,为黄豆或豌豆大小的黄白色溃疡点斑,周围有鲜红色边缘,疼痛,尤以进食时为甚。兼有发热,热盛者则脉数,虚证则脉虚细,有复发倾向。

【治则】疏表解毒,或养阴血、清虚火。

【取穴】劳宫、照海。

病例 1 杨某,男,37 岁。口唇内及舌尖溃疡,反复出现已有 4 年之久,因疼痛而影响说话,进食更甚,曾在上海、北京等大医院多处求医。食欲、二便均正常。

望诊:舌苔薄黄。

脉象:沉细。

辨证:心脾火盛,循经上炎于口腔。

治则:清热解毒。

取穴:劳宫、照海。

刺法:以毫针刺入腧穴 5 分深,先补后泻,共治疗两次痊愈。

病例 2 王某,女,45 岁。口腔溃烂疼痛达 7 年之久,整个口腔都呈黄白色溃疡面,不能说话,不能进食,身体日渐消瘦,二便正常。

望诊:面黄无华,舌苔白。

脉象:沉细。

辨证:平素体弱,虚火上乘。

治则:清火,解毒祛腐。

取穴:劳宫、照海。

刺法:以毫针刺入穴位 5 分深,先补后泻,针后 4 小时病人就可以进食。一诊后症状明显减轻,已能说话;二诊后口腔溃疡面缩小。共诊治 6 次痊愈。

失　音

声音不扬,甚至嘶哑不能出声,称为失音。祖国医学称为"喉暗"。

【病因病机】本症多与肺肾有关。外感寒邪,肺气失宣,或感受风热,则灼热成痰、肺失升降、气道不利,或肺有燥热、肺失濡养、发音不利、肾脉挟舌,肺燥伤津、肾精不足、两脏皆虚所致。

【临床表现】 本病以声音嘶哑为其特征,发病有急有缓,急者猝然发音不出,缓者逐渐形成。据此分成暴喑、久喑两种情况。

【治则】 宣利肺气,或清肺化痰,或润肺清燥,或滋阴降火。

【取穴】 液门、听宫、水突。

病例 1 吴某,男,63 岁。喑哑 20 年,伴口干,寐差,声音低微且嘶哑,二便正常。

望诊:舌苔薄白。

脉象:沉细。

辨证:肾阳不足,津液不能上承以致喑哑。

治则:滋阴增液。

取穴:液门、听宫。

刺法:以毫针刺液门向上刺入 2 寸深,听宫刺入 1.5 寸,先补后泻。

初针液门 4 次,稍有效果,第 5 次加两侧听宫穴后,当即嗓音明显洪亮,能产生脆小音,可发出高昂声响,唾液增多,共诊治 10 次痊愈。

病例 2 齐某,女,49 岁。患者于 40 天前曾作甲状腺切除手术,逐渐语言不利,以致不能发音。

望诊:舌苔白。

脉象:脉滑。

辨证:经脉损伤,气血阻滞。

治则:通经络,调气血。

取穴:水突、液门。

刺法:补法,以毫针刺入液门 2 寸深,水突刺入 5 分深,使感觉沿经向上传导,局部水突穴针感可传至咽喉。针刺起针后当即能发音说话。

共诊治 5 次痊愈。

视 网 膜 炎

本病属中医暴盲范畴。

【病因病机】

1. 暴怒惊恐,气机逆乱,血随气逆,或情志抑制,肝失条达,气滞血瘀,以致脉络阻塞。

2. 嗜好烟酒,恣食肥甘,痰热内生,上壅目窍。

3. 外感热邪,内传脏腑,致邪热内炽,上攻于目。

4. 肝肾阴亏,阳亢动风,风火上逆;上扰清窍。

此外,撞击伤目亦可引起暴盲。

【临床表现】 发病前眼无不适,突然视力急剧下降,甚至失明,抑或视力急降时伴有前额隐痛,眼珠压痛和转动牵引样痛。

【治则】 清肝明目。

【取穴】 睛明、太阳、风池、光明。

【刺法】 以毫针刺入睛明1寸深,不用补泻,恐出血。其他穴位刺入5分~1寸深,先补后泻。

病例 彭某,女,23岁。视力模糊,犹如蒙纱,约年余。头疼至极,经专科医院诊为"视网膜炎",久治无效,纳差,二便正常。

望诊:面黄无华,苔白。

脉象:弦数。

辨证:肝血不足,阴精不能上注于目,以致视力模糊。

治则:养血明目。

取穴:肝俞、睛明。

共治疗1个月,针治12次痊愈,现在一直在农村劳动,视力正常。

视神经萎缩

【病因病机】 祖国医学认为本病的发生与肝肾不足,精血耗损,心营亏损,神气虚耗,久病虚羸,脾阳不振,精微不化,情志郁结,肝失条达,气血郁闭,以及先天禀赋不足,脾肾阳虚,头部外伤或肿瘤压迫,气血瘀滞有关。以上诸原因均可导致脉络瘀塞或精津亏损,目失涵养而致本病。

【临床表现】 患眼外观好,初起视物昏渺,蒙昧不清,视力逐渐下降,终至失明。

【治则】 益肝肾,补气血,清头明目。

【取穴】 百会、睛明、肝俞、肾俞、臂臑、球后、太白、光明。

【刺法】 以毫针刺入腧穴,用补法。

病例1 贾某,男,4岁。患百日咳合并肺炎后,随即双目失明。对惊吓有闭睑反应,视物各无所见。

望诊:面黄无华,精神少,舌质淡苔黄。

脉象:弦数。

辨证:肝肾阴亏,热伤津液,神散胆涩,经脉不荣,视力受损。

治则:滋阴补液,疏通经脉。

取穴:睛明、球后、肝俞、肾俞、太溪、光明。

刺法:以毫针刺5分深,用补法(睛明不用此法)。共针治8次,眼球转动灵活,视力完全恢复。1个月后追访视力及精神均佳。

病例2 张某,男,5 岁。生后因患"乳儿黄疸"、"新生儿肺炎",治愈后即发现双目视力下降,经眼科诊为"视神经萎缩",已有 4 年,视力为 0.01。

望诊:面萎黄、苔白。

脉象:细数。

辨证:热伤阴液,经脉受损,气血不能上濡于目。

治则:补益气血,通经明目。

取穴:睛明、百会、风池、臂臑、肝俞、水泉。

刺法:以毫针刺入穴位 5 分深,用补法。

共治疗 50 次,视力明显提高,经复查为 0.6。

复　视

视物时出现重影或多层重影,称为复视。

【病因病机】 由于湿热痰浊,上犯清窍,或由于情志不畅,肝肾不足,心脾虚弱均可导致气血不足,以致目失所养,而发本症。

【临床表现】 眼神外观良好,视物昏渺,两眼眼前黑花舞动,视物时出现双重影像或者是多重影像,有的单眼视物无此重影,双眼同时视物时复又出现重影。

【治则】 利湿清热,补益肝肾,行气活血。

【取穴】 臂臑、风池、睛明、合谷、太冲。

【刺法】 以毫针刺入穴位 1 寸深,先补后泻。

病例 郑某,男,61 岁。20 多天前突然头晕,复视,遮盖一眼即好转,经医院神经内科考虑为"椎-基底动脉供血不全,排除重症肌无力"。既往有高血压、冠心病,近 5～6 年未稳定。20 多年前医院怀疑"垂体病",吸烟有 40 多年,有空腹吸烟的习惯,每日 1 包余,食欲尚好,二便正常。

望诊:面赤,舌质红,苔薄白,声息正常,血压为 170/110 毫米汞柱。

脉象:弦细。

辨证:肝肾阴虚,气血不调,不能濡养目系。

治则:通经络,调气血,使精微上注于目。

取穴:臂臑、太冲、水泉、合谷、风池。

第一次针后复视时有时无,自觉症状减轻;二诊取穴同前加风池,针后头晕消失,复视偶尔出现,较上次明显减轻。针穴同上,共治疗 6 次痊愈,复视消失,追访数年,一直未复发。

眼　睑　下　垂

【病因病机】 多数由于先天不足,亦有脾虚气弱,脉络失和,肌腠失养引起。

【临床表现】本症是指上睑不能完全提起，以致半掩睛瞳，或全部遮盖而影响视力，有发生于单侧，亦有发生于双侧的。上睑麻痹弛缓，失去开张能力，病人为了视物，常借额肌牵动而睁眼。双睑下垂者，为了克服视物不利，常有仰头视物的姿势。

【治则】益气，养血，通络。

【取穴】阳白、鱼腰、头临泣、合谷、足三里。

【刺法】以毫针进针后卧针向下沿皮刺，用补法。

病例 王某，女，39岁。右眼上眼睑下垂半年余，半年前发现睁眼困难，视物不利，经神经科检查诊断为"重症肌无力"。

望诊：舌苔白薄。

脉象：沉细。

辨证：脾胃虚弱，气血失和，筋脉失其濡养。

治则：通经活络，益气养血。

取穴：阳白、四白、鱼腰、合谷、足三里、头临泣。

刺法：头部穴位以毫针刺入穴位后卧针沿皮向下刺，合谷、足三里刺1寸深，用补法。

针后症状逐渐减轻，按原方针刺治疗30次痊愈。

斜 视

斜视是双眼不能同时看正前方，当一眼看正前方时，另一眼球斜视。

【病因病机】由于转动眼球的肌肉部分或全部麻痹造成的斜视为麻痹性斜视。眼球运动的肌力不平衡造成的斜视为共转性斜视。多见于小儿发育不全或长时间一个方向斜视造成，也有因头面部外伤而致。

【临床表现】双目视物，其中1个眼球位置偏斜，有内斜、外斜之分。往往只用1只眼睛视物，两眼交替使用。

【治则】疏通经气，调节眼肌。

【取穴】听宫、臂臑。

【刺法】以毫针刺入穴位1寸深，先补后泻。

病例 阎某，女，11岁。外伤造成颅底骨折，左耳膜破裂左眼斜视（斜15°），眠食、二便正常。

望诊：面色黄，舌苔薄白，声息正常。

脉象：细数。

辨证：不内外因，瘀血阻滞经脉，目失所养。

治则：通经络、调气血、明目。

取穴：听宫、臂臑。

刺法:以毫针刺穴位 1 寸深,先补后泻。

治疗 8 次后经同仁医院复查视力好转,左眼内斜小于5°,又经 1 个月治疗后复查,双眼球位置基本正常,原来复视也消失。追访结果一直稳定,未发现异常。

白 内 障

白内障为老年性疾病,是由于晶状体因某种原因失于透明而变为混浊,造成视力障碍。

【病因病机】 祖国医学认为本病由于年老体弱,肝肾亏虚或大病久病之后脾失健运,生化无源,精血不足,不能上荣于目所致。

【临床表现】 初期为眼前点状或条状阴影,如于轻烟或雾中视物,视力逐渐下降,后期则可以发展为不辨人物只能辨光。

【治则】 益精养血,滋补肝肾。

【取穴】 睛明。

【刺法】 以毫针刺入睛明 1～1.5 寸,不用手法,留针 30 分钟。

病例 张某,女,80 岁。两目视物不清,视力逐渐下降,已有二三年之久,以致影响家务劳动,行履亦多不便,经某医院眼科诊为"早期白内障",食欲二便正常。

望诊:面黄无华,舌苔白。

脉象:弦滑。

辨证:肝肾亏虚。

治则:滋补肝肾,清睛明目。

取穴:睛明。

按原方共针治 6 次,视力停止下降,再针治 4 次,视力提高,行路正常,能操家务劳动。追访数年,视力正常。

鼻 炎

【病因病机】 本病为肺气不足,卫表不固,外邪袭肺,壅塞肺窍,或营卫失和,卫气不固所致。

【临床表现】 鼻痒打喷嚏呈阵发性发作,喷嚏过后即出现鼻塞,流大量清鼻涕,全身症状不明显,本病可为全年性或季节性发作。

【治则】 调和营卫,通利鼻窍。

【取穴】 迎香、上星、合谷、印堂、列缺、足三里、中脘。

【刺法】 以毫针刺入穴位,先补后泻。

病例 1 金某,女,7 岁。易感冒,流黄鼻涕、有臭味已两年余,西医诊断"鼻窦炎"。

望诊：面黄、苔白。

脉象：滑数。

取穴：迎香、上星、合谷。

刺法：以毫针刺入腧穴 3～6 分深,行泻法。

针治 8 次后,症状明显减轻,黄鼻涕减少。针上星、印堂、合谷。又针两次后,鼻窦炎已愈,停止治疗。

病例 2　李某,男,34 岁。5 年前,开始每于夏秋季节,鼻塞不通,时流清涕,不闻香臭,若遇寒冷天气尤甚。3 年来病情加剧,鼻塞终年不通,涕流不止,经医院专科治疗无效,必须经常点"鼻通"药水,每点一次药,鼻孔只通畅 1 小时,严重时头晕无痛。以致影响工作,大便秘结,小便短赤。

望诊：鼻流清涕不止,频频擦拭,舌苔微黄。

脉象：沉弦略数。

辨证：肺受风寒蕴而化热,大肠郁热而燥结。

治则：宣通肺窍,清阳明热。

取穴：列缺、合谷、上星、印堂、迎香、足三里(双)。

刺法：以毫针刺入腧穴 3 分至 1 寸深,行泻法。

二诊症状如故。取穴同上加中脘。三诊：鼻塞好转,右鼻孔已能经常通气,大便每日 1 次。六诊：双鼻孔基本通畅,每日只点 1 次药,大便畅通,取穴同前。八诊时双鼻孔呼吸完全通畅,不需要每日点药,一切恢复正常,结束治疗。

耳鸣、耳聋

耳鸣、耳聋是指听觉异常的两种症状,耳鸣是自觉耳内鸣响为主症,耳聋以听力减退或丧失为主症。

【病因病机】本症的发生,内因多由恼怒、惊恐、肝胆风火上逆所致。少阳经气闭阻,或因肾虚气弱,精气不能上达于耳而成,外因每为风邪侵袭,壅遏清窍。

【临床表现】耳鸣为耳中虫鸣作响,时发时止,或鸣声隆隆不断,或暴病发生耳聋,久病之后也可以产生耳聋。

【治则】滋阴泻火、通经活络、镇惊安神,通达上窍。

【取穴】听宫、曲池、合谷、筑宾、中渚、翳风、哑门、通里、涌泉等。

【刺法】以毫针刺入穴位,或补或泻。

病例 1　沈某,男,40 岁。半月前外力将耳膜击穿,耳脑共鸣,说话时震动耳膜则头痛难忍,行走时则头晕如晕船状,伴有耳周围肿胀疼痛,二便尚调。

望诊：神倦,声息低微,面黄体瘦,舌头略红,苔薄白。

脉象：弦滑略数。

辨证:不内外因,经络气血阻滞所致。

治则:活血化瘀,通调经络。

取穴:听宫、曲池、合谷。

刺法:以毫针刺入穴位 1 寸深,先补后泻。针刺治疗 2 次后诸症消失,2 周后随访未复发,后又追访 1 次,谓无所不适。

病例 2 周某,男,57 岁。右耳聋,耳鸣 20 余天,耳鸣如飞机起落之声,隆隆不断,随之听力下降,耳内有堵塞感。食、眠均佳,二便正常。

望诊:面色正常,声息正常,舌体稍胖,舌质红,苔白。

脉象:弦、两尺无力。

辨证:肾阴不足,虚火上炎。

治则:滋阴泻火,通调经络。

取穴:听宫、翳风、中渚。

刺法:以毫针刺入穴位 1 寸深,先补后泻。针刺后当时塞堵感即有东西掉落之状,突然豁亮,耳鸣也同时减轻,治疗 8 次后,症状消失,复如常人。

病例 3 付某,男,1 岁 10 个月。1 年前因患细菌性痢疾,注射庆大霉素之后,听力逐渐下降,以致现在两耳无所闻,性情急躁、二便正常。

望诊:面色如常。

脉象:细数。

辨证:药物中毒,闭塞经络。

取穴:听宫、筑宾。

刺法:以毫针点刺腧穴,不留针。

一诊后,听力有所改善;六诊后家长教他说话,能跟着学;九诊后,听力基本恢复,对低微的声音也有反应。

病例 4 杨某,男,35 岁。1 周前突然感到右侧耳聋,发堵,同时伴有头晕、恶心。1 天以后右耳听力完全消失,左耳听力亦有减退,并觉两腿走路不稳,失去平衡,经医院诊为"突然性耳聋"。食欲尚可,二便正常。

望诊:舌质两边紫,舌质薄黄。

脉象:沉弦。

辨证:肾阴亏耗,虚火上炎,气机不利,耳窍闭阻。

治则:泻热,调气,利耳窍。

取穴:中渚(双)。

刺法:以毫针刺入中渚 1 寸深,用泻法。针后即觉听力有所恢复,共针 5 次痊愈。

病例 5 赵某,男,24 岁。患者于跌伤后聋哑 5 天,5 天前由 5 米高处突然跌下,当时检查未发现任何损伤,神志清楚,服用鲁米那镇静剂后,次日晨起即出现耳聋,不会说话,但饮食正常,二便亦调。

望诊:苔薄白,质绛,神志较呆板。

辨证:跌倒惊恐,恐则气下,气血紊乱,肾气不能通于耳而作聋,心气不能达舌而为哑,震动内络、瘀蒙心窍则痴呆。

治则:镇惊安神,通达上窍。

取穴:哑门、通里、气海、涌泉(双)。

刺法:以毫针刺入穴位,用补法。

二诊:病情无明显改善。

取穴:前穴加中脘。

手法:同上。

三诊:症状减轻,听力改善,大声呼之能有反应,能说一、二、三等字。四诊:明显好转,一般讲话能够听见,且能说些简单的语言。七诊后听力完全恢复正常,病已痊愈,停止治疗。

病例6 付某,男,2岁半。代诉:1岁半时因患肺炎住医院,输液时加庆大霉素及红霉素,热退后出院。约两个月以后,正值春节之际,当燃放鞭炮时发现孩子无反应,不害怕,才知道孩子已经耳聋。即去医院专科检查,诊断为"药物中毒性耳聋"。大夫给输入 ATP 及辅酶 A、维生素 C、细胞色素 C1 年多。左耳听力提高 10 分贝。感冒发热后听力又下降。停止输药治疗后又去某针研所,针灸治疗半年,还经气功发功治疗 10 天,无效。食欲、二便均正常,面色正常。呼吸均匀。

脉象:细数。

辨证:药物中毒,损及经脉,经气不能上贯于耳。

治则:通经络,调气血,补肾气。

取穴:听宫、外关、筑宾。

刺法:以 1 寸毫针刺入 1 寸深,快速刺法,不留针。

每周 2 次,12 次为一疗程,休息两周后,继续针刺治疗。

历经两年,坚持针刺治疗约 100 次,病情显著减轻,一般大声呼喊能听见,带助听器能听袖珍收音机,感冒发热痊愈后,听力没减退。

甲 亢

甲亢即中医的"瘿病",它是由于情志内伤,饮食、水土失宜,以致气滞痰凝、血瘀壅结颈前所引起的,以前喉结两旁结块肿大为主要临床特征的一类疾病。

【病因病机】 主要病因是情志内伤或饮食及水土失宜,但也与体质因素有密切关系。

由于长期恼怒或思虑劳累,气机郁滞,肝失条达,影响津液的正常循行及输布,则津液易于凝聚成痰,气滞痰凝,壅结颈前,则形成瘿病。亦有因饮食失调,或居住高山地区,水土失宜,一则影响脾胃的功能,使脾失健运,不能运行水湿,聚而生痰;二则影响气血正常运行,痰湿瘀结颈前则发为瘿病。另外,妇女有经、孕、产、乳等生理特点,与肝经气血关系密切,遇有情志、饮食等致病因素,常引起气郁痰结,气滞血瘀及肝瘀化火等病理变化,故女性易患此病。

【临床表现】瘿病以颈前喉结两旁结块肿大为基本特征,多发生于女性,肿块可随吞咽动作而上下移动、初作可如樱桃或指头大小,一般生长缓慢,大小程度不一,大者可如袋,触之多柔软、光滑,病程日久则质地较硬或扪得结节。常伴有胸闷胁痛,烦热,容易出汗,性情急躁,眼球突出,手指颤抖,以及心烦乏力等症,舌质红,苔薄,脉弦。

【治则】理气化痰,消瘿散结。

【取穴】照海、神门、内关、三阴交。

【刺法】以毫针点刺照海,不留针。其他穴位留针30分钟。

病例1 藏某,女,32岁。颈前甲状腺结节肿大,伴有心悸,烦躁不安,手指发抖,周身无力半年余,饮食、二便正常。

望诊:面黄,舌体胖、有齿痕、苔薄白。

脉象:细。

辨证:肝郁不疏、气失条达、气血瘀滞。

治则:疏肝理气,条达气机,活血化瘀。

取穴:照海。

刺法:以毫针点刺腧穴,不留针。共按原方治疗10次,诸症消失。

病例2 鲁某,女,19岁。心慌气短,全身乏力,多汗已半年,颈两侧肿胀,食欲可,二便正常,月经正常。

望诊:面色正常,舌苔白,颈部弥漫性肿大,右侧较明显,局部无压痛。

脉象:细。

辨证:肝失条达,气机不畅。

治则:疏气安神。

取穴:神门、内关、三阴交,局部阿是穴。

刺法:颈左右各刺3针,针尖稍向后方斜刺,不留针。其他穴留针30分钟。

共针治9次,两侧甲状腺明显缩小,接近正常。基础代谢率为 +2%,属于临床痊愈,停针观察。

病例3 王某,女,32岁。心慌、心跳、气短、乏力已两年,失眠多梦,食欲尚可,二便正常,月经准,化验检查诊为"甲亢"。

望诊:舌苔薄白。

脉象:弦滑。

辨证:肝郁气滞,气失条达。

治则:疏肝理气,活血化瘀,安神益气。

取穴:神门、内关、三阴交。

刺法:甲状腺局部阿是穴左右各刺3针,不留针。其他穴位留针30分钟。

共治疗12次,诸症均除,甲状腺瘤消失。基础代谢率为-8%,停针观察。

淋 巴 结 炎

【病因病机】 本症多因脏腑蕴热,热毒聚结。其毒或内发,或外感及染毒所致,蕴蒸肌肤,气血凝滞发生本病。

【临床表现】 初起时单个淋巴结肿胀、压痛,继而则发生淋巴结周围炎,数个淋巴结粘连在一起,形成硬块,压痛明显,并有不同程度的全身反应,如高热、寒战、头痛、食欲不振等。急性淋巴结炎可以自行消退,也可以发展成脓肿。

【治则】 清热解毒,散结软坚。

【取穴】 曲池。

【刺法】 以4寸毫针,刺入腧穴后,针尖向上沿皮刺入4寸,留针30分钟。

病例 刘某,男,30岁。右颈淋巴结肿胀,疼痛两月余,伴右侧头痛,恶心,不思饮食,二便正常。

望诊:面黄、舌尖红、苔黄腻。

脉象:弦数。

辨证:内有蕴热,热毒聚结。

治则:清热解毒,软坚散结。

取穴:曲池。

刺法:以4寸毫针,刺入穴位后将针卧倒,针尖向上沿皮刺入4寸,留针30分钟。每日针治1次,共4天痊愈。

白 癜 风

【病因病机】 由于七情内伤,肝气郁结,气机不畅,复感风邪,客于肌肤,致令气血失和而发本病。

【临床表现】 皮肤突然出现脱色斑,以后渐渐扩大,形状不规则,颜色乳白,周围色素增多,无自觉症状,可伴有精神忧郁或心烦急躁,舌淡或有瘀斑,苔薄白,脉缓。

【治则】 养血疏风,调和气血。

【取穴】 阿是穴。

【刺法】 以毫针浅刺患处,约1厘米一针,留针30分钟。

病例1 华某,女,16岁。左耳前及项部忽生白斑两块,已有两个月,食欲、二便正常。

望诊:声息正常,左耳前4.5厘米×3厘米、肩项部有2厘米×1厘米大小两处白斑。

脉象:沉滑。

辨证:白癜风。

治则:调气理营,温润皮肤。

取穴:局部阿是穴。

刺法:以短毫针围刺病灶周围,浅刺半分深,留针30分钟。

2次针后白癜风面积大大缩小,3次后仅留痕迹,共治疗23次痊愈。

病例2 胡某,女,17岁。两髂棘上方有白斑两年余,局部刺痒,两侧对称,食眠、二便正常。

望诊:声息正常,两髂棘有10厘米×20厘米大小的白斑,舌苔白。

脉象:沉细。

辨证:白癜风。

治则:调气理营。

取穴:阿是穴。

刺法:以短毫针围针浅刺病灶周围各50针。

自针刺治疗以后,白癜风范围日渐缩小,皮肤颜色逐渐变深,共治疗25次后,皮肤颜色基本正常。

湿　　疹

湿疹是一种常见的皮肤病,急性者初期局部发生红斑、丘疹、小水疱,自觉灼热、瘙痒。水疱破溃后可发生糜烂、渗液,干燥后结黄痂、血痂,若继发感染则有脓痂。皮疹经治疗或自然缓解,可脱屑而愈。慢性表皮损伤,逐渐增厚,表面可有抓痕、血痂、色素沉着,有时呈褐色或暗红色,遇刺激易倾向湿润。

【病因病机】 本病多因饮食不节或过食腥味发物动风之品,伤及脾胃,脾失健运,致使湿热内蕴,造成脾湿为前因,复受风湿热邪,内外之邪相搏,犯于腠理,浸淫肌肤,发为本病。湿性重浊黏腻,易耗伤阴血,化燥生风故缠绵不已,反复发作。

【临床表现】 本病发病缓慢,皮疹为丘疹、疱疹或小水疱,皮损轻度潮红,有瘙痒,抓后糜烂渗出较多,伴纳食不甘,身倦,大便溏,小便清长,舌苔白或白腻,质淡,脉滑或缓。

【治则】 健脾利湿,兼以清热。

【取穴】 委中、背部痣点、耳背静脉、阿是穴、劳宫。

【刺法】 以1寸毫针,刺劳宫穴5分深,用泻法。

病例 张某,男,59 岁。两手掌经常起小湿疱疹有 16 年。皮肤潮红,奇痒难忍,时有溃烂流水,时好时发,近两个月来加重。眠、食、二便正常。

望诊:双手掌面均起满疱疹,流黄水,舌苔白。

脉象:沉。

辨证:湿毒淫于肌肤。

治则:化毒解肌。

取穴:劳宫。

经 16 次治疗双手掌皮肤基本正常,湿疹已消退,不痒,不流水。

3 年后追访仍未犯,双手掌面皮肤正常。

荨 麻 疹

荨麻疹中医称为瘖瘰。俗称风疹块,是一种常见的变态反应性皮肤病。

【病因病机】本病由于腠理空虚,汗出受风,或露卧乘凉,致风邪乘虚侵入所致。

【临床表现】初起皮肤发生大小不等的风团样损害,剧烈瘙痒,越抓越多,此起彼伏,可在数小时后逐渐消退,不留痕迹,1 日可发数次,皮损泛发全身,黏膜每可累及,发生在胃肠道时可有腹痛、腹泻或呕吐,严重者可产生喉头水肿,而引起呼吸困难,常同时伴有发热、恶寒、胸闷、气短、腹痛腹胀、恶心呕吐等症,慢性者可反复发作,迁延至数月或数年。

【治则】疏散风邪,活血止痒。

【取穴】曲池、合谷、风市、血海、三阴交。

【刺法】以毫针刺入穴位 1 寸深,用补法,留针 30 分钟。

病例 曹某,男,10 岁。反复发作荨麻疹已有两年,以夏秋季较重,可每日起三四次,尤其到了傍晚或夜间,奇痒难忍,不能入睡,有时伴有腹疼。纳食一般。

望诊:舌苔白。

脉象:细。

辨证:正气不固,腠理空疏,汗出受风。

治则:祛风通络,活血止痒。

取穴:曲池、合谷、风市、血海、三阴交。

刺法:以毫针刺入穴位 1 寸深,用补法,留针 30 分钟。按原方治疗 10 次,痊愈。

神经性皮炎

神经性皮炎似中医文献中记载的"牛皮癣"、"摄领花"。本病的特点为阵发性瘙痒,搔抓后出现扁平丘疹,色淡红或如正常肤色,逐渐皮肤增厚,纹理加深,形成肥厚斑块苔藓样变化或色素沉着,表面有少许鳞屑、抓痕及血痂,局限性神经性皮炎,好发于颈、肘、膝及骶部。播散性可泛发全身。多见于成年精神焦虑者及神经衰弱者。

【病因病机】 本病多因情志不遂,气血运行失调,日久耗血伤阴,血虚生风化燥,或因血蕴湿热,复感风邪,风湿蕴阻肌肤而发病。

【临床表现】 肝郁生火,皮肤色红,心烦易怒或精神抑郁,失眠多梦,头晕,心悸,口苦咽干,舌苔厚腻,脉弦滑。

风湿蕴阻证,皮疹呈淡褐色,粗糙肥厚,阵发性奇痒难忍,夜间尤甚。舌苔白薄或白腻,脉缓。

【治则】 祛风利湿,通经润肤,疏肝理气。

【取穴】 曲池、血海。

【刺法】 以毫针刺入穴位 1 寸深,用补法,留针 30 分钟。

病例 田某,女,8 岁。除面部外,全身皆有神经性皮炎已 6 年之久,两肘、两膝、两臀部、后颈部均有皮疹,瘙痒,尤为后项部及两肘部均呈苔藓样改变、搔痕,为此时常啼哭。纳一般,二便正常。

望诊:面黄,苔白,四肢躯干均有苔藓样皮疹。

脉象:沉细。

辨证:情志不遂,气血郁滞,血虚生风。

治则:祛风利湿,通经络,调气血。

取穴:曲池、血海。

刺法:以毫针刺入穴位 1 寸深,用补法,留针 30 分钟。

一诊后刺痒明显减轻;二诊后皮疹停止新生。共诊治 15 次,诸症消失。

鹅 掌 风

鹅掌风又称手癣,往往由足癣传染而来。

【病因病机】 本病大多因为湿热下注或因久居湿地染毒而成。

【临床表砚】 有的手部起水疱,或聚集成群,疱壁较厚不易破,以后水疱吸收,干燥脱屑,自觉刺痒胀痛,但最常见是指间因汗液浸渍而糜烂发白,发痒而搔抓,破后露出红润面,常继发感染引起淋巴结发炎,有的由于手掌有较厚的鳞屑,甚至全部手掌皮肤的角质层增厚,可有深的裂口,引起疼痛。

【治则】 清热,利湿,解毒。

【取穴】 劳宫、曲池、外关、合谷、中渚。

【刺法】 以毫针刺入穴位 5 分深,用补法。留针 30 分钟。

病例 李某,男,27 岁。患鹅掌风 6 年之久,因系锅炉工人,常须用手劳动,因手心皮肤皲裂,起白斑,痛痒难忍,手指裂口甚多。

望诊:面黄,苔白。

脉象:缓。

辨证:血热风毒,浸淫手掌肌肤。

治则:清热散风。

取穴:合谷、中渚、外关、劳宫、曲池。

刺法:以毫针刺入穴位 5 分 ~ 1 寸深。用补法,留针 30 分钟。前后共治疗 18 次后痊愈。

对称性进行性掌跖红斑角化症

本病名是现代医学的病名,多发于幼儿,与遗传有关。

【病因病机】 祖国医学认为系气血阻遏于中焦,阳明气血失其濡润所致。

【临床表现】 患者手、足掌跖发红,发板,角化脱皮,时有干裂疼痛,握物不便。

【治则】 通胃腑,调气血,濡润肌肤。

【取穴】 中脘、劳宫、涌泉(双)。

【刺法】 以 1 寸毫针,刺入腧穴 5 分深,得气后起针,不留针。

病例 刘某,女,4 岁半。其母代诉:15 天来患儿手掌及足底发红变硬、脱皮。曾去医院皮科检查,诊断为"对称性进行性掌跖红斑角化症"。谓无特效疗法,给予润肤软膏及维生素 A 等药。食欲一般,二便正常。面色正常,两手、足掌深红色,舌苔白厚。呼吸均匀。

脉象:滑数。

辨证:中焦失运,气血不能濡润肌肤。

治则:调理中焦,通调经络,行气活血。

取穴:中脘、劳宫、涌泉。

1 次针治后手足掌颜色变为浅红色;5 次针治后颜色继续变浅,而且手足掌皮肤变柔嫩,足掌疗效明显;10 次针治后手、足掌颜色正常,皮肤柔软恢复如常。

脱 发

本症系指头发早期脱落,可分为脂溢性脱发、广泛性脱发和斑秃三种。

【病因病机】 多因血虚、风邪侵袭、发失所荣,情志不畅、肾气不足、发失所养,导致脱发。

【临床表现】 斑秃起病突然,头发成斑块状脱落,患处成圆形或不规则形状,其范围、大小、数目均不相等。脂溢性脱发是由于皮脂腺分泌亢进引起头发营养不良,脱落、稀疏。广泛性脱发一般无自觉不适,毛发普遍稀疏,多有家族倾向。

【治则】祛风养血,健脾益肾。

【取穴】中脘、上廉、足三里。

【刺法】以毫针刺入腧穴1寸,用补法。

病例 王某,女,27岁。毛发稀疏3年有余。3年前即觉头发脱落较多,每次洗头一大团,逐渐毛发越来越少,几见头皮。除此无异常感觉,纳食、睡眠均好,二便正常。

望诊:头发稀少,苔白腻。

脉象:沉细。

辨证:先天肾气不足、发失所养。

治则:补肾益气,健脾养血。

取穴:中脘、上廉、足三里。

经针治3次后,停止脱发,洗头时仅掉少量头发。共针刺12次,已有毛发新生。

脱 肛

脱肛是指肛管、直肠或直肠黏膜,以至乙状结肠脱出肛门之外,此病多见于老年人、儿童及妇女。

【病因病机】多因久病等多种原因,耗伤人体正气,中气不足,气虚下陷,以致升举摄取无力。

【临床表现】病始仅便时肛门坠胀、时而脱出,能自行回纳,继而脱垂后回纳无力,需借助外力助其回纳,病久则不能自然恢复,虽助其回纳但因行走、咳嗽等稍加压力便脱出。伴有头眩心悸,舌淡苔白,脉细。

【治则】补中益气振阳。

【取穴】百会。

【刺法】以毫针点刺百会穴,不留针。

病例 张某,男,2岁半。因消化不良久泻3个月,纳一般。

望诊:面色㿠白,舌苔白。

脉象:沉细。

治则:补阳益气。

取穴:百会。

刺法:以毫针点刺,用补法,不留针。

一诊后脱肛上收,但大便时仍下脱。共点刺百会6次痊愈。

蛲 虫 病

【病因病机】多因饮食不洁,误食虫卵引起。久则消耗体内精微营养。不节制饮食,损伤脾胃,诸虫而生。

【临床表现】夜间肛门瘙痒,白天较轻,以致影响睡眠,睡后肛门周围可见细小的白色小虫蠕动。

【治则】健脾胃,驱虫止痒。

【取穴】血海、阳溪、后溪。

【刺法】以毫针刺入穴位 5 分 ~ 1 寸深,用补法。留针 30 分钟。

病例 何某,男,46 岁。肛门不适瘙痒月余,粪便中可见白色小虫,有时有小虫在肛门处蠕动,腹胀,纳差,小便正常。

望诊:面黄,苔白。

脉象:弦细。

辨证:脾虚,湿热生虫。

治则:健脾利湿,杀虫止痒。

取穴:血海、阳溪、后溪。

刺法:以毫针刺入穴位 5 分 ~ 1 寸深,用补法,留针 30 分钟。

一诊后肛门不适减轻;二诊后肛门已无小白虫蠕动。之后又治疗 12 次,肛门已无不适,大便中未发现小白虫。

子宫脱垂

子宫位置由阴道下移至阴道口或脱出阴道口外,称"子宫脱垂",中医称"阴挺"。本症以农村妇女及经产妇多见。

【病因病机】发病原因主要是素体虚弱,产后气血未复,过早参加体力劳动,或因多产伤气,以致气虚下陷,胞络松弛不能收摄胞宫所致。

【临床表现】阴道中有物下沉,或下坠于阴道口,状如鹅卵,其色淡红,自觉下腹有坠感,腰部酸痛。多伴有精神不振、脉弱、舌淡。常因劳累、咳嗽、便秘等引起反复发作,如不及时治疗,往往迁延不愈。

【治则】益气固胞。

【取穴】关元、大赫、曲骨、水道。

【刺法】以毫针刺入穴位 1.5 寸深,用补法。留针 30 分钟。

病例 李某,女,57 岁。10 余年阴道有下坠感,腰酸,尤为走长路后明显加重,小腹也有胀感,两腿发沉,绝经后仍下坠。经妇产科检查诊为"子宫脱垂Ⅱ度",纳食、二便均正常。

望诊:舌苔薄白。

脉象:沉细。

辨证:素体虚弱,冲任不足,肾元不足,气虚下陷。

治则:补益正气,收摄胞宫。

取穴:关元、大赫、水道、曲骨、三阴交。

刺法:以毫针刺入穴位 1.5 寸深,用补法。留针 30 分钟。

一诊后子宫自觉上收;二诊后子宫继续上收;三诊时,由于洗澡出汗过多,站立过久,病情出现反复,子宫下垂Ⅰ度。针上穴,用补法,症状又减轻,子宫上收。按以上治疗方案治疗 10 次,子宫恢复原位,阴道下坠感消失。

不 孕 症

不孕症是指育龄夫妇婚后长期同居,性生活正常,亦未避孕,较长时间仍未怀孕者。

【病因病机】 本病由于先天禀赋不足,或后天失养,肾气亏虚,气血不足,冲任失调所致。

【临床表现】 不孕妇女多月经量少或经期不定,色淡,性欲低下,腰酸腿疼,神疲体倦,四肢寒冷,心悸,不寐,苔白,脉沉。

【治则】 补益肾气,调理气血。

【取穴】 关元、中渚、水道、归来、三阴交。

【刺法】 以毫针刺入穴位 1 寸深,用补法,留针 30 分钟。

病例 鹿某,女,29 岁。自 22 岁时因劳累过度,闭经达 10 个月之久,虽经多方治疗无效,多是吃药后就有,停药后就闭,至今已有 7 年。性欲减退,因此与夫离婚,眠食尚佳,二便正常。

望诊:声息正常,舌质红、苔白。

脉象:沉弦。

辨证:先天不足,加之情志不畅、思虑伤脾,以致冲任失调。

治则:补正气,调冲任。

取穴:关元、中极、水道、归来、三阴交。

刺法:以毫针刺入穴位 1.5 寸深,用补法,留针 30 分钟。每周 2 次,12 次为一疗程,前后针治 1 年,月经来潮,每月 1 次,经期准。

第二次结婚当年怀孕,顺产一男婴。

输卵管积水

属中医“积聚”范畴。

【病因病机】 本病发生,多因七情郁结,饮食内伤,起居失宜,致令脏腑失和,脉络受阻,甚则血行不畅、痰浊与气血搏结,日渐增大,乃成本病。

【临床表现】 病初聚而无形,聚散无常,痛无定处,软而不坚。日久,则积而成块,定而有形。

【治则】 和血通络,行气消结,活血化瘀。

【取穴】中极、水道、归来、内关、足三里、三阴交。

【刺法】以毫针刺入穴位 1.5 寸深，先补后泻，留针 30 分钟。

病例 高某，女，34 岁。少腹内生一肿块，年余。腹胀满，隐隐作痛，腰酸楚，疲倦无力，纳食不佳，多梦，时带下，便溏，腿肿。经妇产医院检查诊为"右侧输卵管积水"，为新生儿大小。

望诊：面色㿠白无华，身体消瘦，舌质淡，苔薄白。

脉象：滑细，尺脉弱。

辨证：脾失健运，水湿内停，气血互结，阻于胞中，而为积聚。

治则：培补真气，行气和血，健脾利湿。

取穴：内关、中极、水道、归来、足三里、三阴交。

刺法：以毫针刺入穴位 1.5 寸深，先补后泻。留针 30 分钟。

二诊精神较佳，食量稍增。三诊腰痛已缓解，腹部肿块已消失，腹部柔软，穴位不变，手法用"烧山火"以增温补之，另外加八髎点刺不留针。四诊少腹已无不适感觉，白带尚多，脉滑象已减，较前有力。针穴不变，加带脉，嘱其到妇科检查。五诊腰酸止，腹亦舒，惟胃脘部稍感不适，白带减，二便调。

经医院妇产科检查云："右侧输卵管积水较前缩小，为 5 厘米 ×3 厘米 ×2 厘米"，针治效果明显。宗前法针 10 余次，并数次加灸气海、关元，患者自觉症状全部消除，再次经妇科复查，谓"输卵管积水已尽消"。症愈结束治疗，患者欢喜而去。

子 宫 肌 瘤

子宫肌瘤中医认为其主证和体征完全符合中医书籍中所述"石瘕"的范畴。

【病因病机】本病多由情志失调，忧思过度引起肝脾不和，致使冲任功能紊乱，气血瘀阻或痰湿凝滞，郁久而成癥瘕，如久病失血，则气血双亏，出现体虚病实之证。

【临床表现】肝郁气滞，胞宫渐大，坚硬，多于下腹触及肿块，无触痛，时感腹疼，月经量多，或带经日久，或有带下，腰酸痛，身倦乏力，头晕心慌，五心烦热，舌淡，脉缓而细弱。

【治则】养血清热，通调冲任。

【取穴】行间、中空、八髎、痞根、隐白。

【刺法】以毫针刺入穴位 1.5 寸深，用泻法，痞根穴用灸法，隐白刺入 3 分深。

病例 1 杨某，女，44 岁。子宫出血不止，经某妇产医院诊为"子宫肌瘤"，月经周期不准，行经量时多时少，色淡，有时有紫黑色血块，腰腹疼痛，轻度浮肿，心悸，气短，腻食，二便正常。

望诊:面赤,舌苔白。

脉象:细弦。

辨证:腹有癥瘕,瘀阻经络,阴虚火旺,血热妄行。

治则:消瘕散结,调经止痛。

取穴:行间、中空、八髎(泻法)、痞根(灸)。

针后漏血减少,精神好转,加针肾俞3次,月经基本恢复正常,又针5次,经某妇产科医院检查,"子宫肌瘤"已消,惟宫颈糜烂较重。经电烙治疗致出血量增多,加针脾俞,余同前,针两次后血止。但仍觉心悸、气短,又针数次后停针观察3个月,经妇产医院检查,肌瘤全部消失,子宫体、宫颈正常。

病例2 田某,女,45岁。身体检查时发现患有"子宫肌瘤",如怀孕4个月胎儿,月经经常淋沥不断,最长一次行经50多天,稀的是血水,并带有血块,量多,多至血流不止,血红蛋白下降,卧床不起,乏力,心悸,食欲不振。

望诊:面黄,舌质淡、苔白。

脉象:细数。

辨证:肝郁气滞,气血瘀阻。

治则:止血补正,兼以运化癥结。

取穴:关元、中极、隐白、痞根。

刺法:以毫针刺入1.5寸深,先补后泻,留针30分钟。隐白穴刺入3分深,痞根穴用灸法。一诊后下血停止,乏力,心悸消失。按原方治疗两个月,月经正常,妇科检查子宫缩小,接近正常大小。

溢　　乳

溢乳是指乳汁不经婴儿吸吮而自然流出。又称为"乳汁自出"。

【病因病机】 气血虚弱,阳明胃气不固;或肝经郁热,疏泄失常,迫使乳汁外溢。

【临床表现】 气血不足者,表现为流出的乳汁量少而质清,乳房柔软,伴有神疲短气,纳差,便溏等症。舌淡苔白,脉沉细;肝经郁热者,流出的乳汁量多而质浓稠,伴有乳房胀痛,心烦易怒,口苦咽干,小便黄少等症。舌质红、苔薄黄,脉弦数。

【治则】 补养气血,疏肝清热。

【取穴】 足临泣。

【刺法】 毫针刺入1~1.5寸深,依辨证而或补或泻,留针30分钟。

病例 陈某,女,30岁。溢乳2月余。患者无子女,但挤压乳房时,乳汁便从乳内溢出,色白。月经量少,每次持续2天。无乳房疼痛及其他特殊不适。到某医院就诊,查泌乳素正常,做乳房红外线扫描,除发现双侧轻度乳腺增生外,未见其他异常,头 MRI 检查示正常,考虑为内分泌失调,未予药物治疗。

望诊:面黄,舌淡,苔薄白。

脉象:沉弦。

辨证:冲任失调,气虚气郁。

治则:调节冲任,补气行气。

取穴:足临泣。

刺法:毫针刺入,平补平泻,留针 30 分钟。

治疗 1 次后,溢乳明显减少。

小 儿 麻 痹

本病是由脊髓灰质炎病毒引起的急性传染病,流行于夏秋季节,以 5 岁以下儿童为多见。属中医"痿证"范畴。

【病因病机】温热之毒,侵及肺胃,浸淫筋脉,继而病及肝肾,阴血不足,筋骨失养,痿弱弛缓。

【临床表现】病初起表现为头痛、发热、咽痛、嗜睡或烦躁。热退后,经过 1~6 日的静止期,热复起,伴有呕吐,颈项强直,肌痛,待热退后发现患儿肢体瘫痪,若累及躯干肌肉或神经等,则预后不良,可后遗肌肉萎缩、关节畸形。

【治则】养血活血,濡润肌肉,通经活络。

【取穴】气冲,髀关,阴市,风市,足三里,上、下巨虚,解溪,内庭。

【刺法】以毫针点刺穴位,不留针。

病例 陈某,女,5 岁。家长代诉患儿两腿软弱无力,不会独自站立,约有 10 天。初起时发热体温达 38.3℃,恶心呕吐,头晕,不思饮食,汗出,大便已有三四天未解,小便黄。热退后即发现两腿发软、发麻,不能站立活动,经某医院神经科诊为"小儿麻痹"。

望诊:面色正常,双腿不会站立,仰卧腿不能高抬,俯卧位时两腿不能屈曲,脚趾不能活动。唇干,舌苔白根厚,声息正常。

辨证:湿热炽盛,灼烧津液,阳明气血不能濡筋骨、利关节所致。

治则:清热养血,通经活络。

取穴:髀关、风市、阴市、足三里、上巨虚、下巨虚、解溪、内庭。

刺法:点刺不留针,隔日 1 次。

二诊时双腿好转,自己能站立片刻,且能向前迈一步,腿外臁已不麻,仰卧已能抬腿,俯卧时已能屈曲,脚趾稍能活动,食纳乏味,大便正常,取穴同前,点刺不留针;三诊两腿大见好转,已能独立自行数步,脚趾活动较前灵活,食欲、二便好转,取穴同前,点刺不留针;四诊时两腿走路如常,且能跑步,外观无畸形,饮食、二便正常。取穴同前,点刺不留针。1 周后复查两腿走路无异常。

惊 厥

中医称之为"急惊风"。是小儿时期常见的中枢神经系统器质性或功能性异常的紧急症状。

【病因病机】 多数由于小儿肌腠不密,外感时邪,继而引动肝风;或因饮食不节,瘀结肠胃,蕴热生火,水液凝滞,生痰生风;或因暴受惊恐,神志不宁,肝风煽动所致。

【临床表现】 起病急,意识突然丧失,多伴有双眼球上翻,窜视,牙关紧闭,面部及肌肉强直,痉挛或抽搐,发作前一般都有高热,呕吐,烦躁不宁。发作一般持续数秒至几分钟,甚至呈持续状态。

【治则】 平肝熄风,凉血解毒,祛风解痉,镇惊安神。

【取穴】 攒竹、大椎、合谷、太冲。

病例 马某,女,6个月。家长代诉:患儿于10天前发热38.7℃,后抽风,当即到某医院,经查诊为"脑膜炎",治疗后热退,抽风止,待3天后抽风又发作,发作时两目圆睁,角弓反张,口开不闭,上、下肢拘急,呼吸急促,痰声漉漉,每日2～3次,每次持续3分钟,抽止汗出,深睡不醒,醒后稍进饮食,旋即又睡,大便稀薄,小便正常。

望诊:面色红润,舌苔白,呼吸均匀。

脉象:细数,关纹淡紫。

辨证:内有蕴热,灼伤津液,肝风挟痰上扰。

取穴:大椎、攒竹、合谷、太冲。

刺法:以毫针点刺穴位,不留针。一诊后只抽1次,较前减轻;二诊后未抽,但睡觉易惊醒;三诊未抽,以上诸症均消失;四诊后饮食增加,二便正常。

小 儿 弱 智

小儿弱智又称智能发育不全,以智能障碍为特征。中医称之为"五迟"、"五软"、"五硬"等。

【病因病机】

1. 先天禀赋不足,如婴儿胚胎时母体患病;或母体素弱,智能不足;或分娩时胎儿产伤,均可致先天之本亏虚,髓海不足,气血不充而致智能障碍。

2. 后天养护失宜,小儿养护不当,体弱多病,气血亏损,精髓匮乏而致大脑发育迟缓,形成弱智。

【临床表现】 弱智的严重程度不同,临床表现也各异。轻者仅表现为理解力差,运算困难,略重者吐字欠清,精细动作困难;严重者则智能极低,无语言或仅能片语支言,无理解及计算能力,不能行走、站立,或可行走而步态不稳,动作笨拙,生活不能自理,对陌生环境表现出恐惧不安或毫无反应。

【治则】 填髓通智,健脑益智。

【取穴】 神庭、百会、四神聪、哑门、心俞、谚喜、通里、照海。

【刺法】 毫针刺入0.5寸左右,补法为主,进针后捻转半分钟即出针。

病例 孙某,男,3岁半。患者足月顺产,幼时并未发现其异常,但至今一直不能行走,仅能说很少话语,吐字不清,无理解力,胆怯怕人,对陌生环境恐惧不安。体质欠佳,易感冒。夜间哭闹、尿床,纳食少。

望诊:面黄、体瘦,舌淡、苔薄白。

脉象:沉细。

辨证:肾精不足,髓海不充,气血两亏。

治则:益肾填髓,补养气血。

取穴:神庭、百会、四神聪、心俞、谚喜、哑门、通里、照海、足三里、太溪。

刺法:毫针快速点刺,不留针。

治疗2月余,患儿渐能行走,吐字较前清晰,性格逐渐开朗,能识别父母以外的其他人,体质有所改善。坚持治疗半年后,已完全如正常儿童。

多 动 症

多动症是一种常见的儿童行为障碍综合征。

【病因病机】 先天禀赋不足,患儿素体虚弱;饮食不当,如过食生冷、肥甘等,气机阻滞,痰湿内蕴;或他病之后,气血逆乱,心神失养等均可导致本病的发生。

【临床表现】 以注意力涣散、活动过多、冲动任性、自控能力差为特征,并有不同程度的学习困难,但患儿智力一般正常或接近正常。

【治则】 调和气血,宁神定志。

【取穴】 四神聪、心俞、谚喜、通里、照海。

【刺法】 毫针速刺,不留针。

病例 刘某,男,14岁。全身不自主多动3年。患者经常全身扭动,频频咬牙,双手不自主拍打双肩,严重影响日常生活及学习,迫不得已而休学。

望诊:舌淡红苔薄白,就诊过程中,可见其频频扭动身体、咬牙等。

脉象:细数。

辨证:气血失调,神魂不安。

治则:调和气血,宁神定志。

取穴:四神聪、心俞、谚喜、通里、照海。

刺法:毫针速刺,不留针。

治疗十几次后,症状明显减轻,目前正于巩固治疗中。

口　　吃

口吃俗称结巴,即说话不流利。

【病因病机】 心神失养以致舌窍不利而出现本病。现在多认为与心理障碍有关。

【临床表现】 语言欠流利,其间有重复、停顿,被关注时则表现明显。可伴有胆怯,怕见生人等。

【治则】 养心神,开舌窍。

【取穴】 通里、列缺、哑门、局部。

【刺法】 毫针点刺,不留针。

病例 谭某,男,5 岁。口吃两年余。自 2 年前上幼儿园时出现口吃,不能说出整句话,经语言训练四月余,未见效果。抱着试试看的态度,家属携其来诊治。

望诊:面色正常,舌淡苔薄白。

脉象:沉细。

辨证:心神稚嫩,舌窍失养。

治则:养心开窍。

取穴:通里、列缺、哑门。

刺法:毫针点刺。

治疗 1 次后即明显好转,连治 2 次痊愈。

第七章　温通法

　　"温通法"即"火针疗法"。火针古称之为燔针、焠刺、白针、烧针。它的特点是将针体烧红，然后刺入人体一定的穴位或部位，从而达到祛除疾病的一种针刺方法。广义的"温通法"还应包括艾灸疗法，此处暂不予重点论述。

　　"火针疗法"自古以来就是针灸治疗学的一个重要组成部分。数千年来"火针疗法"为我国人民防病治病、保障健康，发挥了巨大的作用，受到历代针灸学家的重视。在我国最早的医学专著《黄帝内经》中就有关于火针的记载。这些宝贵文字资料是我们挖掘、研究火针的可靠依据。但是，由于历史的种种原因及火针本身的特点，使得火针的发展远远落后于毫针，改进缓慢，并曾一度濒临失传。因此，挽救火针这一古老而有效的针刺方法，对其进行系统而全面的整理和提高，是我们针灸同道义不容辞的责任和义务。

第一节　"火针疗法"的历史

　　"火针疗法"自有文字记载至今已有数千年，在这漫长的历史进程中，经历了从简陋的工具、原始的操作方法和狭窄的临床适应范围，逐渐改进、不断发展、不断完善、拓宽临床适应范围，成为针灸疗法中的独特体系。为此，有必要全面地回顾火针的发展，了解其发生发展的全部过程。

　　"火针疗法"在《黄帝内经》中称为"燔针"、"焠刺"。如《灵枢·经筋》云："治在燔针劫刺"，《灵枢·官针》云："九曰焠刺，焠刺者刺燔针则取痹也"。据文字考证"焠"和"燔"字都有火字旁，即都与火有关。"燔"字即是焚烧和烤的意思；而"焠"字同"淬"字，即是"淬火"的意思。那么"焠刺"即是将烧热、烧红的针具快速刺入皮内的一种刺法。因而可以得出结论"燔针"和"焠刺"即今日较为通俗的名称——"火针"及"火针疗法"。

　　"火针疗法"是针刺利用热能，为人类防治疾病的首创。现存文献最早见于《黄帝内经》。《黄帝内经》系总结前人在临床实践中运用"火针疗法"防病治病的经验，并将它作为针灸治法之一种，首次用文字记载下来。如《灵枢·官针》云："凡刺有九，以应九变……九曰焠刺"。《黄帝内经》对火针的名称、针具、主治作用及禁忌证等均做了明确的论述。由此看来，《黄帝内经》成书时期，"火针疗法"已经成为针灸学的重要组成部分。

关于"火针疗法"的针具,在《黄帝内经》中也有明确的说明。在《内经》撰写时期,针刺工具已有九种之多,尽管各种针具制造尚属简陋,但各种针具的分工已很明确。其中对"火针疗法"的针具,亦有具体而且固定的要求。如《灵枢·九针十二原》云:"九曰大针,长四寸……大针者,尖如挺,针锋微圆,……"此处所说的大针,即为"火针疗法"专用。因为大针者,即针身粗大,针尖微圆。从临床实践中体会此种针形针具较适合于"火针疗法"专用。因为只有此针具特点才适应于高温、速刺的要求。若为其反,针体细,针锋锐在高温时易折断、弯曲,不能达到防治疾病之目的,反而容易发生折针或其他意外。另外,从字形考虑"大"字也有可能是"火"字传抄之误。

《黄帝内经》不仅对"火针疗法"的针具、刺法有过描述,而且对"火针疗法"的适应证及禁忌证也分别做了规定。

《内经》中记载"火针疗法"可以治痹证、寒证、经筋病及骨病。如《灵枢·官针》云:"焠刺者,刺燔针则取痹也。"《灵枢·寿夭刚柔》云:"刺寒痹者奈何?刺大人以药熨之,刺布衣者以火焠之"。痹者闭也,不通者也。"火针疗法"适用于经脉不通,气血阻滞所引起的疼痛一类的痹证。除此之外,"火针疗法"对寒证也有效果。如《灵枢·经筋》中云:"焠刺者,刺寒急也",又如在《灵枢·寿夭刚柔》中云:"刺寒痹者内热"。这些都说明寒证宜用火针治疗。另外在《灵枢·经筋》中论述了十二经筋病证,但其治疗均为"治在燔针劫刺,以知为数,以痛为输"。还有对经脉拘急及骨病证,亦可应用火针治疗。如《素问·调经论》中云:"病在筋,调之筋。病在骨,调之骨。燔针劫刺,其下及与急者;病在骨,焠针药熨。"此即说经筋、骨、脉之病证均是"火针疗法"的适应证。与此同时也指出热证不宜使用火针。如《灵枢·官针》云:"热则筋纵不收,无用燔针"可见在当时,热证是"火针疗法"的禁忌证。

总之,《黄帝内经》对"火针疗法"的针具、临床应用讨论得明确具体。不仅提出了适应证,而且规定了禁忌证,可以认为"火针疗法"创立于《黄帝内经》。

由于历史的局限性和生产力的发展水平所限,尽管在《内经》中对"火针疗法"已有明确的认识,但对具体操作、针体的质地和材料,以及焚烧的原料等细节问题的论述仍然是很不完整的。随着历史的发展,"火针疗法"不断改进、不断发展,逐渐成为一种独特的治疗方法。

"火针疗法"自《黄帝内经》时期创立以来,广为针灸医生所应用,治疗范围不断扩大。这从张仲景在《伤寒论》中多次提到误用火针的例子可以这样认为,汉代"火针疗法"已经相当广泛,甚至发生误用或滥用的现象。在《伤寒论》397法的论述中,已有多处谈及"烧针"的有关问题,即"火针"的问题。如《伤寒论》

中云："荣气微者,加烧针则血留不行,更发热而烦躁也";又云："太阳伤寒者,加温针必惊也";还有"阳明病,脉浮而紧,咽燥口苦,腹满而喘,发热汗出,不恶寒,反恶热,身重。若发汗则躁,心愦愦,反谵语,若加温针,必怵惕,烦躁不得眠。"《伤寒论》的这些看法都说明上述情况禁忌使用"火针疗法",补充了《黄帝内经》中关于"火针疗法"的禁忌内容。并且还告诫后人,营气虚,某些太阳伤寒证及阳明里热证均应禁用火针,否则祸患丛生。因而还列举了太阳病、阳明病、少阳病误用"火针疗法"的结果。如"太阳病中风,以火劫发汗,邪风被火热,血气流溢,失其常度。两阳相重灼,其身发黄,阳盛则欲衄,阴虚小便难",说明太阳中风者,用火针的后果。还如"阳明病,被火,额上微汗出,小便不利者,必发黄。"还有"少阴病,咳而下利谵语者,被火气劫故也,小便必难,以强责少阴汗也。"这就是说误用"火针疗法"迫汗外出,或至亡阳,或至亡阴而发生他病。以此告诫后人,火针既可以救人,也可以害人,强调火针必须严格掌握适应证。

《伤寒论》中还指出,火针治疗后,由于对针孔保护不当,感受外邪,并发奔豚。以提醒后世针灸医生注意火针治疗后的护理。"烧针令其汗,针处被寒,核起而赤者,必发奔豚。气从少腹上冲心者,灸其核上各一壮……",从此段文字中可以了解到针孔护理不当而发生的情况及处理方法。

总之,《伤寒论》肯定了"火针疗法"的治疗作用。指出火针可以助阳发汗以散除外邪,用以治疗伤寒表证。

到了晋代皇甫谧撰写的《针灸甲乙经》也肯定了"焠刺"是刺法之一。同时也强调其适应证为痹证和寒邪。如《伤寒论》中云："焠刺者,燔针取痹气也";又如"凡刺寒邪用毫针曰ん温"。这些是继承《黄帝内经》的看法,同时,重申应用火针治病必须考虑体质因素。如书中云："故用针者,不知年之所加,气之盛衰,虚实之所起,不可以为工矣"。

唐代《备急千金要方》中也提火针。它称之为"白针"。它扩大了"火针疗法"的适应证,首先将"火针"应用于外科,治疗疮疡疾患。而且对"火针疗法"的禁忌穴位也提出了自己的看法。明确规定腹部的"巨阙,太仓,上、下管等及诸小弱者,勿用火针"。

到了宋代以后,"火针疗法"的适应证在《黄帝内经》的基础上有所发展。从病位上讲,由属于经筋、关节、痹证等筋骨病,深入到治疗内脏疾患。如王执中撰写的《针灸资生经》将"火针疗法"创造性地应用到治疗内脏疾患。他在其著作中记载了"火针疗法"治疗内脏疾患的有效病例。其中一例为治疗心腹痛。书中云："荆妇旧侍亲疾,累日不食,因得心脾痛,发则攻心腹,后心痛亦应之,至不可忍。与女儿别,以药饮之,痛反甚,若灸则遍身不胜灸矣,不免令女儿各以火针微针之,不拘心腹,须臾痛定,即欲起矣,神哉。"还记载了一则火针治疗哮喘的病例"舍弟登山,为雨所持,一夕气闷而不救,见昆季必泣,有欲别之意,予疑其心悲，为刺百会不效，按其肺俞，云其痛如锥刺，以火针微刺之，即愈。因此，与人治疗哮喘，只缪肺俞，不缪他穴"。《针灸资生经》中还记载了应用火针治疗腰痛甚验的病例。书中云"舍身腰痛出入甚艰，予用火针，微微频刺肾俞，行履如故。"另"有妇人久病而腰甚痛，腰眼忌灸，医以针置火中令热，缪刺痛处，初不深入，即而痛止。"王执中是宋代的临床针灸家，他最早将火针应用于内脏疾患，可谓是对"火针疗法"的一大贡献。

以上文献记载充分说明从汉到唐、宋时期，经过各代针灸先辈明哲的努力，使"火针疗法"突破了《黄帝内经》的框框，尤其是适应证大大超出了《黄帝内经》的范围。由筋骨病扩大到外科疾患和内脏疾患。

到了明代"火针疗法"已经发展到了鼎盛时期。在《黄帝内经》奠定的基础上，各针灸医家们，接受唐、宋时代的医疗经验，将"火针疗法"的应用工具、操作方法、适应范围和禁忌等各方面都进行了加工改进，发展提高，使"火针疗法"日臻完善和成熟。在此阶段对"火针疗法"的发展提高贡献最大的针灸学家应首推高武。他在其著作《针灸聚英》中比较系统、全面地论述"火针疗法"。

他所讨论的内容包括以下两个方面：首先是针具和刺法方面，强调了针具的质地和加热，以及针刺的深度及适应证；其次，还与另一种利用热能的方法——灸法进行了比较。

在针具、刺法等方面高氏的观点是这样的：

1. 火针的质地　据《针灸聚英》载："世之制火针者，皆用马衔铁，思之令喜意也。此针惟是要久受火气，铁熟不生为工，莫如火炉中用废火筋制针为佳也。"他首先提出制造火针要选用耐烧的熟铁。因为熟铁有韧性，同时可以使针体捻得更细些，刺得深，痛苦小。而粗大的火针针具，不能深刺，损伤面大，易感染。

2. 火针的加热　《针灸聚英》云："焠针者，以麻油满盛，灯草令多如大指许，取其灯火烧针，频麻油蘸其针，烧至通红，用方有功，若不红者，反损于人，不能去病。烧时令针头低下，恐油热伤手。先令他人烧针，医者临时用之，以免致手热。才觉针红，医即采针，先以针安穴上，自然干，针之亦佳。"此即明确指出烧针的特点是要"烧至通红"。

3. 火针的刺法　《针灸聚英》指出："以墨记之，使针时无差，穴点差，则无功……先以左手按定其穴，然后针之。"由此可见高氏认为火针进针要"准"。

4. 火针刺的深浅问题　《针灸聚英》告诫医者，火针"切忌过深，深则反伤经络。不可太浅，浅则治病无功，但消息取中也。凡大醉之后，不可行针，不适浅深，有害无利。"其要求刺火针要根据病人胖瘦，疾病深浅，掌握适度。

5. 火针的适应证　《针灸聚英》继承了前人的临床经验，运用火针治疗疮痛外科疾患和痹证，较前记载得更为详细明确。如"宜破痈毒发背，溃脓在肉，外皮无头者,但按肿软不坚者以溃疡,阔大者按头、尾及中,以点记,宜下三针,决破出脓,一针肿上,不可按之,令脓随手而出,或肿大脓多,针时则侧身回避,恐脓射出污身。"又如"破瘤坚积结瘤等,皆以火针猛热可用"。还有"若风寒湿三者,在于经络不出者,宜用火针,以外发其邪"。以上这些记载详细地说明了"火针疗法"有破脓、治瘤、蠲痹等治疗作用,并指明如何操作。

6. 火针的功效　明代以前对火针功效没有文字资料,仅是列举火针治疗几种病。《针灸聚英》首次探讨了火针的功效,归纳起来有两方面,一为引气之功,二为发散之功。书中云:"火针亦行气,火针惟借火力,无补泻虚实之害"。又云:"盖火针大开其针孔,不塞其门,风邪从此而出。"这些论述尽管不够全面,不够深入,但它已使火针的应用开始摆脱了仅治痹证和破脓的狭窄范围,开始建立火针治病的基本理论。

以上这些是涉及针具、刺法及适应证等方面的问题,除此还与利用温度祛疾的灸法进行了比较。高氏认为火针在两个方面优于灸法,第一方面从患者痛苦的角度来讲,火针疼痛暂短,容易接受;而灸法疼痛持久,不易耐受。第二方面从功效上讲,火针可以外发其邪,而灸法则闭门留寇。所以他说:"较之火针及灸,灸则直守艾灼烧过,痛则久也。火针虽则视之畏人,其针下快疾,一针便去,疼不久也。以此则知灸壮候数满足,疼之久也。火针只是一针,不再则过也。"我们以为上述论述不无道理。

另外,《针灸聚英》还从两个方面将火针与气针做了比较。一方面从掌握适度难易上比较,高氏认为:"火针惟借火力无补泻虚实之害,惟怕太深有害,余则无妨;气针者,有浅有深,有补有泻,候气候邪之难,不可误行,恐虚者反泻,实者不宜,又以为害。"其意为火针比气针容易掌握,误用机会较少。另一方面从散邪功效上比较,高氏认为:"盖火针大开其孔穴,不塞其门,风邪从此而出。若气针微细,一出其针,针孔即闭,风邪不当,故功不及火针。"由此可见,就气针与火针而言,相对来说高氏更为推崇火针。

高氏还对火针出针及出针后的处理,火针的禁忌也做了论述。《针灸聚英》云:"凡行火针,一针之后,疾速便去,不可久留,寻即以左手速按针孔上,则疼止,不按则痛甚。"高氏此经验,经临床实践证明是正确的。火针刺后必须用干棉球按压针孔,方能解除后遗感。高氏对火针后的反应也很注意。他在《针灸聚英》中写道:"凡下火针,经一宿,身上发烧恶寒,此为中病,无害事也。"高氏此种比较是以前各针灸学家未涉及的内容。

再有明代以前各针灸家对火针的禁忌,都只谈及禁忌"热性病",而高氏补充了火针禁用部位和季节。《针灸聚英》云:"人身之处皆可行针,面上忌之。凡夏季,大经血盛皆下流两脚,切忌妄行火针于两脚内,及足则溃脓肿痛难退。其如脚气多发于夏,血气湿气,皆聚两脚,或误行火针,则反加肿疼,不能行履也。"

总之，高武在《针灸聚英》中对火针的论述，是自《黄帝内经》后最系统而全面的论述，并且阐述了前人未曾涉及的一些问题，所以说《针灸聚英》的出现标志着火针疗法的成熟。

集各家之长的杨继洲，对火针疗法的论述，基本是宗《针灸聚英》，他本人没有更多的发挥，但在他的著作《针灸大成》中，将火针列为针灸疗法的一种针法，由是足见杨氏对火针疗法也非常重视。这对火针的推广、流传起了积极的作用。

《名医类案》中有几则医案是以火针为治疗方法。如其中 1 例为："一男子胁肿一块，日久不溃，按之微痛，脉微而涩。此形症俱虚，当补不当泻。乃以人参养荣汤，以艾炒热熨患处，脓成以火针刺之，更用豆豉饼灸，十全大补汤，百剂而愈。"这是名医治疗经验 1 例。

吴崑精通针灸，他继承了《黄帝内经》的学术思想，应用火针治疗寒痹在骨。他说："焠针者，用火先赤其针而后刺，此治寒痹之在骨也。"

在《明史·周汉卿传》中也记载了周汉卿用火针治疗肠痈的史实。

总之，明代"火针疗法"作为针灸治法之一被针灸学家认同，并在针具、刺法、适应证、禁忌证等方面都有所发展。因此可以认为"火针疗法"成熟于明代，明代之前仅是"火针疗法"的雏形。

随着历史的推移和人们认识水平的提高，到了清代"火针疗法"治疗范围不断扩大，也有一定的发展和补充。

《外科正宗》的作者陈实功提出了被后人百试百验的治疗瘰疬的方法。他说："火针之法独称雄，破核消痰立大功，灯草桐油相协力，当头一点破凡笼。""治瘰疬，痰核，生于项间，初起坚硬，或如梅李，结聚不散，宜用此法针之，插药易消，用缝衣大针二条，将竹筋头劈开，以针双夹缝内，相离一分许，用线扎定，先将桐油一盏，用灯草六七根油内排匀点着，将针烧红，用手指将核握起，用针当顶刺入四五分，核大者再针数孔亦妙。核内或痰或血随即流出，候尽以膏盖之。"陈氏将火针疗法的适应证扩大到治疗瘰疬是对火针的一大贡献，现今临床应用疗效非常满意、可靠。

另外还有吴仪洛不仅继承了前人的学术观点，如用火针治疗筋急，痹症，瘫痪不仁，癥瘕，积聚，痈疽发背等经验，而且还在他的著作《本草从新》中提出用火针治疗眼科疾患的看法。他说："肝虚目昏多洞，或风赤及生翳膜……后生白膜，失明，或五脏虚劳，风热上冲于目生翳，病亦熨烙之法。盖气血得温则宜通，得寒则凝涩故也。其法用平头针，如孔大小，烧赤轻轻当翳中烙之。烙后翳破，即用除翳药敷之矣。"用火针治疗目疾，其意义不仅在于扩大了火针的治疗范围，更重要的是可以消除认为"火针疗法"粗鲁、不安全、危险性大的偏见。

至于廖润鸿则认为火针具有与艾灸相似的疗效，并认为火针比艾条宜于接受，可以成为艾条的代用法。如他在《针灸集成》中说到："性畏艾条者，当用火针。"

吴谦对火针的适应证也有新的认识。吴氏总结了前人的经验，并探索火针的治疗规律，归纳出适于火针治疗的一类疾病。如他在《医宗金鉴》中指出："火针者，即古之燔针也。凡周身淫邪，或风或水，溢于机体，留而不能过关节，壅滞为病者，以此刺之。"意思是说，只要邪气壅滞于肌肤、关节而为病者，都是"火针疗法"的适应证。

《金针百日通》是近代的著作，它将火针名为"武针"，将毫针名为"气针"。记载了一些用火针治疗的常见病。

周树冬将火针以诗歌的形式，编入了《金针梅花诗抄》中，概括地论述火针治疗的临床病种。他写道："燔针即是火烧针，除痹祛寒效独尊，瘰疬阴疽常焠刺，慎毋炮烙妄施为。"

清代及近代一些针灸家，经过积极努力，"火针疗法"也有一定的发展。清朝后期，道光皇帝将针灸科医生赶出太医院，医学界也有重灸轻针的倾向，"火针疗法"也随之受到歧视和排挤，濒于消亡。幸而这一有效的治疗方法，深受广大人民群众欢迎，才被流传下来。

新中国成立后，"火针疗法"受到一定程度的重视，在卫生部门支持下，在广大针灸工作者努力下，"火针疗法"也有一定的发展。

从先秦到清代为止，"火针疗法"的工具和操作方法，一直沿用没有重大的改变。因而它有加热时间长、散热快等弊病，这些大大限制了"火针疗法"的发展，以致失去了火针能治疗更多的常见病和疑难病的机会和作用。

北京中医医院针灸科自20世纪60年代起，根据临床需要，倡导挖掘、应用、发展"火针疗法"。曾在《北京市老中医经验选编》上发表"火针疗法"一文。在此基础上近年来又有新的发展。首先扩大了临床适应证，治疗病种有30余种，包括内、外、妇、儿、皮、骨伤及五官各科的疾病。有些病例属于比较棘手的疑难病证，其治愈率和有效率都很令人满意。

尽管"火针疗法"在上述几个方面有所发展，但与当今整个医学的发展，与针灸专业其他针具针法的发展很不协调。在临床应用方面，只有少数针灸医生能掌握此项针刺技术。许多省、市正规中医医院针灸科绝大部分无人使用它。目前各级教育部门使用的教科书中对"火针疗法"讲得很少，或根本没有此项内容。从目前各省、市中医研究部门的课题看，尚无此项研究项目。从针灸专业这个角度看也从未专题讨论过"火针疗法"。由此可见对"火针疗法"这一具有独特疗效的传统针法，仍然缺乏应有的重视。面对"火针疗法"的状况，笔者曾在此方面做过一些探讨和努力，愿与同道共勉。

第二节 温通法的机制与适应证

从20世纪60年代起,笔者就开始在"火针疗法"的适应证及治病机制方面,做了一些尝试和探讨,总的认为其治疗范围广泛,疗效可靠,值得普及。

"火针疗法"的治病机制在于温热,刺激穴位和部位,增加人体阳气、激发经气,调节脏腑功能,使经络通,气血行。因而可以称之为——温通刺法。

"火针疗法"具有火针和灸的双重作用,即温热。温热属阳,阳为用,热为无形之气,可以蒸腾但不可以燃烧,热极则生火,火为热之体,热为火之用。人体如果阳气充盛,则阴寒之气可以驱除。天地杀厉之气,寒邪最甚,由表入里,侵袭肌肤、经络,阳气先损,宜用温热之法治之,寒去凝散,经络畅达,气血调和,诸病自愈。

古今医家认为,人身之气血喜温而恶寒,寒则凝聚不通,温则流而通之。"火针疗法"惟借火力,无邪则温补,有邪则胜寒。火主升,主动,具有生化之机。古人云"火有拔山之力",然火针之功,生发之妙,临床效验,难以枚举。凡属寒热虚实,病灶轻重远近,无所不宜。盖寒病得火而散者,犹如烈日消冰,有寒随温解之义;热病得火而解者,犹如暑极反凉,乃火郁发之之义也;虚证得火而壮者,犹如火迫冰而气升,有温补热益之义也;实证得火而热者,犹如火能消物,有实则泻之之义也;痰得火而解者,以热则气行,津液流通故也。因此说,火不虚人,以壮人为法也。

笔者和同事曾指导研究生,对一些患者进行火针治愈前后的甲皱微循环和红外热像图的观察,发现火针治疗后甲皱微循环得到了明显改善,如血色变红,血流速度加快,血流态势好转。如红外热像图反映火针治疗后病变部位的温度明显提高。因此认为火针可以改善气血运行,具有行气活血,温通经络的作用。

基于以上对"火针疗法"的认识,现代应用已经远远超出《黄帝内经》《伤寒论》等文献资料上所规定的内容。经过临床摸索,实验观察,使"火针疗法"实现了诸如祛寒除湿,清热解毒,消癥散结,祛腐排脓,生肌敛疮,益肾壮阳,温中和胃,升阳举陷,宣肺定喘,治痛,止痒,除麻,定抽,熄风等具体临床功效。

1. 祛寒除湿 由于"火针疗法"具有温经通络,行气活血的功能。经络通,气血行,痹阻于经络的寒湿之邪则松动,易被正气驱除于外。寒湿为阴邪,火针助阳,寒湿之邪以阳刺是为正刺之大法,故"火针疗法"对寒湿外侵,痹阻经络所引起的关节痛、腰腿痛等各种痹证疗效甚佳,有时可得到立竿见影、针到病除的效果。

2. 清热解毒 古今医学习惯认为火针为温法,只限于祛寒,不可用于热证。但是,临床实践证明,火针不仅适用于寒证,它对一些火热毒邪也确有奇效。如火针治疗乳痛、颈痛、背痛、缠腰火丹（即蛇串疮）及痄腮等火热毒邪所致之证效果颇佳。由此可以认为火针也具有清热解毒作用。"火针疗法"清热解毒之功效不仅在临床上得到证实，而且，在理论上也是成立的。古人早就有"以热引热"，"火郁发之"的理论。热毒内蕴，拒寒凉之药而不受，清热泻火之法没有发挥作用之机，而"火针疗法"温通经络，行气活血，引动火热毒邪外出，从而使热清、毒解。

3. 消癥散结　"火针疗法"所消之癥结包括：气、血、痰、湿等各种病理障碍积聚凝结而成的肿物、包块，无论其长在体表或集结体内，火针治疗均有不同程度的效果。如胶瘤（腱鞘囊肿）、瘰疬（淋巴结核），以及各种脂肪瘤、血管瘤、纤维瘤、子宫肌瘤、卵巢囊肿、瘢痕等均可行火针治疗。"火针疗法"之所以能够消癥散结，是因为它具有温通的作用。癥结若为气血瘀滞而成，一旦气血通则癥结自消。若为痰湿之邪凝滞而成，火针令其经络通，气血行则可攻散凝滞之痰湿；另一方面还因为火针可以助阳化气，气机疏利，津液运行，化祛痰湿之邪。我们在临床应用火针治疗"卵巢囊肿"时曾观察到，火针治疗 1～2 次后患者的背部约平卵巢部位沿患侧膀胱经第二侧线出现排列整齐的小水疱，如黍粟大小，待水疱结痂消失后，临床症状亦消失，后经 B 型超声波检查卵巢囊肿波消失。火针不仅可以将癥结消于体内，而且亦能将结瘤排之于体外，如瘰疬、腱鞘囊肿等症。

4. 祛腐排脓　"火针疗法"祛腐排脓是一种广为流传的方法，此法既简单方便，又排脓彻底，易于愈合。去腐排脓时，只须将烧红的火针对准脓肿的中心部分或容易引流的部位刺入。一般要刺 3 针，即中心部分 1 针，或上、下再刺两针，或左、右刺均可。火针之所以能达此目的，是由于它能促进气血运行，鼓舞正气，正气充沛，自能排出脓毒。

5. 生肌敛疮　运用"火针疗法"治疗一些经久不愈的疮口或其他慢性溃疡，如破溃的瘰疬、臁疮等，颇能收到生肌敛疮之功效。用中等粗细的火针，烧红后在疮口四周围刺，疮口内有腐肉者，可在疮口中刺 1 针。由于火针能温通经络，行气活血，使气血运行畅通和加速，故疮口周围瘀积的气血可流动消散，以增加病灶周围的营养，促进组织再生，自然疮口愈合。

6. 益肾壮阳　凭借火针的热力可以达到益肾壮阳之目的。当用火针点刺肾俞、命门等腧穴时，肾经气血通畅，肾脏的气化功能加强，肾经的元阴元阳资源化生，产生益肾壮阳的作用。在临床上应用火针治疗肾虚腰痛、阳痿、遗精、老年性疾患等每获良效。这些都是火针益肾壮阳的例证。

7. 升阳举陷，温中和胃　火针通过温热刺激足三里、内关、脾俞、中脘等穴，可使脾胃经脉行气行血，脾胃经脉的气血畅通，则可温运中焦的寒邪，振奋脾胃之阳气，使脾胃健运之功得以恢复，消化、吸收、升降之功能趋于正常。临床上用火针治疗胃脘痛、胃下垂等均取得满意的效果。另外，利用其升阳举陷之功治疗阴挺也可获奇效。

8. 宣肺定喘 "火针疗法"对过敏性哮喘、慢性支气管炎、肺气肿等顽固性疾患有特殊的效果。祖国医学认为："形寒饮冷则伤肺"。由于风寒外来，邪气闭肺，肺失宣降，肺气上逆而成，非温热之法则病不愈，而火针可以通过温热刺激大杼、风门、肺俞、定喘等穴，温化肺之寒邪，疏通肺之经气，经气宣通则可驱邪出，邪气散出则肺气得以宣发、肃降，而喘息自止。

9. 通经止痛 祖国医学认为"通则不痛"，"痛则不通"。疼痛乃经络不通，气血闭阻所致。如经络畅通，气血调和则疼痛自除。火针具有温通经脉，行气活血之功，所以若应用适当，掌握时机，对各种疼痛均可得立竿见影之效力。

10. 祛风止痒 痒症是一种发生在体表的不适甚至痛苦的感觉，好像虫虱叮咬，瘙痒无度。古人认为：诸痒属虚、属风。可利用"火针疗法"温通经络、行气活血之功，促进体表气血流动，营养加强，驱动风邪无存留之处，血足风散则痒止。具体治疗时，对于增生性皮肤增厚，苔藓样变一类的神经性皮炎，宜用粗火针烧红后点刺病变部位。倘若皮肤无改变之皮肤瘙痒症，例如老年性瘙痒症等，宜用细火针烧红点刺曲池、血海、风市等穴以及局部病灶。

11. 解痉止挛 肌肉抽搐乃筋失血养而致，用细火针烧红后点刺抽搐、拘挛之局部，可促进气血运行，增加局部的血液供给，筋得血则筋柔而不拘急，抽搐自定。在临床上常用火针治疗面肌痉挛，疗效很好。其他痉挛、抽搐，如小儿惊风、癫痫等症，须用"强通法"放血治疗。

12. 除麻 麻木之症为感觉异常的一种疾病，局部不红不肿，感觉非痛非痒。此乃经络阻滞，阳气不能帅血濡养肌肤所致。通过火针治疗，温经助阳，引阳达络，气至血通，麻木自除。在临床上常用细火针烧红后散刺麻木之处。如治疗末梢神经炎，一般治疗 1～3 次即可治愈。

笔者认为"火针疗法"不仅适应证远较古人的规定广泛得多，而且在火针针具及技术操作方法上也不同于古人。

第三节 温通法的针具

古人云："工欲善其事，必先利其器"，即要想掌握好"火针疗法"，应先有一得心应手的针具。

首先介绍一下火针针具的材料。制作火针的材料不同于一般毫针，由于火针要在高温加热到针体变红，刹那间刺入人体一定的穴位或部位，所以，要求制作火针的材料必须具有耐高温、坚硬挺拔的特点。即在高温加热的情况下，保持坚硬不弯曲，具有烈火越烧越坚硬的性质。通过临床反复实践试用，筛选出最理想的材料是钨锰合金材料。用这种材料冷拔成 30 号合金钢丝,再加工成火针。此种材料制成的火针经过烧灼针体通红,仍能保持针体挺直、质地坚硬,能够顺利地穿透皮肤、肌肉及瘢痕结缔组织,而且针身不弯不折。另外,以此种材料制成的火针,经久耐用,一根针可经受住反复多次的烧灼使用,且价格低廉,是最理想的制造火针的材料。

由于火针针具要求特殊,多数由医者自行制作,以适应不同证候的需要。制作时,首先将钨锰合金钢丝按不同粗细截成长 6～12 厘米的针条,然后用小砂轮将针条的一端磨光,再用细油石将针条打磨光滑。其后加工针柄。注意针柄不宜太短,一般 3～4 厘米,以免烧灼时烫手。其方法是将细铜丝卷成螺旋形细卷,再把卷好的铜丝缠在针条的另一端,铜丝的两端用 502 黏合剂固定于针条上。以上是火针制作的基本过程。因为多数医针厂家不生产火针针具,必须学会自己制作火针。其方法简单易于掌握,不需要复杂的工具和设备。一个完整的火针可分为三部分。第一部分为针尖,火针的针尖不需要像毫针那样锋利,要求其尖而不锐,稍圆钝为佳。因为火针是在烧红的情况下刺入皮肤的,比起毫针刺入皮肤要容易得多,故不需要太锐利,否则经过反复烧灼、使用,反而针尖变脆,容易折断。第二部分为针体,要求火针的针体坚硬,因为"火针疗法"的针具是在烧红的情况下行术,进针时针体不能像毫针那样得到手指的扶持帮助。而且,火针所刺的穴位或部位有些是病变组织,比较僵硬,针体容易弯曲,因而火针的针体必须坚硬,尤其是烧红后仍然坚硬,这就要求制针材料必须具备这样的特点。其次针体要挺直,挺直是为减少痛苦,进出针顺利,不扩大针孔,便于保护。第三部分为针柄,火针针柄比毫针的针柄更为重要,因为针柄不仅提供施术者持针的部位,而且还要做到隔热不烫手,只有针柄隔热不烫手,才能保证施术者将火针烧到火候——通红,才能快、准、稳地将火针刺入患者一定的穴位和部位。因此,火针的针柄不仅要制作得便于持拿,更重要的是要隔热。

临床上根据不同症状、不同穴位,选择不同粗细的火针。火针的粗细直接与疗效有密切关系。故此,有必要将火针按粗细不同进行分类,以便于临床治疗时选用。根据临床的需要,将火针分为粗、中、细三类(图 63)。

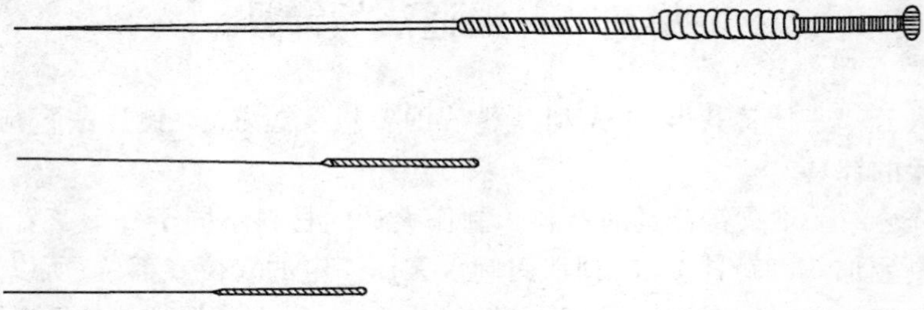

图 63

1. 细火针　直径为 0.5 毫米的火针,属细火针。细火针主要用于下列几种情况,如面部的穴位,由于面部神经、血管比较丰富,痛觉敏感,使用细火针可以减少痛苦;二则由于面部直接影响美观,使用粗火针如处理不当,易留有瘢痕。肌肉较薄的部位,老人、儿童以及体质虚弱的患者,均宜用细火针。

2. 中粗火针　直径为 0.8 毫米的火针,为中粗火针。中粗火针适应范围比较广泛,除面部穴位及肌肉菲薄的部位外,其他的穴位和部位皆可用中粗火针施术。包括四肢、躯干,所有的压痛点和病灶周围。

3. 粗火针　直径为 1.1 毫米或更粗的火针,属于粗火针。粗火针主要用于针刺病灶部位,如窦道、痔瘘、淋巴结核(颈、腋、腹、腹股沟等处)、痈疽、乳腺炎、臁疮、腱鞘囊肿、神经性皮炎、各种结节、皮肤肿痛等。

"火针疗法"除火针针具之外,还需要一些其他辅助工具才可完成。需有酒精灯一盏,以备烧针之用。右手持针,左手持酒精灯。灯内盛有 95% 的酒精,但不宜装得过满,以免酒精溢出发生意外(图 64,图 65)。

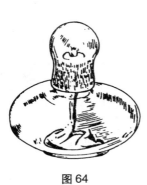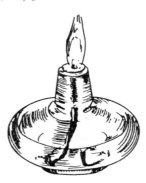

图 64　　　　　　　　　　　　　　　图 65

第四节　温通法的施术

"火针疗法"的施术与其他针刺方法有很大的差异,由于它有将针体加热的过程,所以在消毒、进针、出针以及出针后的处理上都有其特殊的方法和要求,有必要将其操作规程、要点和注意事项详述如下。

"火针疗法"的操作规程:

1. 定穴位　除了直接针刺病灶局部外,不论是选择经穴还是寻找压痛点,都要在消毒针刺之前,在选定的穴位上加以标记,一般都是用拇指指甲掐个"十"字,以保证针刺的准确性。

2. 消毒　定好穴位以后,先用 2.5% 碘酒棉球,以穴位为中心向四周划同心圆消毒,然后用 75% 的酒精棉球以同样的方法划同心圆脱碘,待酒精干后即可施术。假若直接针刺破溃的病灶时,消毒不宜用碘酒、酒精直接擦试破损处,最好用生理盐水棉球擦拭或冲洗。

3. 针体加热　消毒完毕,点燃酒精灯,左手将酒精灯端起,靠近针刺的穴位或部位,右手以握笔式持针,将针尖针体伸入外焰(图66),根据针刺需要深度,决定针体烧红的长度,烧针一定要以通红为度,针红则效力强,祛疾彻底,取效迅速。同时针红可以使进针穿透皮肤时阻力小而痛苦少。针体烧得红则有效,不红则无效。烧针时要掌握火焰的运用,千万不要将针体插入灯焰的中心,因为焰心温度低,热力不够,不能将针体烧红。而外焰燃烧最充分,温度最高,烧针最快,容易将针烧红(图66)。

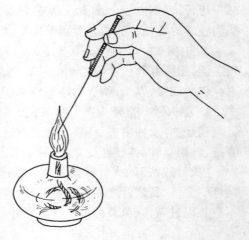

图66

4. 进针　将针烧至通红时,趁着针红,非常迅速地将针准确地刺入穴位,并敏捷地将针拔出,这一过程大约只需要1/10秒。若动作稍慢,拖延时间,则针体温度降低,等于没有将针体烧到火候,一方面给病人造成的痛苦大,另一方面疗效也差。因此,"火针疗法"的技术关键就是"快"。要想做到进针快,一是要熟练地掌握操作技巧,二是要有一定的指力和腕力。如果再加上气功一起运用,施展技巧,更加妙不可言。

5. 火针留针问题　"火针疗法"以快针为主,大部分不留针,有部分病人需要留针,但留针时间一般比毫针要短,多在1~5分钟之间。火针留针时也讲究得气和手感,将针刺入穴位后,或者将针刺入的同时有一种手感,这要细心体会针下的感觉,根据针下感觉来调节进针的深度。如当火针刺压痛点,进针处出现沉紧感时,应停止进针,此种感觉说明深浅已适度,留针1~2分钟。另外,如用火针刺脓肿,当针下出现空虚感时,说明已达到脓腔,应迅速出针,不需要留针。如火针刺淋巴结核,需留针1~2分钟,以清除消化干酪样坏死组织。又如取远端穴位,火针治疗疼痛性疾病时,需要留针5分钟。

6. 出针　起针时医生要手拿消毒干棉球,以备出血、出脓搽拭或揉按时用。当火针进到一定深度时,应迅速出针,目的是减少患者的痛苦。不扩大针孔,避免小瘢痕形成。如针脓肿,出脓务尽,然后包扎。

7. 出针后处理　火针后一般不需要特殊处理,只需要用干棉球按压针孔即可。一则可以减轻疼痛,二则可以保护针孔。实际上火针治疗感染的机会很少,因为火针针体是经过加热烧红后刺入穴位的,其消毒最为彻底。而且,火针可以激发全身机能,防御功能激活,所以,感染的可能性极小。如果火针直接点刺创面,针刺后可按外科常规进行无菌处理。若火针针刺后出血,不必止血,待自然停止后用干棉球搽拭针孔即可。

8. 医嘱　火针针刺后,须向病人交待以下三方面的内容。其一,火针完毕后的正常反应为针后当天针孔可能发红,或针孔有小红点高出皮肤,甚或有些患者出现发痒,嘱患者不必担心,不会造成针孔感染,这是机体对火针的一种正常反应。针孔是个轻度的小烧伤,数天后自行消失,不需要任何治疗处理。其二,当针孔瘙痒时,不要用指甲搔抓,否则红点范围扩大,影响下一次火针治疗。其三,火针治疗后当天最好不要洗澡,保护针孔,以免污水浸入针孔,感染化脓。

总之,"火针疗法"的操作过程基本是由以上8个步骤完成。每个步骤都很重要,不管针刺前的准备,还是针刺后的处理都不可粗心大意,掉以轻心,稍一疏忽,就会酿成错误。"火针疗法"尽管没有毫针那样复杂的手法,但它却有很强的技巧性,针刺时要胆大心细,躯干部位刺得要浅,不可太深,避免刺中五脏六腑。

为了推广"火针疗法",在学习操作规范时,也有必要强调"火针疗法"的操作要点。操作要点要掌握"红、准、快"三个字。这也是决定"火针疗法"疗效的关键。

所谓"红"是指烧针时针体要烧至通红,趁着针体通红迅速将针刺入穴位或部位。强调针"红"的原因有二,一为针身烧得通红穿透力强,刺入穴位时阻力小,缩短进针时间,故可减少病人的痛苦。二为针身烧得温度越高,火力越大,刺激量越强,温通经络,行气活血之功就越明显,见效快,疗效好。

所谓"准"包括两方面的内容,一是定穴或寻找反应点要准,二是进针要准,一针要准确无误地刺在所定的穴位上。选取好的穴位或部位须做以标记,一般用拇指指甲掐一"十"字,"十"字交叉点为进针点,针刺时必须将针准确地刺入"十"字交叉点上。进针准确与否决定着有否疗效。准则效佳,不准则疗效差。"火针疗法"定穴准确和进针准确,比毫针更为重要。毫针治疗进针后,若穴位不准确还可以调整进针方向,而火针进针后则来不及变动,针刺不准确也没有补救办法。因此,定穴准,进针准是"火针疗法"的关键。

所谓"快"是指进针快,严格地讲,应该是将针烧红后,针体离开火焰,刺入穴位这一连串的动作要快,最好在1/10秒内完成。只有做到这一过程迅速,才能保证将烧红的针刺入穴位或部位,患者少受痛苦或无痛苦。要做到"快",需要注意两点,一是将火源端到靠近针刺穴位或部位烧针,尽量缩短红针离开火焰的距离,迅速接触到穴位。二是熟练掌握基本功,特别是指力、腕力和全身气力的锻炼,加上气功的运用,则疗效更佳。

总之，"红、准、快"是"火针疗法"达其治疗目的的关键。其中"准"是核心，"红"和"快"是保证。而"红"和"快"又是相辅相成的。只有掌握此三要点，才算掌握了"火针疗法"的技巧。

为了顺利完成"火针疗法"的具体施术程序，还要注意以下几方面：

1. 施用火针时应注意安全，防止烧伤或火灾等意外事故。

2. 精神过于紧张、饥饿、劳累的患者不宜火针。

3. 体质虚弱的患者，应采取卧位。

4. 针刺时应避开内脏和主要器官。

5. 火针治疗后应注意清洁。

6. 火针针孔切忌用手搔抓，以防感染。

7. 针后当天不宜洗澡，以免污水浸入针孔。

8. 火针后针孔若出现微红、灼热、轻度疼痛、瘙痒等，属于正常现象，无需作任何处理，数天后可自行消失。

9. 火针治疗期间禁房事，忌食生冷。

10. 糖尿病患者禁用火针，因为其针孔不易愈合。

第五节　温通法的刺法

历代针灸家对"火针疗法"的针具、针法很少区别分类。从大量的临床病例中观察到，不同粗细的火针，不同的针刺方法，对不同的病证，其临床疗效差别很悬殊。因而，通过火针的粗细、针刺方法和出针快慢3个方面，全面地归纳"火针疗法"，分别确定其作用和适用范围，将会对临床有很大的指导意义。

一、按针具粗细分类

1. 细针刺法　使用细火针进行针刺的方法为细针刺法。

2. 中粗针刺法　使用中等粗细的火针进行针刺的方法为中粗针刺法。

3. 粗针刺法　使用粗火针进行针刺的方法称为粗针刺法。

这3种火针刺法的特点和适用范围，在前面火针针具分类中已经提到，故不赘述。

二、按针刺方法分类

1. 经穴刺法　是根据临床症状表现，辨证辨经，按经取穴，在经穴上施以火针的一种刺法。它通过火针对经穴的刺激，来温通经络，行气活血，从而扶正祛邪，平衡阴阳，调整脏腑功能。这种刺法主要适用于内科疾病，如胃的疾患、喘息等症。使用的针具以细火针和中粗火针为宜。进针的深浅较毫针要相对浅一些。

2. 痛点刺法　是在病灶部位寻找最明显的压痛点,在痛点上施以火针的一种火针刺法。祖国医学理论认为,压痛点是局部经气不通,气血阻滞的反应点。以火针刺激压痛点,可以使局部经脉畅通,气血运行,从而缓解疼痛。压痛点刺法主要适用于肌肉、关节病变和各种神经痛,如关节炎、肩周炎、坐骨神经痛等。压痛点刺法最好选用中粗火针,进针可以适当深一些。

3. 密刺法　是用中粗火针密集地刺激病灶局部的一种火针刺法。密集程度取决于病变的轻重,病情重趋于密,以每针相隔 1 厘米。密刺法以足够的热力,改变局部气血的运行,促进病损组织的新陈代谢。此法主要适用于增生、角化性皮肤病,如神经性皮炎。选用针具时,要审视病损部位的皮肤薄厚,如很厚很硬者宜选用粗火针,一般选用中粗火针,针刺深浅要掌握适度,一般火针针尖透过皮肤病变组织,而又刚接触到正常组织的深度为宜,太浅或过深都不相宜。

4. 围刺法　是用火针围绕病灶周围行针刺的一种火针刺法。进针点多落在病灶与正常组织交界之处。在病灶周围施以火针可以温通经脉,改善局部气血循环,促进组织再生。围刺法主要适用于皮科、外科疾患,如臁疮、带状疱疹等。所用火针针具以中粗火针为宜,不宜用过粗的针具,过粗则徒损皮肉,于治病无益。进针的间隔距离以 1～1.5 厘米刺一针为宜。针刺的深浅应视病灶深浅而定,病灶深则针刺亦深,病灶浅针刺亦浅。有时可直接刺络脉出血,以祛除瘀滞,对局部红肿大有益处。

5. 散刺法　是以火针疏散地刺在病灶部位上的一种火针刺法,具有温阳益气、改善局部气血运行的作用,从而达到治麻、止痒、定痉、解痛的功效。多用于治疗麻木、瘙痒、拘挛和痛证。一般每隔 1.5 厘米刺 1 针。针具最好选用细火针,刺激以较浅为度。

三、按出针的快慢分类

1. 快针法　是进针后迅速出针的一种最常用的火针针法。"火针疗法"以快针法为主。一般都是进针后一刻不停迅速出针,整个过程只需要 1/10 秒的时间。因为"火针疗法"是借助烧红的针体所带的热力来刺激穴位或部位,只要针体红,热力足,就可以激发经气,推动气血,温通经络。留针时间长并不意味着刺激就强。真正具有治疗作用的火针热力只能保持暂短的时间,热力消失后,虽然针仍留在穴位内,对穴位已起不到热刺激作用。所以,"火针疗法"以快针法为主。快入快出是火针的优势。它治疗疾病具有省时、痛苦短暂的优点。

2. 慢针法　与快针法相反。慢针法有其特殊的用途和适用范围。特点是火针刺入穴位或部位后,逗留一段较短的时间,然后再出针。留针时间多在1～5分钟之间。在留针期间可行各种补泻手法,如捻转补泻手法、提插补泻手法等;

也可以静留针不行手法,待正气自复。慢针法具有祛腐排脓,化瘀散结之功。主要适用于淋巴结核、肿瘤、囊肿等,各种坏死组织和异常增生一类的疾病。

以上是我们在临床上常用的几种火针刺法。在临床实践中,方法及针具选择恰当与否,直接影响临床疗效。在具体临床应用时,应根据病人的症状虚实、年龄、性别、体质强弱、针刺部位,而选用相适应的针法、针具,这无疑对应用"火针疗法"有指导意义。

"火针疗法"迄今已有上千年的历史,今日所用火针已较《黄帝内经》时期有很大不同。我们用的火针是自制的,用右手持针直接在酒精灯上烧灼。在制针材料、燃烧的油质方面均作了一些改进,并克服了传统火针方法加热时间长,燃料冒烟,针具无粗细大小之分的弊病。缩短了加热时间,约在几秒钟之内将针体烧红,有隔热的针柄可以手持,保证了进针的准确性和快速度。针具有粗、中、细之分,可供不同病情选用。与古之"大针"、"燔针"相比较有其显著的优越性。

近些年来,也有人力图改良火针,虽然改进了传统火针欠缺的一面,但出现了过于机械的弊病。这主要表现在针刺深浅度的调节方面,改良火针都是在针刺前就固定了进针的深度,不能根据针刺后的手感情况再做调整。在临床实践中体会到有些病变很难在针刺前准确估计进针的深度,并且随着疾病的不断变化,每次进针的深浅也不尽相同,需要完全凭借着术者针刺时的手感以随时掌握深浅度。由于改良火针不能施以最佳深浅度,所以影响疗效。

现在临床上常用的火针不存在这些弊端,进针时的针下每一变化都能被术者的手指感觉到,这些感觉及时反馈给施术者,以便术者不断地改变针刺深浅度,施用各种针法技巧,以使"火针疗法"达到炉火纯青的程度。

第六节　典型病例治验

脑血管病后遗症

半身不遂为中风留有的后遗症之一。

【病因病机】此病有的是由于气虚不能运血,气血瘀滞,脉络痹阻,而致肢体废而不举,有的是由于肝阳上亢,火升风动,气血并逆于上,络破血溢,经脉阻塞而致半身不遂。

【临床表现】气虚血滞,脉络瘀阻,半身不遂,肢软无力,手足浮肿,语言謇涩,面色萎黄,苔薄白,脉细弦无力。

肝阳上亢,脉络瘀阻,半身不遂,肢体僵硬拘挛,兼见头痛头晕,面赤耳鸣,舌红泽,苔薄黄,脉弦。

【治则】平肝潜阳,熄风通络,温通经脉,行气活血。

【取穴】随症取穴。

【刺法】以中等火针,用速刺法。

病例1 胡某,女,56岁。左手指屈曲不能伸。3年前患左侧半身不遂,血压高达170/110毫米汞柱,经针灸及服用中药治疗,左上、下肢活动已正常,血压平稳,但左手指屈曲不能伸,已有3年,久治不愈,影响生活和劳动,食欲、二便正常。

望诊:面黄,舌苔白,声息正常。

脉象:细弦。

辨证:气虚血少,经脉失养。

治则:温通经脉。

取穴:八邪、阿是。

刺法:中等火针,速刺法。

火针后,手指屈曲当时得舒,并能握拳。两次后手指伸屈见灵活,6次火针治疗后,伸屈自如,已能做些家务活,现已回乡参加劳动。

病例2 白某,女,42岁。左腿发凉。两年前,左上、下肢活动无力,手不能握物,下肢行走不便,经医院CT检查,诊断为"脑血栓"。经治疗后,上下肢不遂已愈,但左大腿后侧发凉感始终未除。食欲、二便正常。平素血压170/110毫米汞柱。

望诊:面黄、舌苔白,声息正常。

脉象:沉细。

辨证:中风后遗症、气虚血少不荣于筋。

治则:温通经脉。

取穴:阿是。

刺法:中等火针,速刺法。

火针后,自觉大腿后侧发凉感减轻,两次火针后,发凉感明显好转,共10余次凉感消失。

病例3 苏某,男,61岁。左半身不遂4年,不能走路,手不能握物,生活自理较困难,左上、下肢肿胀明显。经中、西医治疗,效果不明显。食欲尚可,大便秘结,小便频数。血压140/90毫米汞柱。

望诊:体胖、面黄,舌苔白厚。

脉象:沉弦。

辨证:形盛气虚,不能帅血运行。

治则:温通经络,行气行血。

取穴:八邪、阿是、三阴交(患侧)。

刺法:以中等火针,用速刺法。

1次火针治疗后,从针孔中流出许多液体,肿胀减轻。2次火针治疗后,肿胀显著减轻,流出液体亦大大减少。3次后,肿胀又大减轻,尤其是左手肿胀消失,恢复正常。再针1次以巩固疗效。

病例4 韩某,男,57岁。右半身不遂已8年之久。原患高血压症(260/140毫米汞柱),随即中风昏倒,经医院检查,诊断为"脑溢血"。经抢救脱险,转医院治疗。屡经针灸及按摩治疗效果不明显。

现仍右半身肢体无力,步履不便,肌肉轻度萎缩,麻木不仁,经常头晕,舌强语涩,口眼㖞斜,口流涎液,食欲不振,口舌干燥,睡眠欠佳,右侧肢体发凉,大便正常,小便时有失禁。

望诊:神清,面色正常,舌苔白。语言不清,喉中有痰。

脉象:弦滑,血压160/100毫米汞柱。肤温低。

辨证:阴虚阳亢,风从内动,中于经络,气滞血瘀,运行不畅。

治则:通经活络,行气行血。

取穴:手、足阳明经下肢穴为主,以及膀胱经的委中、胆经的环跳、风市、阳陵泉等穴。

刺法:以中等火针,用速刺法。

共治疗20次,右上、下肢发凉及麻木感等均消失,并自觉有发热感,步履较前稳健,肌肉较前有力,语言较前清楚,血压140/90毫米汞柱。停止治疗。

附:火针疗法为主治疗急性脑梗塞近期疗效观察

1. **一般资料** 入选病例为北京中医医院针灸科的急诊留观及住院患者,均为急性起病,有神经功能缺损,且在治疗前经头颅CT证实并除外脑出血。有严重心、肝、肾功能障碍神志昏迷者及已用抗凝、溶栓剂治疗者均不予入选。神经功能缺损情况,根据1986年全国第二届脑血管病会议通过的"卒中患者临床神经功能缺损程度评分标准"来评定,轻度0~15分,中度16~30分,重度31~45分。中医辨证标准根据患者的主要症状及舌苔脉象,分为虚实两组,包括气虚血瘀及风痰阻络型。治疗组66例,男38例,女28例;年龄45~83岁,平均62岁;病程最短2小时,最长为1周;其中神经功能缺损轻度24例,中度33例,重度9例。对照组62例,男35例,女27例;年龄40~78岁,平均60岁;病程最短12小时,最长1周;神经功能缺损轻度21例,中度32例,重度9例。治疗组及对照组在年龄、病情严重程度、中医辨证分型等的分布差异均无显著性意义。

2. **治疗方法**

(1)火针通络治疗组

火针点刺百会,尺泽、委中处浮络点刺出血,每日针1次,10次为一疗程,隔1天进行第2疗程,同时辅以降纤酶5U加入250毫升生理盐水中,每日1次,共

3天。

（2）单纯药物治疗对照组

采用降纤酶10U加入250毫升生理盐水中静点，每日1次，10天为一疗程，连续2个疗程。

治疗期间两组均根据病情采用常规降颅压及调整血压治疗。

3. 疗效观察

（1）疗效标准

依据上述评分标准于治疗前及治疗后第10天及第20天各评分1次，并根据治疗后缺损分值的降低率进行评定。

基本痊愈：神经功能缺损评分减少91%～100%。

显效：神经功能缺损评分减少46%～90%。

好转：神经功能缺损评分减少18%～45%。

无效：神经功能缺损评分减少0～17%。

（2）实验室观察指标

治疗前及治疗后第1、3、10天测定凝血酶原时间（PT）及纤维蛋白原（FIB），并常规观察血常规、尿常规、肝肾功能。

（3）治疗结果

治疗20天两组神经功能缺损改善率的比较见表13，中医辨证分型与疗效的关系见表14，两组病程与疗效的关系见表15，治疗开始的时间与疗效的关系见表16，两组治疗对凝血酶原时间及纤维蛋白原的影响见表17。

表13　两组疗效对比　　　　　　　　　　　　　例（%）

组别	例数	痊愈	显效	有效	无效	总有效率
治疗组	66	36(54.5)	17(25.8)	9(13.6)	4(6.1)	93.9
对照组	62	17(27.4)	14(22.6)	21(33.9)	10(16.1)	83.9

从表13可以看出火针治疗组治疗急性脑梗塞与单纯药物对照组进行比较，疗效差异有显著意义（$P<0.05$）。

表14　辨证分型与疗效的关系　　　　　　　　　例（%）

组别	分型	例数	痊愈	显效	好转	无效	有效率
治疗组	气虚血瘀	31	14(45.2)	10(32.3)	4(12.9)	3(9.6)	90.4
	风痰阻络	35	22(62.9)	10(28.6)	2(5.7)	1(2.8)	97.2
对照组	气虚血瘀	30	8(26.7)	6(20.0)	11(36.6)	5(16.7)	83.3
	风痰阻络	32	9(28.1)	8(25.0)	10(31.3)	5(15.6)	84.4

表 14 示,对照组气虚血瘀型及风痰阻络型治疗效果无明显区别,火针治疗组风痰阻络型总有效率明显高于气虚血瘀型。

表 15 病程与疗效的关系 （天）

组别	例数	痊愈	显效	好转
治疗组	66	20	14	10
对照组	62	27	22	17

表 15 示治疗组的疗程明显短于对照组。

表 16 治疗开始时间与疗效的关系 例(%)

组别	时间	例数	痊愈	显效	好转	无效	有效率
治疗组	<24h	11	6(54.5)	3(27.3)	2(18.2)	0	100.0
	<3d	32	20(62.5)	7(21.9)	4(12.5)	1(3.1)	96.9
	<7d	23	10(43.5)	7(30.5)	3(13.0)	3(13.0)	87.0
对照组	<24h	9	2(—)	2(—)	4(—)	1(—)	—
	<3d	30	10(33.3)	8(26.7)	8(26.7)	4(13.3)	86.7
	<7d	23	5(21.7)	4(17.4)	9(39.1)	5(21.7)	78.3

表 16 示两组治疗的疗效均与开始治疗的时间有关,开始时间越早疗效越好。

表 17 对凝血酶原时间及纤维蛋白原的影响($\bar{x} \pm s$)

组别	时间	PT(s)	FIB(mg/dL)
治疗组	治疗前	12.5 ± 1.20	321.67 ± 110.57
	治疗后	12.9 ± 0.72	274.83 ± 96.67
对照组	治疗前	12.3 ± 0.93	342.8 ± 93.8
	治疗后	12.8 ± 1.15	293.7 ± 101.7

表 17 示治疗组治疗前后 PT 的 t 为 1.83,$P < 0.05$,差异有显著意义;FIB 的 t 为 1.726,$P < 0.05$,差异有显著意义。对照组治疗前后 PT 的 t 为 1.83,$P < 0.05$,差异有显著意义;FIB 的 t 为 1.726,$P < 0.05$,差异有显著意义。

4. 讨论 中风早期脑络瘀阻为主要病机,火针通络疗法是针灸治疗方法的一种,具有温经散寒通经活络的作用,刺络出血则为目前针灸治疗常用的一种治疗方法,二法合用强调的是通络活血治疗作用。首选督脉的百会穴,因督脉循行通于脑,属于奇经八脉之一,是人体诸阳经脉之总汇,为阳经之海。百会是手足三阳、督脉之会,诸阳经皆上于头,脑为髓海,是气血输注出入的重要穴位,上在百会穴,下在风府穴。而脑络瘀阻则应首选百会,火针刺之,以通其脑络瘀阻,并刺尺泽、委中处浮络出血以加强肢体通络活血的治疗作用。

通过临床观察,总结出以下几点:

(1)火针通络治疗可明显改善患者的临床症状,与未施行针刺治疗的对照组相比较,患者神经功能的缺损程度明显恢复。

(2)可明显缩短病程,使患者在较短的时间内达到较满意的治疗效果。

(3)风痰上扰型的实证组疗效优于气虚血瘀的虚证组,因火针施治属于泻法,适于实证患者,故临床治疗应有针对性,以防盲目施治。

(4)在施治的时间上,发病时间越短则疗效越好,24 小时之内显效可达 96%。

(5)对凝血机制的影响,因对照组降纤酶的作用已得到肯定,而火针通络治疗方法可加强其作用,能够延长凝血酶原时间,降低纤维蛋白原,从而达到协同的治疗作用。

哮　　喘

哮喘是一种常见的反复发作性疾病。但哮与喘症状上有所区别,哮是指喉中有哮鸣音,喘则指呼吸困难,由于两者在临床上常同时并发,故合并述之。

【病因病机】 本病由于脾胃素虚,偏嗜肥甘厚味,以致痰饮内生而伏于肺,每当风寒外邪,嗅吸异物,以及情志、劳累等,均可引动肺经蕴伏之痰饮,阻塞气道,肺气升降失调而发为痰鸣喘咳。

【临床表现】 本病主证为呼吸急促,喉间哮鸣音,甚至张口抬肩。分为实证及虚证两型。

实证:咳嗽,咯吐稀痰,形寒无汗,头痛,口不渴,苔薄白,脉浮紧,亦可见咳黄黏痰,咯痰不爽,咳引胸痛,或见身热口渴、便秘、苔黄腻、脉滑数。

虚证:气息短促,语言无力,动则汗出,甚至神疲气不得续,动则喘息,汗出肢冷,舌淡,脉沉细无力。

【治则】 宣肺祛风,顺气化痰,或调补肺肾。

【取穴】 大杼、风门、肺俞。

【刺法】 以中等火针,用速刺法。

病例　武某,女,38 岁。年幼时即患气管炎,10 岁以后开始哮喘,经肌注或静点氨茶碱后,才能控制,夏季较重,近 10 年来,一年四季都要发作,咳喘难忍,食欲尚可,大便不畅,月经量少,经期不准。

望诊:面黄、消瘦、舌质红、苔薄白。

脉象:滑数。

辨证:证属先天不足、肺气虚弱不能卫外,脾不健运以致大便不调等证。

治则:急则治其标以定喘为先,补正缓图。

取穴:大杼、风门、肺俞。

刺法:以中等火针,用速刺法。

胃 下 垂

本病是指胃小弯弧线最低点下降至髂嵴连线以下,十二指肠球部向左偏移,多见于瘦长体型的女性。

【病因病机】 多由脾胃虚寒,禀赋不足,中阳素虚所致,或因思虑劳累,饮食不慎以致脾阳不振,中气下陷所致。

【临床表现】 本病者往往食后或过食之后,即觉腹胀和不适,站立或运动后疼痛及不适感加剧,碱性药物不能缓解其疼痛,多数伴有恶心、呕吐、舌质淡、苔薄白、脉细弱。

【治则】 补中益气,健脾和胃。

【取穴】 脾俞、胃俞、中脘、内关、足三里。

【刺法】 以细火针刺入腧穴2~3分深,不留针。

病例 赵某,女,29岁。胃脘不适,经常恶心呕吐,继而胃疼、腹胀、嗳气。曾在医院钡餐造影诊断为"胃下垂"12厘米。食欲不振,食后发坠,大便不调,月经量少,精神不扬,四肢无力。

望诊:面色萎黄无华,声息低弱,舌质淡,苔白。

脉象:细弱无力。

辨证:中气不足,脾阳不举。

治则:健脾和胃,补中益气,升阳举陷。

取穴:第一组 中脘、内关、足三里。

第二组 脾俞、胃俞。

刺法:以中等火针,用速刺法。

针后二诊:脘闷胀气减轻。三诊:食欲渐增,下坠感消除,大便如常。共治疗10次,钡餐造影检查,胃的位置正常,临床症状消失,痊愈。

肠 粘 连

属中医"腹痛"范畴。

肠粘连根据其粘连带的来源,可分为先天性及后天性两种。先天性多为发育异常或胎粪性腹膜炎所致。后天性粘连多由腹腔内手术、炎症、创伤、出血、异物所致。在临床上最多见于手术后,尤其是阑尾切除术或盆腔手术后。

【病因病机】 多因恣食生冷,损及脾胃阳气,或因阳气素弱,脾阳不振,脾不健运,胃不纳谷。或暴食暴饮、胃肠传化功能不利。由此导致肠腑瘀血凝滞,肠腑化热,瘀热互结而致。

【临床表现】 多数表现为持续性腹痛,阵发性加重,有时伴有腹胀,或患者自诉腹部胀痛不适,粘连范围较广或使肠部梗阻者,可有频繁呕吐,甚至停止排便和自肛门排气。舌质淡,苔白薄,脉沉滑。

【治则】 调整阳明腑气,散瘀消肿,清热止痛。

【取穴】 阿是穴,足三里,上、下巨虚。

【刺法】 以中等火针,刺入腧穴3～5分深,快刺法不留针。

病例 郭某,男,62岁。1971年行阑尾切除术,1972年开始觉右下腹疼痛,至1986年该部出现跳痛,劳累或饮食不当后加重,经中西医多方治疗无效。纳差,二便正常。

望诊:面黄,消瘦,舌质淡,舌苔白。

脉象:沉滑。

辨证:术后卧床,气血瘀滞粘连,不通则痛。

治则:温通经络,行气活血。

取穴:阿是穴。

刺法:以中等火针,用速刺法,点刺痛处。刺入3～5分深,不留针。治疗5次之后,疼痛消失,胃纳好转。

便　　溏

脾主运化,胃主受纳,若因长期饮食失调,劳倦内伤,久病缠绵,均可导致脾胃虚弱,不能受纳水谷和运化精微所致。

【临床表现】 大便时溏时泻,水谷不化,稍进油腻之物,则大便次数增多,纳呆腹胀,面色萎黄,肢倦乏力,舌淡,苔白,脉细弱。

【治则】 健脾利湿,温中和胃。

【取穴】 中脘、天枢、长强。

【刺法】 用中等火针,速刺法,点刺。

病例 张某,女,55岁。便溏,但又不畅,每日大便数次,而每次大便量很少,又总有排不尽感。精神紧张时加重。食欲不振,小便正常。

望诊:面黄无华,舌苔白,声息正常。

脉象:沉细。

辨证:脾肾阳虚,操劳过度所致。

治则:补益阳气,以奏收摄之功。

取穴:长强。

刺法:中等火针,速刺法。

一次火针治疗后,便溏次数减少,排不尽感减轻;二次火针治疗后,便溏又有进步;三次火针治疗后,大便基本成形,日1次;四次后大便正常,带团赴国外访问演出。

面 肌 痉 挛

面肌痉挛是以阵发性面部肌肉抽动或跳动为主要表现的一种顽固性疾病。本病轻者仅限于眼周抽动,甚则牵扯面部和口角,重者则会牵扯颌部,或耳或头皮抽动。本病病程短者易治,病程长者不易治。阵发性者易治,原发性者难愈。

【病因病机】原发性面肌痉挛多为七情所伤,肝阴暗耗,或因劳累过度,耗伤气血,或因阴虚阳亢所致。继发性者有口眼㖞斜史,因风寒未除,筋脉收引所致。

【临床表现】风寒稽面,经筋收引证,有口眼㖞斜史,面部肌肉抽动,伴有面部拘紧,怕冷,遇寒尤甚,或面肌萎缩,人中沟歪向病侧,眼裂病侧小于健侧,或耳后压痛,面部穴位压痛,舌苔薄白,脉弦。

气血亏虚,经筋失养者,面部肌肉抽动或跳动,偏于气虚(寒)者,面部拘紧,头痛头晕伴有气短乏力、自汗、纳呆、便溏、失眠多梦、肢体麻木,劳累或失眠则抽动明显,面色不华,舌体胖大,边有齿痕,质淡,脉滑。

【治则】温散风寒,熄风解痉或补益气血,熄风解痉。

【取穴】阿是穴。

【刺法】以中等火针,用速刺法,点刺抽动之处。

病例1 陈某,女,58岁。左眼睑抽动20余年,左面部抽动2年。20年前,因精神刺激,发现左眼睑时有抽动,未予治疗,近两年来加重,扩大到整个面部肌肉亦抽动,抽动时左眼几乎完全闭合,引颊移口,面部发紧,以左面为甚。每次抽动2~3分钟,平均每5~10分钟抽动1次。精神紧张时或遇寒冷时加重。

望诊:面黄,舌质淡,苔薄白,气息正常。

脉象:弦滑。

辨证:肝郁气滞,筋失所养,以致面部痉挛抽动。

治则:行气活血,养血荣筋。

取穴:角孙、头临泣、丝竹空、颧髎、地仓、阿是、合谷、太冲。

刺法:以中等火针,用速刺法。

一诊火针后,患者自觉面部松快舒展,5次治疗后,抽动次数大减。两个疗程后,患者偶感面部轻微蠕动。又经过两个疗程治疗,面部抽动完全消失。

病例2 王某,女,54岁。左侧面部肌肉跳动已2年余,初起为上眼皮跳动。近几个月来上眼皮跳动停止,惟觉下眼皮跳动甚剧,伴有耳鸣,每当情绪波动时,跳动则加重,目不能睁,同时牵引口角向左歪斜,面部发板不灵活。食欲尚可,睡眠正常,大便秘 2 日 1 行,小便正常。

望诊:体瘦、面黄、舌质淡、苔薄白。呼吸声息正常。

脉象:细缓。

辨证:气血俱虚,肝阳上逆,发而为动,动则引颊移口。

治则:柔肝潜阳,通经活络,调和气血。

取穴:阿是。

刺法:以细火针,用速刺法,点刺局部。

3 次治疗后,下眼皮跳动明显次数减少。有时出现停止不跳动。10 次治疗后,下眼皮跳动继续减轻,呈间歇性发作。再 3 次治疗,下眼皮跳动停止。停针观察。

鹤 膝 风

膝者筋之府,屈伸不利,两膝壅肿,内外皆痛,腿细膝粗,如鹤之膝,故名"鹤膝风"。

【病因病机】 多由足三阴经亏损,风邪乘虚袭入经络,气血阻滞,不通则痛。

【临床表现】 一侧或两侧膝关节红肿疼痛,不能伸屈,不能走路,病程较长,连绵不已,肿处拒按。

【治则】 活血荣筋,祛风通络。

【取穴】 鹤顶、犊鼻、阿是穴。

【刺法】 以中等火针,用速刺法。

病例 杨某,女,15 岁。右膝红肿疼痛 2 年余。1986 年 4 月开始发病,右膝红肿,行动不便,日渐肿大,不能站立和行走,一般的裤子都穿不进去。纳差,二便正常。

望诊:右膝部肿胀,色紫红,腿伸不直,体瘦,面黄,舌质淡,苔薄白。

脉象:细弱。红肿处疼痛拒按。

辨证:风湿之邪侵入经络,日久化热,气血壅滞不通。

治则:祛风利湿,温通经络,行气活血,荣筋止痛。

取穴:鹤顶、犊鼻、阿是穴。

刺法:以中等火针,用速刺法,点刺腧穴及其周围红肿处。隔日火针治疗 1 次,治疗 6 次后肿见消,疼痛减轻。停针观察。

半年后复查,肿已消退,仍有疼痛感,但较前明显好转,腿已伸直,已能行走。又以火针治疗 5 次,痊愈。

痿 证

本病是指肢体痿弱无力,不能随意运动,或伴有麻木、肌肉萎缩一类病证。

【病因病机】 发病原因多因外感湿热,侵袭于肺,肺受灼热,耗伤津液,津伤则筋脉不得濡养,以致筋脉弛缓,或由湿热之邪蕴蒸阳明,阳明主润宗筋,湿热浸淫,则宗筋弛缓,不能束筋骨而利关节,或因久病体虚,房事过度,肝肾精血亏损,筋脉失去濡养所致。

【临床表现】 四肢筋肉弛缓无力,失去活动之功能,初起多有发热,但也有不发热,继则上肢或下肢,偏左或偏右,痿软无力,重者则完全不能活动,肌肉日渐瘦削,并伴有麻木、发凉等症状。

【治则】 补脾益气,清热化湿,通利筋脉。

【取穴】 督脉阿是穴,足阳明胃经所属的下肢穴及中脘、气海、天枢等穴。

【刺法】 以中等火针,刺入腧穴1~3分深。

病例 王某,女,成年。4年前感冒后,浑身无力,发麻,两下肢不能走路,基本生活不能自理,在4年中,经中西医多个医院诊治,均收效甚微,并伴有右眼失明,多次诊断为"多发性脑血管硬化"、"多发性脊髓炎"、"视神经乳头网膜炎"、"视神经萎缩"等病。精神差,纳食甚少,二便正常。

望诊:体瘦,面黄,下肢细软,肌肉萎缩,不能行走。舌苔薄白。

脉象:沉细。

取穴:督脉脊柱阿是穴,足阳明胃经所属下肢穴及中脘、气海、天枢等穴。

刺法:以中等火针,用速刺法。

初用火针时,针刺处无痛觉。数次火针后知觉恢复,20多次火针治疗后,能站立扶床边走几步,治疗将近1年,每周2次,12次为1个疗程,休息1~2周,再继续针灸。病痊愈。

小儿麻痹后遗症

小儿麻痹又名"脊髓灰质炎",临床特征为先发热呈双峰形状,肢痛,伴有胃肠或上呼吸道症状,继而发生肢体麻痹和迟缓性瘫痪。

【病因病机】 本病前期为外感风、湿、热一类时邪,由口鼻侵入肺胃二经,首先出现发热、咳嗽、咽红或呕吐、腹泻等"邪犯肺胃"的证候。继而其风湿热邪流注经络,致使相应部位的经络阻塞,气血失调,出现肢体疼痛等症。后期则因肝肾筋脉肌肉失养,而致肢体麻痹或瘫痪。

【临床表现】 病始发热、咳嗽、腹泻、呕吐,继则肢体疼痛,热退后则见肢体麻痹,瘫痪无力或口眼㖞斜。

【治则】 早期祛风解表,清热利湿,后期宜补养气血,通经活络。

【取穴】 独取足阳明经所属下肢穴。

【刺法】 以中等火针,用速刺法。

病例 张某,女,25岁。幼年3岁时发热后,发现左下肢麻痹、瘫痪、不能走路。经医院诊断为"脊髓灰白质炎"。20 年来,肌肉萎缩,走路困难,曾用中药针灸治疗,运动逐渐恢复,后因故中断治疗。月经、食欲、二便正常。

望诊:面色正常,舌苔白,声息正常。

脉象:滑。

辨证:热耗阴液、经脉失养,以致行走不便、肌肉萎缩。

治则:温通经脉,下肢得血而能走。

取穴:阳明经所属下肢诸穴。

刺法:中等火针,用速刺法。

共用火针治疗 12 次,肌肉萎缩日渐恢复,行路与常人无差异。

多发性神经炎

多发性神经炎,又称末梢性神经炎。发病特点是呈对称性,肢体远端的感觉障碍和弛缓性瘫痪。属中医"痿证"范畴。

【病因病机】 此病早期由于湿邪浸淫筋脉,经络阻滞,故表现为肢体疼痛,麻木。后期湿邪化热伤筋,筋脉失养,则可见麻木痿弱,肌肉瘦削等。

【临床表现】 早期的症状为手指或是足趾麻木,刺痛,感觉异常或过敏。以后各种感觉均可发生障碍,典型病人可出现手套或短袜型感觉减退和消失区域,四肢远端弛缓性瘫痪,运动无力,肌肉萎缩,出现垂腕或下垂足。

【治则】 调理气血,濡养筋脉。

【取穴】 阿是穴或经穴。

【刺法】 以中等火针,用散刺法。

病例 刘某,男,41 岁。左腿股前臁,半月来麻木不已,发作无休止,行履不便,余无不适。

望诊:面黄,苔白,声息正常。

脉象:弦滑。

辨证:证系脉络流注不畅,气血阻滞,肌肤失养所致。

治则:法宜温通经脉,疏导气血。

取穴:阿是穴。

刺法:以中等火针,用散刺法于麻木之处点刺。3 次后痊愈恢复如常。

脑震荡后遗症

头为诸阳之会,"精明之府,髓海之所藏"。故脑有总领全身之功,当头部受到跌撞或暴力冲击后,可直接损伤脑海而引起脑海震动。

【病因病机】 属于不内外因所致。头部受到突然跌撞和受暴力撞击,使脑内的脉络受到损伤,致使脑脉络气滞血瘀,运行不畅或因外伤剧烈疼痛造成气机逆乱,气血受阻,清窍受扰而突然昏倒及后遗诸症。

【临床表现】 脑内脉络受损后,即可突然昏倒少时,四肢松弛无力。苏醒后,多忘却发生过程,轻者神清、头晕、头痛、记忆力减退,少数伴恶心呕吐等,病程长短不一。

【治则】 通窍开闭,苏厥醒脑,宁神熄风,调达经络,行气活血。

【取穴】 百会、上星、条口(左)。

【刺法】 以中等火针,用速刺法,深度,1~2分。

病例 郭某,男,44岁。半年前,登高拿东西,不慎从两层重叠凳子上摔下,当时神志清醒,只感头部剧烈疼痛,即去医院神经科检查治疗,诊断为"脑震荡"。头疼、头晕、失眠、记忆力衰退,经西药及针灸治疗,症状好转,恢复工作。

两个月后,突然感到两耳后发际1寸部位剧烈疼痛,以前诸症亦复加剧,仍继续在以前医院治疗,但头痛症状一直不减。仍头痛、头晕,用脑过2小时,则觉后脑发热,每天须服安眠药方能入睡6小时。胃脘不适,大便溏,日2~3次,小便正常。

望诊:面色正常,舌质红,苔白腻,声息正常。

脉象:弦。

辨证:头为诸阳之会,凡五脏精华之血,六腑清阳之气,皆上会于头。由高处跌下,损伤脉络、气血受阻、运行不畅所致。

治则:温通阳气,调达经络,行气活血。

取穴:百会、上星、条口(左)。

刺法:以毫针刺,行先补后泻手法,留针30分钟。

经过36次针刺治疗,历经3个月时间的观察,症状有一定好转,但疗效比较慢。根据患者的同意,改火针治疗,以温通经脉。

取穴:"以痛为输",取局部阿是穴。

刺法:以中等火针,用速刺法,深度为1~2分。

第一次火针治疗后,病人自述行火针处疼痛大减,要求继续火针治疗。第2次火针治疗后,疼痛范围缩小,头顶已不痛。第3次火针治疗后,头痛、头晕均大减轻,看书已能坚持两小时。以后又用火针治疗3次,诸症消失。仅在工作过于疲劳时两太阳穴处不适。建议停针观察。

跟 腱 撕 裂

【病因病机】 证属不内外因,乃强力损伤筋腱脉络所致。

【临床表现】 多因外力作用后,突然踝部韧带等组织撕裂,局部肿胀、疼痛、皮下出血,影响行走和负重。

【治则】 舒筋活络,通行气血。

【取穴】阿是穴。

【刺法】应用交经缪刺法,以中等火针,用速刺法点刺健侧对应处。

病例 毛某,男,26岁。3个月前因踢足球不慎致右跟腱损伤。经某医院运动医学系诊断为"右侧跟腱陈旧性全断裂"。食欲、二便均调。

望诊:右跟腱处突起一坚硬性肿物,状如胡桃,足胫肿胀。舌质红、苔白。

脉象:沉数。

辨证:筋腱脉络受损。

治则:舒筋活络,通调气血。

取穴:阿是穴。

刺法:交经缪刺,以中等火针,用速刺法点刺健侧对应处。

针20次后跛行减轻,结节缩小,改针患侧3次,痊愈。半年后追访,情况良好。

扭　　伤

多发生在关节,由于用力过猛致使关节附近的软组织或韧带损伤而致。

【病因病机】系因跌仆用力过猛,致使气血运行受阻,筋脉或关节损伤。

【临床表现】多数发生在掌指、指间、踝关节。局部肿胀,疼痛难忍,活动受限,向关节一侧过度伸屈。

【治则】通经活络,活血止痛。

【取穴】对侧相应处阿是穴。

【刺法】以中等火针,用留针法,留针10分钟。

病例 张某,男,58岁。右手拇指掰伤,痛剧,不能活动,苦楚不堪,影响眠食。

望诊:面黄,苔白。

脉象:缓。

辨证:证属不内外因,治宜通调气血。

取穴:阿是(对侧相应处)穴。

刺法:以中等火针,速刺法,点刺对侧相应处。1次而愈。

颈淋巴结核

本病是颈周围淋巴结感染结核杆菌所致。传染途径有两种,一是原发性由上呼吸道或口腔、鼻咽部,在局部引起原发病灶,继而沿淋巴管到达颈淋巴结,颌下或颏下淋巴结,耳前、后淋巴结,而且都可累及。继发性多由原发结核感染后,血行播散使颈淋巴结受到感染。

【病因病机】本病发病多由情志所伤,肝火郁结,气郁化火,痰化上升而结节于颈。或因热邪伤及肺阴,湿痰内阻,痰滞经络,痰火凝结于颈项所致。

【临床表现】起病时症状轻重不一,轻者可无症状,偶尔发现,多数为单侧,孤立而无粘连,按之可以滑动,无局部压痛及全身症状。严重者则数个淋巴结粘连,形成不规则肿块,按之不动。后期则可发展成冷脓肿,局部皮肤呈红紫色,发亮、稍有疼痛,终至破溃成疮,经久不愈。

【治则】化痰消结,平肝熄风。

【取穴】阿是穴。

【刺法】以粗火针,用速刺法,点刺3~5针。

病例 张某,男,31岁。左侧颈部生一硬核,已年余,初如黄豆大小,渐至状如胡桃,约4厘米×4厘米。周围散有大小不等硬核4枚。经某医院切片检查,诊为"颈淋巴结核"。现感颈部不适,局部按之有压痛,滑动,纳食一般,二便正常。

望诊:体瘦、面黄、舌质淡苔白。

脉象:细弦。

辨证:肝郁不舒,气机失调,脾失健运,痰湿不化,着于经络。

治则:法宜温热,除痰散结。

取穴:颈肿物局部(阿是穴)。

刺法:用粗火针,行慢针法,于肿物头、体、尾点刺3针。每周2~3次。经治疗3个月痊愈。

甲 状 腺 瘤

本病中医称"瘿气",是发生于结喉正中附近的半球形肿块,能随吞咽动作而上下移动的良性肿瘤。

【病因病机】本病由于情志抑郁,肝失调达,遂促肝旺气滞,肝旺侮土,脾失健运,饮食入胃,不能化生精微,痰浊内蕴,气郁痰浊随经络而行,留住于后督之脉,所辖之结喉部位,气血为之壅滞,积久聚而成形。

【临床表现】结喉正中附近有单个肿块,呈半球形,质地坚实,表面光滑,可随吞咽动作而上下移动,按之不痛,可伴有性情急躁,胸闷易出汗,心悸,脉数,月经不调。

【治则】理气解郁,化痰软坚。

【取穴】阿是穴。

【刺法】以中等火针,用速刺法,点刺肿物。

病例 路某,女,21岁。喉部左侧发现一肿块月余,发堵,吞咽不便。食欲、二便正常,经期不准,量少。

望诊:声息正常,左侧甲状腺肿瘤如胡桃大小,可随吞咽动作上下移动,舌质淡,苔薄白。

脉象:沉细。

辨证:气机不畅,瘀阻经络,结于喉间。

治则:解闭通结。

取穴:俞府、照海、肺俞、阿是穴。

刺法:以中等火针,用速刺法点刺局部阿是穴。用毫针刺其他穴。

4次治疗后,肿物见消。再连续针4次后,肿瘤自灭,已基本痊愈。

血 管 瘤

血管瘤是小儿特有的肿瘤,是一种真性肿瘤,有新血管生长在肿瘤内,据其病理分为3类:即毛细血管瘤、海绵状血管瘤和多支状血管瘤,也有些肿瘤是血管瘤和淋巴管瘤混合而成。多数在新生儿时期出现,少数出现较晚。

【病因病机】 皆因先天禀赋不足,经脉阻闭,血瘀气滞所致。

【临床表现】 多在出生时或出生后数月内即出现,最初几个月生长很快,以后生长就比较迟缓,到一定时期就稳定下来。血管瘤大小和形状不一,其特点是用手指压迫肿瘤时,其颜色变浅,瘤体缩小。压力解除后,其颜色及大小立即恢复原状,有时可在瘤体上摸到搏动或颤动。

【治则】 疏通经脉,活血化瘀。

【取穴】 阿是穴。

【刺法】 以中等火针,刺入局部1~2分深,快刺法不留针。

病例1 井某,女,4个月。右面颧部先天性血管瘤,呈草莓状,开始如黄豆大,日渐增长,4个月来,发展到拇指甲盖大,曾到几个大医院皮肤科检查,一致诊断为"血管瘤"。谓目前无特效疗法,只能等孩子长大以后手术切除,但效果也不理想。患儿发育良好,无其他不适,食欲好,二便正常。

望诊:面色正常,右颧部有一紫红色"血管瘤",1.5厘米×1.2厘米,质硬,边缘不清楚。

脉象:细数。

辨证:先天血管畸形。

治则:温通血脉,软坚化瘀。

取穴:阿是穴。

刺法:以细火针,用速刺法,点刺3~5针,挤出瘀血少许,每周1次。

两次火针治疗后,血管瘤停止发展,质地变软,颜色变浅。共4次火针治疗后,血管瘤消失,恢复本来的肤色,也没留下瘢痕,家长来信表示感谢。

病例2 田某,女,6岁。2个月前发现左膝有一肿物,医院肿瘤科诊为淋巴血管瘤,不疼痛,不影响走路。有6厘米×4厘米大小,日见长大。纳食及二便正常。

望诊:左膝关节处有一肿物,色红,表面皮肤无改变。舌质淡,苔白。

脉象:细数。

辨证:痰湿流注,阻于皮肤,气血瘀滞。

治则:温通经脉,行气活血。

取穴:阿是穴。

刺法:以中等火针,用速刺法,点刺瘤体3针(上、中、下)。

1次火针治疗后,症状无明显改善。

2次火针治疗后,血管瘤见缩小变软。共火针治疗6次,症状痊愈。休息半个月后又去原医院皮科复查,谓"淋巴血管瘤完全消失"。

腮 腺 炎

俗称"痄腮"。

【病因病机】 本病是因外感时行温毒,更挟痰化积热,郁滞少阳,少阳经脉失于疏泄,以致耳下腮部肿大疼痛,并有恶寒发热等症。

【临床表现】 轻症,仅觉耳下腮部酸痛,继而肿胀,如无其他见症,可在数日后逐渐消退。较重的初起恶寒、发热、头痛、呕吐等症,并渐见腮部焮热红肿,咀嚼困难,舌苔黄腻,脉浮数或滑数。

【治则】 清热解毒,活血消肿。

【取穴】 阿是穴、颊车。

【刺法】 以中等火针或细火针,用速刺法,点刺肿胀之局部。

病例 刘某,男,7岁。3日来持续高热38.5℃,两侧腮部漫肿无际,酸胀疼痛,咀嚼困难,食欲不振,大便干,小便黄赤。

望诊:面赤,咽红,两腮隆起,皮色不变。舌苔黄,呼吸急促。

脉象:浮数。

辨证:感受时邪,毒热壅阻少阳、阳明。

治则:法宜清热解毒。

取穴:漫肿中心及其周围。

刺法:以细火针,用散刺法点漫肿局部,一诊治疗后,漫肿渐消,体温降至37.5℃。二诊后,肿完全消除,体温降至正常。共治疗3次痊愈。

多发性大动脉炎

中医称为"无脉症"。

本病为主动脉及其分支的慢性、进行性,且常为闭塞性炎症。病因尚不明确。由于受累动脉不同,产生不同的临床类型。其中以头和臂部动脉受累引起的上肢无脉症较多见。其次是降主动脉,腹主动脉受累的下肢无脉症,还有肾动脉受累引起的肾动脉狭窄高血压的类型。

【病因病机】 本病多由风寒湿邪外侵,以致经络痹阻,则致疼痛、无脉诸证,或因营血亏损,阴精暗耗而致心阴亏虚,或因抑郁不遂,五志化火,痰热内扰所致。

【临床表现】 本病颇为少见,由于损及动脉范围不同而有不同的临床表现。主要分为上肢无脉症和下肢无脉症两种类型。上肢无脉症主要表现为单侧或双侧上肢动脉搏动减弱或消失,上肢动脉血压降低或测不出。受损动脉所辖区域有疼痛、麻木感觉。周身不适,易昏厥,视力减退等症状。下肢无脉症可见下肢部位动脉搏动消失或减弱,下肢血压测不出或明显降低,而上肢血压明显升高。下肢缺血产生麻木、疼痛,间歇性跛行,易疲劳。本病一般发展缓慢,多见于年轻女性。

【治则】 温经散寒,活血化瘀。

【取穴】 阿是穴,肺脉沿经取穴。

【刺法】 以中等火针,用速刺法。

病例 周某,女,26岁。后背、双肩及腹部疼痛多日,低热、脸色发青、周身无力、食欲不振、失眠、左侧桡动脉无脉、胸闷、右侧血压170/110毫米汞柱。左侧上肢血压测不出,二便正常。

望诊:面青无华,舌尖红,苔白。

脉象:右脉滑数,左脉无脉。

辨证:气血不足,肺气虚弱,兼受寒邪,寒凝闭阻。

治则:养血益气,温通经脉法。

取穴:阿是穴,肺经沿循行路线取穴。

刺法:以中等火针,用速刺法。

第1次针后,背部疼痛(桡动脉已能摸到跳动),寸口脉已现出。第2次针后,低热已退,惟背部两肩仍有些微痛。寸口脉较上次明显。经火针10次治疗后,诸症悉愈,恢复工作。由于过劳,背痛复发,寸口又摸不到(无脉),继用前法治疗8次,病痊愈。秋后收大白菜,气候冷,活又累,背痛再次发作,脉搏又无,且食欲不振,体渐瘦。又依前法治疗,1次针后,寸口脉微微跳动,背痛减轻。2次针后背痛消失,寸口脉较上次有力。又连续治疗10次,停针观察。

血栓闭塞性脉管炎

血管闭塞性脉管炎是一种进展缓慢的周围中小动、静脉闭塞性炎症,属中医脱疽范畴。

【病因病机】 本病由于脾肾两虚,寒湿侵袭,凝滞脉络所致。脾胃阳气不足,不能润养四肢,复或寒湿之邪,则气血凝滞,经络阻遏,不通则痛,四肢气血不充,失于濡养,则皮内枯槁不荣,肾阴不足或寒邪郁久化热蕴毒,湿毒浸淫,脉络闭阻,肢末无血供养,而致焦黑坏死,甚则脱落。

【临床表现】 本病多见于青壮年男性,常有受寒冷潮湿及长期吸烟、精神刺激等诱因。多发于下肢。开始时患肢发凉、麻木、怕冷、酸胀,常有间歇性跛行,继而患肢足趾可出现持续性剧烈疼痛及小腿皮肤苍白,干冷,肌肉萎缩,汗毛脱落,趾甲增厚或脆裂,跗阳脉、太溪脉或寸口脉搏动减弱或消失。重者患肢发生干性坏死,常开始于蹋趾尖端,逐渐延及更高平面或其他脚趾,坏死脱落后,残面慢性溃疡,如有继发感染,可转为湿性坏死。

【治则】 活血化瘀,养阴解毒,散寒利湿。

【取穴】 阿是穴。

【刺法】 以中等火针,刺入局部一定的深度,如趾部刺入一分深即可,下肢部可达 3 ~ 5 分深,最深 1 寸左右。

病例 赵某,男,31 岁。左脚患脉管炎 3 年,3 年前之冬,初起左足背红肿疼痛,渐转变为红褐色,足趾尖端及足掌青色,全足发凉,遇冷则痛剧,步履艰难,持杖跛行。曾在外院服用多种中、西药物,收效甚微。

望诊:左足肿胀、发凉、色为青紫,舌苔薄白。

脉象:沉细。

治则:温散寒凝,调和气血。

辨证:寒邪留阻经络,气血凝滞,肢末失养,发为阴疽。

治则:温散寒凝,调和气血。

取穴:第 1 阶段,取足背痛处为俞,并配以冲阳、足三里、上巨虚、下巨虚。第 2 阶段改用火针燔刺足背局部。

刺法:第 1 阶段以毫针密刺局部,其他腧穴平补平泻,留针半小时,并加灸。第 2 阶段以中粗火针速刺 15 针。

本例治验:颇费时日,针灸并施,达百余次,疗程虽长,但单用针灸方法治疗较顽固之脉管炎,疗效尚属满意。1 年后追访,情况良好,病未再发。

血栓性静脉炎

血栓性静脉炎是指静脉内腔的炎症,同时伴有血栓形成。发生于浅表静脉者,临床称为浅层静脉炎;发生于深组静脉者,称为深层静脉炎。

【病因病机】 本病多为久坐久卧,病后产后伤气所致。气伤则气行不畅,血行缓慢,以致心虚血滞,脉道瘀阻,滞塞不通。浅层静脉炎多因湿热而诱发,深层静脉炎多因寒湿而诱发。

【临床表现】

1. 浅层静脉炎　急性期局部红肿疼痛,状如索条,触痛拒按,肢体活动不利,舌苔白腻,脉细数或弦数。

慢性期由急性静脉炎迁延而致,局部皮下有硬条索,触之如弦线,皮色可见紫暗或褐色,触之不适,可有局部或患侧肢体浮肿。

2. 深层静脉炎　急性期恶寒发热,口渴喜饮,患肢明显肿胀疼痛,行走时剧痛难忍,小便短赤,大便干燥,舌质红,苔白腻,脉弦细滑数。

慢性期病程日久,患肢肿胀,按之不留指痕,沉重感,疼痛,肢凉麻木,皮肤紫暗坚硬,久行久站后症状加重。舌质淡有齿痕,苔薄白或白腻,脉沉细数。

【治则】　急性期:清热解毒,利湿活血。慢性期:益气活血,温经通络。

【取穴】　阿是穴。

【刺法】　以中等火针,用速法。

病例　康某,女,40岁。上腹壁疼痛已有5年之久。上腹壁及脐两侧有条状物,疼痛,伴有压痛,经某医院诊为"上腹壁浅静脉炎"。5年中经服药、理疗多方治疗,未见明显好转,并有加重趋势。纳差,二便正常。

望诊:面黄、痛苦貌,上腹及脐两侧有条索状肿物,红肿、触之剧痛,舌质淡苔白腻。

脉象:沉数。

辨证:气血瘀滞、阻于脉中,以致不通则痛及条索状物等。

治则:益气活血,通络散结。

取穴:阿是穴。

刺法:以中等火针,用速刺法。点刺疼痛局部几针至十几针。

每周火针治疗两次,一次治疗后上腹部疼痛明显减轻,条状物亦显著缩小,增加了患者的治疗信心,共治疗12次,症状消失。

下肢慢性溃疡

下肢慢性溃疡是下肢静脉曲张和下肢深静脉血栓性静脉炎的并发症。中医称为"臁疮",俗称"老烂腿"。是指生于两胫臁骨内、外部,久不收口的溃疡。

【病因病机】　本病多因湿热下注,瘀血凝聚,经络阻滞,气血运行不畅,下肢瘀血,肌肤失于濡养,故溃腐流津,顽固不愈。初起者风热湿毒为多,日久者下陷湿热为湿胜,气虚、血瘀为本病之本,湿毒热盛为本病之标。

【临床表现】　溃疡疮缘坚硬,肉芽肿胀,脓汁较多,疮周围皮肤糜烂,可有皮疹,痒痛时作,舌苔黄,脉数。

如病程日久,疮面肉芽晦褐,渗液清稀,患肢浮肿,皮肤暗而无泽,肢凉畏寒,行走过多则小腿酸胀沉重。舌质淡或有瘀斑,苔薄白,脉沉细无力。

【治则】 益气活血,祛湿通络。

【取穴】 阿是穴。

【刺法】 以中等火针,用速刺法,点刺溃疡中央及周围十针至数十针不等。

病例 徐某,男,64岁。曾于1977年患静脉炎,经多方治疗,曾服多种中、西药,不仅静脉炎未见好转,反而右小腿肿胀、发紫、溃烂,多年不愈,走路酸重,时好时坏,约10年。纳食一般,二便正常。

望诊:右小腿前面皮肤紫肿,有渗液形成痂,覆盖在疮口上。肢体发凉。舌质淡苔白。

脉象:沉细。

辨证:由于湿热下注,郁久不散,则红肿热痛,治疗不当,迁延日久,则溃烂不愈。

治则:温通经脉,调和气血。

取穴:阿是穴。

刺法:以中等火针,用快刺法刺入局部1~3分深,不留针。根据面积大小不同,可刺10~20针。该患者共治疗15次痊愈。

皮 下 肿 瘤

【病因病机】肺主气,主一身之表,由于元气不足,肺气失于宣和,以致气滞痰凝,营卫不和,痰气凝聚肌表,积久成形,而致本病。

【临床表现】祖国医学的"痰核"常见于皮下肿瘤如纤维瘤、神经纤维瘤、脂肪瘤等。

纤维瘤系由纤维组织组成,位于皮下层的良性肿瘤,见于全身各部,数目、大小不等,表面光滑,无粘连,生长缓慢,很少发生压迫和功能障碍等症状。

神经纤维瘤的特点是肿瘤呈多发性,沿神经干分布,皮肤出现色素沉着。肿瘤群生长缓慢,大部分为良性,少数发生恶性变。

脂肪瘤是由脂肪组织组成的一种良性肿瘤,全身任何部位的脂肪组织均可发生。位于皮下的脂肪瘤,呈单发性,瘤体大小不一,生长缓慢,往往可长得很大,表面皮肤光滑,颜色无改变,边缘清楚,触之柔软,甚少恶变。

【治则】 宣肺调气,化痰散结。

【取穴】 阿是穴。

【刺法】 以中等或粗火针,用缓刺法,点刺瘤体及肿瘤周围。

病例1 郭某,女,35岁。大椎穴处发现一肿物已达数年,初如胡桃,现如拳大,左臂无力,左上肢已失去劳动能力,食欲、二便、月经正常。

望诊:舌苔薄白。

脉象:右滑、左沉细。

辨证:痰湿流注,结聚压迫诸阳经脉,气血失其濡养。

治则:温通经脉,调和气血。

取穴:阿是穴。

刺法:以中等火针,用缓刺法,点刺瘤体及肿瘤周围数针。每周 1 次,共治 20 多次肿物缩小与皮肤平,左上肢恢复劳动能力。

病例 2 郭某,女,44 岁。左腰下方尻部有一肿物,大如核桃 2 厘米×3 厘米,已有三四年。局部感麻木、疼痛,有时窜至左腿。经某医院诊为"神经纤维瘤"。纳食、二便、月经正常。

望诊:舌苔薄白。

脉象:沉细。

辨证:痰湿流注,结于筋膜。

治则:温通经脉、温化痰湿、消肿止痛。

取穴:阿是穴。

刺法:以中等或粗火针,用缓刺法点刺局部,1 次针后肿物渐消,共治 10 次痊愈。

病例 3 魏某,男,56 岁。全身皮下脂肪瘤已 20 多年。逐渐发展遍身皆是,不计其数,大约 7 厘米×8 厘米,不红不疼,皮色正常,瘤体无压痛。要求先治一个大的,以观疗效。

望诊:遍身有若干大小不等的瘤体。左前臂处有一较大肿物 7 厘米×8 厘米。面黄,苔白。

脉象:沉细。

辨证:脾失健运,痰核流注。

治则:温通经络,活血化瘀,健脾利湿。

取穴:阿是穴。

刺法:瘤体中央及肿瘤周围用中等火针速刺法,点刺左前臂处瘤体 5 针。

共治疗 4 次,瘤体明显缩小、见软,疗效显著。

腱 鞘 囊 肿

中医称之为"胶瘤"。

【病因病机】腱鞘囊肿好发于关节和腱鞘附近,常见于腕背和足背部。患者多为青壮年,女性多于男性,本病原因尚不甚清楚。一般认为与外伤、机械性刺激及慢性劳损等有关。由于劳损伤筋、筋脉受阻,使局部运行不畅所致。

【临床表现】本病进程缓慢,囊肿部外观呈圆形突起,无明显自觉症状,偶有轻微酸痛,乏力。触之为球状,表面光滑,边缘清楚,质软、有波动感。囊液充满时,囊壁变厚、坚硬、局部有压痛。

【治则】舒筋活络。

【取穴】阿是穴。

【刺法】以粗火针,用快速刺法点刺。

病例1 朱某,男,26岁。左手腕部背侧生一囊肿,已数月,影响劳动,约3厘米×2厘米,余无其他症状,二便正常、纳佳。

望诊:舌苔薄白,气息正常。

脉象:缓。

辨证:气血瘀滞,痰核流注。

治则:菀陈则除之。

取穴:于囊肿头、体、尾3处阿是穴。

刺法:以粗火针,用快速刺法点刺3针。从针孔中挤出透明黏液3毫升,倾刻而愈。3个月后访视未复发。一次即愈。

病例2 张某,男,28岁。3个月前,发现左外踝下方有一肿物,大小如胡核,3厘米×3厘米。时而作痛、行履不便,食欲及二便正常。

望诊:舌苔薄黄。

脉象:缓,气息正常。

辨证:气滞血瘀,痰核流注。

治则:菀陈则除之。

取穴:于囊肿头、体、尾行火针。

刺法:以粗火针,行快速刺法,点刺3针。从针孔挤出透明液体5毫升。二诊肿物明显缩小。继之如前法点刺3针,从针孔挤出透明液体1.5毫升。三诊肿物完全消失,行履如常人,又针两次治愈。

病例3 张某,男,26岁。左手腕桡侧背部有一肿物突出皮表。呈半圆形,2厘米×2厘米大小,无压痛,有弹性基底,可移动,表面光滑,已有3个月之久。曾经在医院检查诊断为"左手腕桡背侧腱鞘囊肿"。

望诊:舌苔白。

脉象:缓。

辨证:气滞血瘀,痰核流注。

治则:菀陈则除之。

取穴:阿是穴。

刺法:以粗火针速刺法。1次愈。

病例4 王某,男,30岁。右手腕桡背侧有一肿物突出皮表,皮肤无红肿,呈半圆形,2厘米×2厘米大小,质坚硬,重按有压痛,由小渐大,已有年余,自觉右手腕酸沉、无力。纳食及二便正常。

望诊:舌苔薄白。

脉象:滑。

辨证:气滞血瘀,痰核流注。

治则:菀陈则除之。

取穴:阿是穴。

刺法:以粗火针,用速刺法。共针 4 次痊愈。

卵 巢 囊 肿

本症系女性生殖系统肿瘤中最常见的一种。良性与恶性之比例为 9:1。良性卵巢囊肿以假黏液性囊腺瘤、浆液性囊腺瘤最常见。

【病因病机】 多因情志不遂,月经不调或脾不健运,痰湿内停,加之气血凝滞,日久结聚不化,渐致癥瘕。

【临床表现】 此瘤多从下腹部一侧向上增大,生长缓慢常可以形成巨大的肿块。肿块呈球形,多数表面光滑,上缘境界清楚可触,经妇科检查可触到肿块的下缘。一般食欲、月经、二便均正常。瘤体过大者可使患者骨瘦如柴,影响纳食、月经及二便。

【治则】 温通经脉,行气活血,散结化癥。

【取穴】 阿是穴。

【刺法】 以中等火针,用速刺法。

病例 唐某,女,38 岁。左少腹部肿块数年。8 年前曾流产 1 次,以后再未受孕。多次在医院检查均诊为"左侧多发性假黏液性卵巢囊肿"、"继发不孕症"。胃纳佳,月经正常,二便正常。

望诊:面黄,左少腹扪之 16 厘米×16 厘米及 14 厘米×14 厘米两个肿物,表面光滑、坚硬,推之不移,无压痛。

脉象:细弦。

辨证:证属气机不畅,气滞血瘀,阻于胞宫,结而为证。

治则:温通活血,散结化癥。

取穴:于左少腹火针点刺肿物。

刺法:用中等火针,行速刺法点刺肿物头、体、尾 3 处。

3 天行针 1 次,3 次针后肿物缩小,七诊后,基本摸不到肿物,共火针治疗 13 次,肿物完全消失,经妇产医院再次检查谓如常人。

胯 痈

胯痈即为胯部的急性化脓性感染,除局部红肿热痛外,多伴有体温上升,周身不适,剧烈疼痛。

【病因病机】 七情所伤,肝失疏泄,或因过食甘甜厚味,胃脏积热,营气不和,或因局部皮肤不洁,外邪火毒侵入,焮红疼痛。

【临床表现】 好发于一般情况较差或糖尿病患者,局部皮肤呈酱红色,高出体表,坚硬、疼痛难忍,并伴有烧灼感,甚至奇痒。痈的中心多呈坏死,有脓血样分泌物溢出。多伴有全身症状,体温升高,进而可并发全身感染,后果严重。舌苔黄腻,脉洪数。

【治则】 疏肝解郁,清热散结。

【取穴】 阿是穴。

【刺法】 以中等火针,用速刺法。

病例 翁某,女,25岁。左侧臀部红肿疼痛月余。1个月前发现臀部有一指甲大小的红肿块,自觉烧灼、奇痒。虽经敷药等治疗,反而扩大到碗口大小,并伴有发热,体温在37.5℃以上,剧痛难忍。经切开排脓,但伤口周围又起两个疖肿,疼痛不减,纳差,行走不便。

望诊:面黄、体瘦,左侧臀部有10厘米×8厘米大小的疮口,舌苔黄腻。

脉象:洪数。

辨证:毒邪浸淫,气血瘀滞,发为痈肿。

治则:清热解毒,行气活血。

取穴:阿是穴(伤口周围)。

刺法:以粗火针,速刺法,在伤口周围点刺5针,有恶血流出。

1次后,伤口已有新生肉芽长出,两天后伤口干燥愈合。

乳 腺 癌

中医对乳癌早有记载,如明代陈实功著《外科正宗》中云:"初如豆大,渐若棋子,半年、一年、二载、三载,不痛不痒,渐渐而大,始生疼痛,痛则无解。日后肿如堆栗,或如覆碗,紫色气秽,渐渐溃烂,深者如岩穴,凸者若泛莲,疼痛连心,出血则臭,其时五脏俱衰,四大不救……凡犯此者,百人百必死。"这些对乳癌的观察记录十分详尽,与今日临床观察相差无几。

【病因病机】 多因情志不遂伤肝脾,肝伤则气滞,脾虚则生痰,气滞痰凝。肝失调达疏泄,可致气滞血瘀,冲任不调也可引起痰滞气凝。故《外科正宗》云:"忧郁伤肝,思虑伤脾,积想在心,所愿不得志者,致经络痞涩,聚结成核。"

【临床表现】 乳癌在早期为无痛、单发的小肿块,质硬、表面不甚平滑,与周围组织分界不清,在乳房内不易被推动。日后乳癌渐增大,肿块处皮肤常凹陷,继续增大,可使乳房缩小、变硬,乳头抬高。到晚期,乳房即不能被推动,与皮肤广泛粘连。癌细胞可沿淋巴组织转移。最后发生恶病质,病人消瘦无力、贫血、发热,以致死亡。

【治则】 调和气血,通乳络,活血化瘀。

【取穴】阿是穴。

【刺法】以中等火针,用速刺法,点刺肿物中心及上、下、左、右共5针。

病例1 陈某,女,28岁。右侧乳房肿物2月余。经医院诊为"乳腺癌早期",精神一般,纳食及二便正常。

望诊:右侧乳房肿块2厘米×3厘米,表皮光滑,可推动。舌质淡、苔白。

脉象:细弦。

辨证:肝郁不舒,气滞血瘀,毒邪结聚。

治则:温通解毒,疏肝解郁。

取穴:阿是穴。

刺法:以中等火针,用速刺法,点刺肿物中心及上、下、左、右共5针。

每周两次,共火针治疗10次,肿物消失。

病例2 某女,45岁。3年前,发现左乳房内有硬核,逐渐肿大,破溃,流臭稀脓水,经某综合医院病理切片检查,确认为"乳腺癌"。食欲尚可,二便、月经正常。左臂沉。

望诊:形体较瘦,舌苔白,声息正常。左乳疮口紫褐色、有分泌物、恶臭难闻,周围皮肤坚硬,同侧腋下淋巴结肿大约1厘米×1厘米,触之移动。

脉象:沉细。

辨证:肝郁气滞,毒邪停聚。

治则:平肝化瘀,温化解毒。

取穴:疮口及周围阿是穴。

刺法:以粗火针,慢刺法点刺疮口内之腐肉。

每周两次,共火针治疗8次,疮口愈合,周围肿胀消失,腋下淋巴结亦渐缩小。回农村休养。半年后追访,病未复发。现已经5年,仍身体健壮。

外 阴 白 斑

中医称之为"阴疮"。

外阴白斑是指出现在外阴部局限性或弥漫性萎缩性白色病变。女性任何年龄都有可能发生。

【病因病机】前阴为足厥阴肝经循行之处,肝为风木之脏,赖精血濡养,才能疏泄畅达,若精血不足,足厥阴肝经经气不能达前阴,局部气血不足则可见色白、阴痒诸症。

【临床表现】早期阴部多红肿,继而皮肤变厚、变白,并发生裂纹。此时患者多感阴部瘙痒或疼痛,有时甚至因搔抓而诱致成皮炎。白斑严重时亦可蔓延至会阴部或肛门周围。

【治则】祛风清热止痒。

【取穴】 阿是穴。

【刺法】 以粗火针,用速刺法,点刺局部隆起处。

病例 来某,女,57 岁。2 年前,发现右侧外阴有一如枣大小的肿物,疼痛、瘙痒,有时右侧大腿内侧也疼痛,走路较多后疼痛加重。经某肿瘤医院活检确诊为"恶性肿瘤"。

望诊:外阴白色斑块,右侧有 1 厘米×2 厘米的肿物,呈紫褐色。面黄少华、体瘦,舌质淡、苔薄白。

脉象:沉细。

辨证:肝郁气滞、情志不遂所致。

治则:温通经脉,疏肝解郁,调和气血。

取穴:阿是穴。

刺法:以粗火针,用速刺法,点刺局部 5～7 针。每周 1 次。

一次火针治疗后,大腿内侧疼痛明显减轻,肿物未见缩小。二次治疗后,肿物渐小,但瘙痒仍未明显减轻。三诊后,局部已无痛感,周围仍瘙痒。十次火针治疗后,肿物缩小 4/5,体重增加,面色较前有光泽。现正在治疗和观察中。

前庭腺脓肿

本病为前庭大腺急性感染,为妇科常见病。

【病因病机】 多因三焦失其疏泄、气机失常,阻闭任脉所致。或因肝郁生热、脾虚生湿、湿热蕴积、肾阴亏损,注于下焦。或因体肤不洁,邪毒入侵所致。

【临床表现】 大阴唇内肿胀,局部黏膜发亮,充血,疼痛剧烈,多数影响行走及大小便。伴有周身不适,食欲不振,体温升高。严重时可并发局部淋巴结炎。舌苔薄黄,脉滑数。

【治则】 疏肝解郁,清热利湿。

【取穴】 阿是穴。

【刺法】 以粗火针,用速刺法。

病例 丘某,女,27 岁。左侧大腿根内侧长一硬疖半月余。初起时仅有黄豆粒大小,几天后渐长到鸡蛋大小,经某医院诊为"前庭腺脓肿",手术引流并服药。治疗后虽有好转,但伤口不愈合仍疼痛。行走不便,纳差,二便正常。

望诊:面黄无华,声息正常,舌苔黄腻。

脉象:滑数。

辨证:肝失条达,气血瘀滞,发为痈肿。

治则:清热解毒,条达气机,行气活血。

取穴:阿是穴。

刺法:以粗火针,用速刺法,点刺脓肿处 3～5 针。出恶血数毫升。隔日火针

1次。

1次火针治疗后,肿渐消,疼痛明显减轻,已能行走。共治疗6次,伤口愈合,症状全部消失。数月后追访,病未复发。

神经性皮炎

神经性皮炎类似中医文献中记载的"牛皮癣"、"摄领花"。本病的特点为阵发性瘙痒,搔抓后出现扁平丘疹,色淡红或如正常肤色,逐渐皮肤增厚,皮肤纹理加深,形成肥厚斑块苔藓样变化或色素沉着,表面有少许鳞屑,抓痕及血痂。局限性神经性皮炎,好发于颈、肘膝及骶部。播散性可泛发全身。多见于成年精神焦虑及神经衰弱者。

【病因病机】本病多因情志不遂,气血运行失调,日久耗血伤阴,血虚生风化燥,或因脾蕴湿热,复感风邪,风湿蕴阻肌肤而发病。

【临床表现】肝郁生火症,皮损色红,心烦易怒或精神抑郁,失眠多梦,眩晕,心悸,口苦咽干,舌边红或淡红,脉弦滑。风湿蕴阻证,皮疹呈淡褐色,粗糙肥厚,阵发性奇痒难忍,夜间尤甚,舌苔薄或白腻,脉缓。

【治则】祛风利湿,养血润肤,疏肝理气。

【取穴】阿是穴。

【刺法】以粗火针,用速刺法。

病例1 苏某,女,35岁。后颈项部、双肩、肘、腕及臀部、骶尾部、膝部、双脚跟部多处皮炎已10余年。凡是有关节活动的部位均有,奇痒难忍,经常搔抓,致使局部皮肤呈苔藓样改变。曾经中西医治疗服药、涂药均未见好转,且日渐加重。

望诊:声息正常,皮炎局部皮肤粗糙,坚硬。面色正常,舌苔白。

脉象:滑。

辨证:情志不舒,气虚血少,皮肤失濡所致。

治则:益气养血,温通经脉。

取穴:阿是穴。

刺法:以粗火针,用速刺法,点刺局部瘙痒处。每周两次,疗程较长,共治疗半年多,日渐痊愈。

病例2 施某,男,28岁。8年前开始左腿膝下部分经常作痒,自感在外受湿潮所得,在工作中不慎左腿外侧受外伤,局部即刺痒难忍,经常抓破出血,屡治不愈。曾去医院外科,诊断为"神经性皮炎"。

望诊:面色黄,舌苔白腻,声息正常。

脉象:沉细而弦。

辨证:湿浊之邪阻于皮腠,滞塞经络所致。

治则:通经活络,利湿止痒。

取穴:阿是。

刺法:以中等火针,用速刺法,点刺局部 10 针,隔日针 1 次。

连续治疗 8 次后,小腿外侧刺痒止,皮疹消失。

冻　　疮

冻疮是由于受寒冷刺激引起局部血管痉挛、瘀血所致。

【病因病机】 本病由于阳气不达,皮肉受寒,气血运行不畅,经脉阻隔,气血凝滞而致。

【临床表现】 初起为局限性红斑,继而肿胀,自觉局部痒痛,遇热尤甚,严重时,发生水疱,疱破后形成溃疡,治愈后可遗留瘢痕及色素沉着或色素脱失。每于冬季易复发。舌淡,脉细涩或迟。

【治则】 温中阳,暖四肢,行气活血,通经活络。

【取穴】 中脘。

【刺法】 以中等火针,用缓刺法,留针 10 ~ 20 分钟。

病例 范某,男,22 岁。逢冬季必犯,两手肿胀、裂口、疼痛,不能参加劳动,需戴大棉手套休息,已连续数年之久。食欲不振,大便不调,小便正常。

望诊:面黄、舌苔白。

脉象:沉细。

辨证:中阳不足,不能温煦四肢所致。

治则:温中散寒,通经活络。

取穴:中脘。

刺法:中等火针,留针 20 分钟。另外灸中脘亦能收到良效。

该患者共用火针治疗 5 次痊愈,恢复商业售货工作。

翼　状　胬　肉

中医称之为"胬肉攀睛"。

【病因病机】 常因风沙、阳光或白睛表层慢性炎症长期刺激,加之心肺二经风热壅盛,经络瘀滞或过食辛辣,脾胃湿热蕴蒸,循经上犯于此部所致。

【临床表现】 初起多无自觉症状,或仅微痒微涩,眦内赤脉如缕,白睛表层日渐变厚,呈三角形肉状胬起,尖端朝向黑睛,横贯白睛,攀侵黑睛。

【治则】 祛风散热,活血化瘀。

【取穴】 阿是穴(胬肉处)。

【刺法】 以平头火针,点烙红肉处。

病例 张某,男,28 岁。左眼内眦,胬肉攀睛已 5 年,经常红肿,分泌物多,视力模糊,虽然经常眼药水治疗,但无效。食欲、二便正常。

望诊:面黄,舌质红,少量白苔。

脉象:滑数。

辨证:风沙刺激及虚火上炎,气血瘀滞所致。

治则:烧灼脉络,以阻止气血上壅,疏通经络法。

取穴:阿是穴(红肉处)。

刺法:针刺前先用地卡因滴眼麻醉,以平头火针,烧红后在胬肉上烙灼,借火针灼热之力,烧断胬肉生长之根,以阻断气血通路,使胬肉萎缩。

火针治疗胬肉攀睛要用特制及有针头的平头针,并需要熟练的手技,施术时的压力不轻不重,恰中黏膜内的小血管,严防伤及角膜,造成不良后果。

火针治疗6次,症减大半。休针1周后,再针6次,视力恢复,胬肉减90%。

鼻 出 血

中医称之为"鼻衄"。

【病因病机】本病由于风热犯肺,饮酒过多或过食辛辣刺激物,胃中蕴热以及肝郁化火等原因,造成火热熏灼,迫血妄行,气虚不摄,血溢脉外所致。

【临床表现】内热炽盛鼻衄,血色鲜红,口渴,鼻干,烦躁,兼身热、便秘、舌红、苔黄、脉数。

气血亏虚鼻衄兼或肌衄,神疲乏力、头晕、心悸、舌淡、脉细无力。

【治则】泻热凉血或补气摄血。

【取穴】少商。

【刺法】以中等火针,用速刺法。

病例 刘某,女,42岁。昨日突然感到心中不适,继而鲜红的血液从口鼻中衄出,当即用冷水淋头而血止。下午稍活动后衄血复出,出血量多,不止,感头胀头痛,烦闷,大便干燥,小便黄赤,月经正常。

望诊:声息正常,面苍黄,舌质稍紫,无苔。

脉象:弦数。

辨证:肝郁不舒,郁久化热上冲,迫血妄行。

治则:平肝泻火,清热凉血。

取穴:少商。

刺法:以中等火针,用速刺法,点刺少商穴。热盛者可挤出少量血液。

鸡 眼

鸡眼是一种局限圆锥状角质增生物,尖端深入皮内,基底部露出表面,呈圆形似鸡眼,故而得名。

【病因病机】足部因长期摩擦,受压,气血运行不畅,肌肤失养而发病。

【临床表现】好发于足底及足趾,多单发,为局限性圆锥状角质化物,尖端深入皮内,基底露于表面,呈圆形状似鸡眼,颜色为灰黄色或蜡黄色,压之疼痛。

【治则】化瘀散结,除却菀陈。

【取穴】阿是穴。

【刺法】以粗火针,用速刺法,刺鸡眼中间部分。

病例 张某,男,32岁。右脚小趾外侧生一鸡眼,已有数年之久,日渐增大,须每月修剪1次,否则疼痛难耐,影响生活和工作。食欲、二便正常。

望诊:面黄,舌苔白。鸡眼褐色,如黄豆大小。

脉象:沉滑。

辨证:阳气不足,血凝气滞结聚而成。

治则:行气活血,通调经络,破除菀陈。

取穴:阿是穴。

刺法:以粗火针,用速刺法,刺鸡眼中间部分。共火针治疗4次,鸡眼脱落。

附:

一、火针为主治疗顽固性面神经麻痹40例

1. 临床资料 本组病例全部为门诊患者,其中男22例,女18例;年龄最小9岁,最大78岁;病程最短3个月,最长1年。均为单侧患病。

2. 治疗方法

(1)取穴:鱼腰、丝竹空、攒竹、四白、阳白、下关、迎香、地仓、颊车、太阳、头维、合谷、足三里、太冲,以上面部穴位每次酌情选用5~6个,肢体穴位必取。

(2)操作方法:先选择直径为0.5毫米单头细火针在面部进行点刺,将针烧红后迅速刺入选定部位,只点刺而不留针,进针深度为1~2分,然后再行毫针刺法,小幅度捻转,平补平泻,留针30分钟,隔日1次。10次为1疗程,疗程之间不休息,全部病例治疗3个疗程后统计疗效。

3. 疗效观察

(1)疗效标准

痊愈:临床症状、体征全部消失,面肌功能完全恢复。

显效:临床症状基本消失,面肌功能明显恢复。

无效:临床症状和面肌功能无任何改善。

(2)治疗结果:痊愈24例(60.0%),显效9例(22.5%),有效5例(12.5%),无效2例(5.0%),总有效率为95.0%。

4. 典型病例 张某,男,60岁。初诊日期:1997年10月29日。主诉:右侧面部活动不利5个月。5个月前进食时发现右口角流涎,同时伴有耳后疼痛,到某院就诊,诊为面神经炎,给予对症处理,并行针刺治疗40次,效果不明显故来我科就诊。目前感觉迎风流泪,面部麻木,进食时塞食,饮水和漱口时口角流涎。查体:右额纹及鼻唇沟变浅,右眼闭目露睛,鼓腮示齿功能不全,口角下垂并向健侧歪斜。舌红苔薄白,脉沉细。诊断:面瘫(后遗症期)。采用上述方法,隔日针刺1次。治疗3次后患者诉口角明显有力,流涎和塞食现象均有好转;针刺6次后额纹开始恢复,迎风流泪现象减轻,进食及饮水也有明显好转;针刺12次后面活动正常,闭目不露睛,额纹及鼻唇沟恢复,鼓腮和示齿功能正常,痊愈。

5. 讨论　面瘫多因卫阳不固,经脉空虚,邪气侵入阳明少阳之脉,以致经气阻滞,经筋失养,肌肉纵缓不收而发病。一般患者病后只要积极治疗,并配合适当休息,大多数可获痊愈。但是,如果失治误治或病人体质虚弱以及没有很好休息,都会遗留后遗症。此时外邪虽去,但正气受损,气血俱亏。对这部分病人如果单纯采用急性期的治法效果均不满意,而火针疗法对温经通络、扶正祛邪有积极的作用。火针具有温热的作用,温热可以助阳,人体如果阳气充盈则温煦有常,脏腑功能和组织器官得以正常好转。另外经络具有运行气血,沟通机体表里上下的作用。一旦经络气血失调就会引起病变,因此疏通经络一直是针灸治疗的大法,单纯毫针已经具有这一作用,而火针通过对针体的烧红加热,使这一作用加强,而起到温经通络之效。祖国医学认为:阳主动,阴主静,面瘫患者以面部活动不利为主症,治疗以振奋阳气,通经活络为大法;病程长的患者正气必有耗伤,故采用火针疗法,通过温热之力使得正气充实,卫外固密。正因为火针疗法有温煦机体疏通经络的作用,才能鼓舞气血运行,使筋骨肌肉得养,发挥驱除邪气的作用,最终达到顽症得解的目的。

二、火针治疗子宫肌瘤50例临床观察

1. 对象及方法

(1)观察对象

本组50例病例均为1995年5月至1997年5月期间的针灸科门诊患者,均经妇科B超明确诊断为子宫肌瘤。年龄分布在26～45岁之间,平均年龄37岁。病程最短为1个月,最长者为15年,绝大多数在5年以内,占76.32%。本组病例均为子宫体小于3个月妊娠大小或B超提示子宫小于11厘米×6厘米×5厘米、瘤体直径在5厘米以下者。辨证分型:气滞血瘀型14例,气虚血瘀型28例,痰凝互结型8例。

(2)治疗方法:以火针疗法为主,辅以毫针和灸法。

1)取穴:主穴为中极、关元、水道、归来、痞根。气滞血瘀型配曲池、合谷、照海,气虚血瘀型配曲池、照海、足三里、肾俞,痰瘀互结型配曲池、合谷、足三里。

2)刺法:火针选用钨锰合金材料制成长2寸,粗0.8毫米的针具,具有针尖尖而不锐、针身挺拔坚硬、针柄隔热不烫手的特点。用止血钳夹住若干个被

95%酒精浸泡过的棉球,点燃后,针尖在火焰上1厘米处加热约5秒,以针体前3厘米处呈鲜红为度,将针快速地刺入穴位,快速出针,全过程应在1秒钟内完成。腹部穴位针刺深度为3厘米,痞根、肾俞针刺深度为1.5厘米。配穴除肾俞用火针外余均以毫针施术,照海、足三里穴行提插捻转补法,余泻法,留针15~20分钟。腹部穴位处施用艾盒灸15分钟。每周3次,12次为1个疗程,共治疗3个疗程。

(3)观察指标:记录治疗前后月经量、经期、经色的变化及伴随症状,如小腹疼痛坠胀、腰骶疼痛、白带情况和舌脉的变化。B超检查:治疗前后定时(在月经周期的第10~15天)做检查。记录子宫、瘤体大小。妇科检查:治疗前后固定由专人进行妇检,检查时间为月经干净后3~7天。妇检子宫大小用妊娠子宫周数描述。生化检查:治疗前后进行血液流变学测定及血清雌二醇(E_2)、孕酮(P)、睾酮(T)、垂体催乳素(PRL)等激素水平测定。

2. 结果

(1)疗效判断标准

1)近期止血疗效。显效:经量比治疗前减少1/3以上,或治疗7天内止血者。有效:经量比治疗前减少1/3,或治疗7~10天止血者。无效:经量比治疗前无改善,或治疗10天内未止血者。

2)综合疗效评定标准。痊愈:临床症状消失,内诊及B超见子宫恢复正常,肌瘤结节消失。显效:临床症状明显改善,B超见子宫三径之和减少2.5厘米以上,或子宫及肌瘤缩小2厘米以上。有效:临床症状明显改善,B超下见子宫三径之和减少1.5~2.5厘米,或子宫肌瘤缩小2厘米以下。无效:临床症状无改善,子宫肌瘤未缩小。

(2)治疗结果:近期止血疗效组间比较,50例中伴有月经量多者35例,其中气滞血瘀、气虚血瘀两型与痰瘀互结型间疗效比较经统计学处理,均有显著性意义($P < 0.05$),气滞血瘀型和气虚血瘀型比较无显著性差距($P > 0.05$),见表18。

表18 近期止血疗效组间比较

组别	例数	显效	有效	无效	有效率%
气滞血瘀	10	8	2	0	100
气虚血瘀	20	12	5	3	85
痰瘀互结	5	2	1	2	60

治疗前后综合疗效比较:痊愈7例,占14%;显效18例,占36%;好转17例,占34%;无效8例,占16%。总有效率84%。治疗前后子宫大小对比除无效组外,其他组均有显著性意义,见表19。

表19　治疗前后子宫大小的比较($\bar{x} \pm s$,cm)

	痊愈 ($n=7$)	显效 ($n=18$)	有效 ($n=17$)	无效 ($n=8$)
治疗前	17.34 ± 0.15	21.02 ± 0.56	19.65 ± 0.55	20.02 ± 0.22
治疗后	13.65 ± 0.12	15.52 ± 0.31	16.50 ± 0.22	21.30 ± 0.48
P 值	<0.05	<0.05	<0.05	>0.05

治疗前后血液流变学的比较:本组病人治疗前5.75S切变率下全血黏度红细胞聚集指数、红细胞刚性指数、血球压积为异常升高,治疗后5.75S切变率下全血黏度、红细胞聚集指数、红细胞刚性指数有非常明显的下降($P<0.01$),血球压积也有显著下降($P<0.05$),见表20。

表20　治疗前后血液流变学的比较($\bar{x} \pm s$)

项目	治疗前($n=12$)	治疗后($n=10$)
2.30S 切变率下全血黏度	5.60 ± 0.31	5.25 ± 0.34
5.75S 切变率下全血黏度	46.75 ± 14.34	$27.34 \pm 11.21^{\triangle}$
2.30S 切变率下还原黏度	12.33 ± 5.26	10.98 ± 6.52
5.75S 切变率下还原黏度	33.64 ± 11.45	32.35 ± 13.14
血球压积	56.43 ± 5.7	$43.12 \pm 8.22^{*}$
血浆黏度	2.01 ± 0.21	1.97 ± 0.27
红细胞聚集指数	8.87 ± 4.26	$4.36 \pm 3.23^{\triangle}$
红细胞刚性指数	2.44 ± 0.78	$1.31 \pm 0.86^{\triangle}$

* 治疗前后比较 $P<0.05$,$\triangle$治疗前后比较 $P<0.01$

治疗前后增殖期血清中性激素水平比较:T 和 PRL 显著性降低,P 显著升高,E_2 无显著变化,见表21。

表21　治疗前后性激素水平比较($\bar{x} \pm s$)

项目	治疗前($n=14$)	治疗后($n=10$)	P
E_2(pg/ml)	56.52 ± 9.08	60.36 ± 12.9	>0.05
T(ng/ml)	82.86 ± 4.09	30.59 ± 2.12	<0.01
P(ng/ml)	0.69 ± 0.11	1.53 ± 0.18	<0.01
PRL(ng/ml)	28.35 ± 3.74	17.73 ± 2.85	<0.05

3. 讨论

(1)子宫肌瘤属于中医癥瘕范畴。祖国医学认为:本病是由于正气虚弱、冲任失调、气血运行不畅,凝滞于胞宫,搏结不散,积累日久而成。其病理因素可分为气滞、血瘀、痰湿,病理性质为冲任胞宫瘀血,并具备本虚标实的特征。古人在论及治疗方面,主张用火针疗法,《针灸聚英》云:"凡癥瘕结积之病,甚宜火针。"笔者受前人启发并结合个人体会,认为只有用火针温热刺激一定穴位,激发经络之气来调整改变机体的病理状态,方可达到疏通经脉、调和阴阳、扶正祛邪的目的。为此,特选取一定的穴位组成专方。方中中极、关元均为任脉与足三阴经交会穴,可补冲任及肝脾肾经之气,推动气血运行,制约经血妄行;水道、归来为足阳明胃经在下腹部的穴位,可加强调理冲任、活血化瘀的作用;痞根散结消痞,治一切瘀滞之证。

(2)血液流变学是一门研究血液及其组成成分流动变形规律的科学,血液黏滞度是衡量血液流变性的一项综合指标。现代研究表明,中医学血瘀证的实质是血液处于浓、黏、聚、凝的高凝状态,从而使全身或局部血液循环发生障碍而产生一系列疾病,这就是血瘀证产生的病理基础。因此,血流变可作为血瘀证病理变化的一个客观指标,并可作为反映各种活血化瘀疗效、改善血液循环障碍、增加血液流量的一个评定指标。本组病例在治疗前血液黏滞度的全血黏度(5.75S切变率下)、红细胞聚集指数、刚性指数及血球压积等指标明显升高,治疗后,血液流变学4项指标均有好转,表明火针疗法可改善血流变,达到化瘀消癥的目的。

三、火针治疗胎记

1. 治疗方法

(1)针具:1寸或1.5寸普通火针或多头火针。

(2)方法:凡是布有胎记的部位均要针刺。施治时,先嘱患者暴露胎记部位,医者左手持点燃的酒精棉球,右手持火针做好准备。待火针烧热发红时迅速刺入胎记部位,然后迅速拔出,如此反复于患部密刺。针罐配合:在患者背部寻找痣点(棕色或棕黑色,芝麻粒大小的色素沉着点)3~4个,以三棱针挑刺肌纤维出血,并在出血部位拔罐10~15分钟。

(3)注意事项:①火针相对于毫针痛苦大,应于治疗前向病人说明,并可请第三者帮助固定治疗部位,以免病人不自觉地躲闪,造成针刺深度或部位不准确。②针体烧热至发红才宜刺入,深度以1~2毫米为宜。针刺密度可视病人耐受程度、胎记颜色深浅等因素的情掌握。火针后可以干棉球清拭针孔,如遇出血,不必一味强调止血,可令其自然流出。③初期治疗可从外周开始,以后逐渐深入内部,1周1~2次。每次治疗可先进行火针再刺络拔罐,反之亦可。④嘱病人于治疗当天及第2天减少针刺部位的清洗和触摸。针孔处3~4天后自然愈合,不留痕迹。

2. 典型病例 陈某,女,34岁。1995年12月27日初诊。患者左面部可见

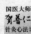

连成片状的蓝黑色胎记,上入发际,下至下颌,内至鼻梁口唇,外至左耳前,且颜色均匀质地较硬。初诊治疗:普通火针针刺胎记边缘,针孔之间相距1～2毫米,色深处多刺几针。2周后复诊时可见针刺部位呈点状的颜色变浅,患者及其家属、朋友感到非常高兴,因为她治疗30余年未见效。以后每周1次以同法施治,5次后上额部、鼻梁、下颌部颜色变浅并与正常皮肤自然融合。第6次改用多头火针,加大刺激强度,主要作用于中部。10次后,整个胎记部位的蓝色变浅,略透红色且皮肤质地变软。第14次治疗加用背部痣点的刺络拔罐,1周后患者自觉面颊柔嫩光亮。连续8次的放血配合疗法后,胎记内可见肉红色,且鼻翼旁有2厘米×3厘米大小的部位蓝色基本上褪去。为了取得更好的疗效,现患者继续治疗。

3. 体会 胎记在中医里被称为黑默、黧黑、默黯、面尘、面鼾、肝斑或面生黑斑,首见于《太平圣惠方》。它虽然不影响正常生活,但由于常常长在面部,且随年龄的增长而扩大,故给患者带来了很重的精神负担。西医对胎记的产生原因、病理改变认识不清,常用的手术整容、消磨术及药物烧灼均见效不大,有的给患者留下了永久的瘢痕,因此许多人自然转向了中医疗法。气血是构成人体的基本物质,气行则血行,气滞则血阻,气血失和则人体物质转化失衡,新陈代谢不能正常进行,而胎记部位的色素沉着正是这种阴阳失调的表现。笔者就是根据"病多气滞"的理论创立了微通、温通、强通的"贺氏三通法"。火针以其温热疗疾被称为温通法,三棱针刺破血络为强通法,二者结合治疗此病可温煦人体阳气,激发经气,补益正气,疏散邪气,调整气血而达气血通畅。气行血行,阴平阳秘则万病皆除。从西医角度看,火针可刺激胎记部位的血管和神经,引起毛细血管扩张,改善局部供血,加速新陈代谢和物质转化,沉着的色素自然会减少,皮肤恢复正常。综上所述,火针疗法无疑是当今治疗胎记的最佳选择,当然此病的病理变化、治疗机制尚需进一步探讨。

第八章　强通法

"强通法"就是"放血疗法"。即用三棱针或其他针具刺破人体一定部位的浅表血管，根据不同的病情，放出适量的血液，通过决血调气，通经活络以达治疗病痛的针刺方法，它是针灸临床的重要治疗手段之一。由于其作用急促，迫血外泻，祛除病邪，故属"强通法"。此法在临床上对许多疾病有针到病除，立竿见影之效。笔者在多年针灸临床实践中对"放血疗法"颇有体会，疗效甚佳。

第一节　放血疗法的历史

"放血疗法"在我国已有悠久的历史，早在"以砭为针"的年代里，就有利用砭石刺破皮肤放血治病的说法。当时脏象学说、经络学说作为完整的医疗体系尚未建立，放血部位大多限于局部病灶，属于外治法。而关于"放血疗法"最早的文字记载，乃见于《黄帝内经》。《黄帝内经》对"放血疗法"从针具、方法到治病机制、适应证等方面都进行了论述。在《灵枢·九针十二原》中对针具的描述曰："四曰锋针，长一寸六分"，"锋针者，刃三隅以发痼疾"。在《灵枢·官针》中对具体操作方法谈到："络刺者，刺小络之血脉也"，"赞刺者，直入直出，数发针而浅之出血"，"豹文刺者，左右前后针之，中脉为故，以取经络之血者，此心之应也。"此段经文中的"络刺"、"赞刺"、"豹文刺"都是放血的具体方法。《灵枢·小针解》指出了放血的机制："菀陈则除之者，去血脉也"，又说："泻热出血"。对"放血疗法"的适应证《内经》做了大量的论述。如《素问·三部九候论》曰："经病者，治其经，孙络病者，治其孙络血……上实下虚，切而从之，索其结络脉，刺出其血，以见通之"，《素问·刺疟》曰："刺疟者，必先问其病之所先发者，先刺之。先头痛及重者，先刺头上及两额、两眉间出血。先项背痛者，先刺之。先腰脊痛者，先刺郄中出血。先手臂痛者，先刺手少阴、阳明十指间出血。"《灵枢·癫狂》有放血疗法治狂的记载，"狂而新发，未应如此者，先取曲泉左右动脉，及甚者见血，有倾已"，《灵枢·热病》载有："心疝暴痛，取足太阴、厥阴，尽刺去其血络"，《灵枢·厥病》记载"头痛甚，耳前后动脉涌有热，泻出其血"，《灵枢·官针》还指出"放血疗法"可以治痈肿等。并还有《刺络论》专门谈及放血方面的问题。总之，《黄帝内经》为"放血疗法"奠定了理论基础。

古时名医扁鹊也有用"放血疗法"治重症的记载。据《史记·扁鹊仓公列传》记载:扁鹊"……过虢,虢太子死……","……扁鹊曰:……若太子病,所谓尸厥者也……","……扁鹊乃使弟子子阳砺针砥石,以取外三阳五会,有间,太子甦……"。根据《循经考穴编》督脉百会条内,最后记载:"昔虢太子尸厥,扁鹊取三阳五会而甦"。三阳五会即指百会穴。

汉代医家华佗,是我国杰出的医学家,擅长外科,并精通针灸,他曾根据《黄帝内经》的"刺其出血无令恶血得入于经"的道理,创造性地把"放血疗法"用于外科"红丝疗"。相传曹操患了"风眩"病,也是请华佗在他的头部针刺出血才治好的。

到了晋唐时代之后,各医家除沿用《黄帝内经》的"放血疗法"之外,并有所发展。如晋代葛洪在他的《肘后方》中提到"疗急喉咽舌痛者,随病所左右,以刀锋截手大指后爪中,令出血即愈。"唐代孙思邈的《千金方》中记有:"胃疟令人病善饥不能食,支满腹大,刺足阳明,太阴横络出血,喉痹,针两手小指爪纹中出血,三豆许愈,左刺右,右刺左"。唐代秦鹤鸣,刺百会、脑颅出血,以治疗唐高宗的"头风目眩"症。

宋代以后,对"放血疗法"应用的范围更加广泛。如宋代娄全善在他撰著的《医学纲目》中记有,治一男子喉痹,于太溪穴刺出黑血半盏而愈。陈自明著有《外科精要》。他治"一男子年逾五十,患疽五日,焮肿大痛,赤晕尺余,重为负石,当峻攻,察其脉又不宜,遂先砭赤处,出血碗许,背肿顿退"。金元时代的四大家之一张子和所著的《儒门事亲》虽是一部内科专著,其中也突出地提到"放血方法"。如其中有"目疾头风出血最急说"等篇章,阐述作者对放血疗法的重视和临床应用。

而明清时代的医家也对"放血疗法"有所论述。如明代薛立斋著的《外科心法》七卷,《疬疡机要》三卷和《正体类要》二卷。他还校注了宋代陈自明的《外科精要》。在他附的医案中记载:"喉痹以防风通圣散投之,肿不能咽,此症须针乃可,奈牙关已闭,遂刺少商出血,口即开。"晚清时期的吴尚先著的《理瀹骈文》为外治法专著,该书内也有"放血疗法"治疗小儿锁喉风的记载:"治一小儿咽喉肿胀痛甚,半饮喝水不下,晨甚……以银针少商、然谷二穴出血,其喉即宽,与之茶即下咽无苦,饮食遂进。"

"放血疗法"不仅在国内历史悠久、应用广泛,而且在世界上一些国家也享有盛名,并著之于书。例如,在埃及的许多"纸草文"中就可以发现,古代埃及的医生们为了"泻血",经常采用"放血术"。又如中世纪著名的阿拉伯医家阿维森纳在其《医典》中,对"放血疗法"作了详尽的论述。其中包括静脉的选择,切口的大小和形式,以及患者的年龄、体质等,还谈到"放血术"的适应证及禁忌证。有些国家"放血疗法"甚至风行一时,如俄国的晋巴柯夫发现,在古代诺夫格勒城的户口登记簿中有"放血人",作为一种职业的记载,说明当时对"放血疗法"已经作为一种独立的医疗活动存在了。19世纪法国医家布鲁茜教授,十分推崇"放血疗法",据记载,他曾给一位病人作过32次放血治疗。他认为:"放血是一种刺激疗法"，"是对抗炎症的有效方法"。

第二节　强通法的机制与应用

　　从史书的记载和文献资料的考证中，我们得知"强通法"源远流长，享誉中外，应进一步研究其治疗机制。

　　"强通法"的根本作用仍不能离开"经络学说"与"气血学说"这个总纲。经络学说是中医，尤其是针灸学科的基本理论之一。古人认为经络具有由里及表，通达内外，联络肢节的作用。人体是一个完整的机体，各脏腑组织器官之间都有密切的联系，而这种联系是由经络来完成的。经络在人体内像一个大网，把各个不同的脏腑组织器官网络在一起，构成一个有机体。除此之外，更重要的是将"气血"运达周身各部，以保证机体的正常生理活动，经络还具有调节阴阳，协调各脏腑之间的活动平衡，即生克制化的和谐与统一。从而维护人体正常的生理活动。另外，经络学说对临床治疗也有着重要的指导作用。各种疾病皆因经络不畅，引起脏腑不和、阴阳失衡所致。而祖国医学所谓的"气血"又是一切生理活动的物质基础。祖国医学所说的"气"，不专指鼻呼吸之气，它包括脏腑组织器官的一切功能。例如脾胃的消化功能称为"脾气"、"胃气"；肾脏的排泄生理功能称为"肾气"；经络的功能称为"经气"；生命得以生存的功能称为"真气"。所以中医"气"的概念，是指人体一切脏腑组织器官的功能作用。由此看来人的形体一时一刻也离不开"气"的温煦。如果人体任何脏腑组织发生气机不调，那里就会出现疾病。哪部分失去了"气"，哪部分就丧失了它的功能，呈现死亡。祖国医学所谓"血"则是指人体内的血液、精髓、津液诸阴而言。古人认为人体的各个活动均离不开"血"。例如人的手足摄物及行走都必须有血的濡养才能完成，眼睛得到血液才能视物，脾胃得到血液才能消化吸收供应全身的营养，头脑得到血液才能思维而"神明出焉"，总之，各个脏腑组织器官无一不赖血液的营养，才能发挥它的"生克制化"作用。如果因为某种原因"气"和"血"发生偏盛或偏衰时，经络则发生阻滞，脏腑的正常生理功能则发生紊乱，便会出现各种各样的症状。如果"气血"不存在了，那么一切生理活动就会停止了，人的寿命也就结束了。"气"、"血"二者又是互相依存，彼此联系的。"气"是血的直接表现，"血"是"气"的物质根据。所以古人云"气行血则行"，"气住血则停"。但是"气"和"血"又有互相对立，相互补充的关系，如果"气"不足，可以通过"血"的濡润作用，使"气"不足得到改善。而这其中"血"是帅，是主导。因为"血"是有形物质，"气"必须以"血"为基础，"气"属阳本主动，但必须依赖"血"以济，才能表现出它的功能活动。这样，"血"就成了"气血"中的主帅。

　　"放血疗法"是在特定的腧穴或患病的局部用锋针或其他针具决破皮肤，强迫恶血外出,"治血调气"。此举虽然属于局部放血,但通过经络之全身调节作用可调节全面,又因"生克制化"、"表里关系"使相应的脏腑功能改善。况且,此法乃直接刺血以调血,又以血调气。因而可以认为"放血疗法"具有双调的作用。

古人认为脏腑功能紊乱,经络功能失调所产生的症状,根本原因不是"气"发生改变,就是"血"发生变化。又认为"气血"相互为用。"气"有病可以影响到"血";"血"有病也可以影响到"气"。"放血疗法"正是以这个理论为指导,建立了自己独特的治疗体系。也就是利用治血调气,从而通达经络、活血祛瘀,使脏腑和谐,阴阳平衡,治病祛疾。

"强通法"主要应用于退热、止痛,解毒、泻火,止痒、消肿、治麻,镇吐,止泻及救急危症等几个方面。

1. 退热作用　祖国医学认为"发热"有两种,一为阳盛发热,一为阴虚发热。"强通法"退热作用则适用于前一种。因为阳气盛必然导致血盛,放血可消减血盛,以减轻脉中的热邪,因而退热。人身之气是以血为本,同时又随血出入,迫血外出欣然能泻出过盛的阳气,从而改善了阳盛的状态,使机体的"气血"趋于平衡,热而自平。至于阴虚发热则不宜使用此法。

2. 止痛作用　祖国医学认为"通则不痛,痛则不通",意思就是说凡是伴有疼痛病证的疾病,在其经脉中必有闭塞不通的地方。"强通法"可以直接迫血外出,疏泄瘀滞,畅通经脉,故疼痛可以立即而止。临床很多急性病证,如咽喉痛及偏头痛等,应用"放血疗法"都能收到满意的疗效。

3. 解毒作用　"强通法"对机体正气不足,功能障碍时毒邪内窜和病邪证,如毒火攻心的"红丝疔",以及毒邪浸淫而生的疮疡等亦有很好的疗效。放血不仅使侵入机体的毒邪随血排出,而更重要的是通过"理血调气",使人体功能正常,抑制毒邪的扩展与再生。

4. 泻火作用　祖国医学认为心属"火",如果心阳过亢,人体就会出现一系列的"火谵症",例如心烦不安,口舌生疮,甚至发热神昏谵语等症状。而心又有主血脉的功能,所以放血可以直接减轻心阳过盛的状态,从而达到泻火的目的。中医还认为,肝胆内是相火,肝藏血,因此放血也能治疗肝胆相火妄动的疾病,如暴发火眼,头晕目眩等症。

5. 止痒作用　痒之一症,古人认为是有风气存于血脉中的表现,古人有"治风先治血,血行风自灭"的治疗原则。放血就是"理血调气",血脉流通则"风"气无所存留,而达到祛风止痒的作用。

6. 消肿作用　"肿"大多是由于气滞血涩,经络瘀积而造成的,放血能直接排除局部经脉中"菀陈"的气血和病邪,以促使经脉通畅无阻,自然就达到消肿之目的。

7. 治麻作用　中医认为由于气虚不能帅血达于肢端,则每每出现麻木的症状,以毫针刺患侧肢端的穴位,放出少量的血液。放血治疗麻木的病证,是以"血行气通"的理论为指导,以鼓动气机使血液达于肢端,而麻木止。

8. 镇吐作用　恶心、呕吐多属于胃热或肝气横逆犯胃或食积停留,放血能泻热平肝逆,并有助消化疏导胃腑的作用。

9. 止泻作用　放血治疗泄泻的范围是肠胃积食化热而成的热泄或时疫流行造成的清浊不分的泄泻等,其机制是通过泻火降小肠热,而起到升清降浊的作用,临床上常用委中穴缓刺放血,一般 1～3 次即愈。

10. 急症解救　"放血疗法"可通过泻热凉血启闭开窍,醒神清脑的作用,急救卒症昏厥,不省人事的病人,不失为一种有效的急救手段。

经笔者多年临床应用,认为"放血疗法"对以上 10 种症状,凡使用得当,均可获满意疗效。

第三节　强通法的针具与刺法

"放血疗法"依据不同的需要和不同的条件选择不同的针具,在临床上常使用下面 3 种针具:

1. 三棱针　它是由古代九针中的锋针演变而来的,长一寸六分,针柄呈圆柱形,针身三角状,三面都有刃,故称"三棱针",适用于浅表静脉。

2. 毫针　即古代九针中的毫针,可用 18 号不锈钢丝制成,一寸左右长即可,适用于小儿及虚性病人。

3. 梅花针　即由古代"毛刺"发展起来的针具,应用范围比较广泛(图 67)。

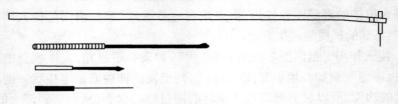

图 67

火罐:火罐在我国流传很广,有陶制、竹制、玻璃制品等多种。它可以治疗不少疾病。我们这里仅仅是利用它的吸拔作用将血液吸拔出来(图 68)。

橡皮止血带:在四肢肘窝、腘窝及头部太阳、丝竹空等处放血时,必须使用橡皮止血带一根,长 66 厘米左右,系在穴位的上端或下端,阻止血液的回路,使脉

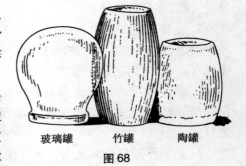

玻璃罐　竹罐　陶罐

图 68

路(静脉)努起,然后用三棱针对准穴位,刺入半分至一分深,血即流出(图69)。

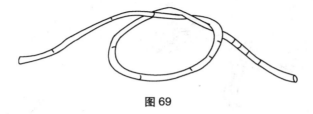

图69

"放血疗法"应根据不同的症状,施术部位的不同,分别采用以下5种刺法:

1. 缓刺　适用于浅表静脉放血,例如尺泽、委中及太阳穴等处。此法操作时先用橡皮止血带一根系在应刺穴位的上端或下端,施术者用右手拇食中三指持三棱针,对准穴位(静脉努起处),徐徐刺入 0.5～1 分深,然后将针缓缓退出,血就流出来了,待黑色血出尽,变为赤色,可将橡皮止血带解开,用消毒干棉球揉按针孔,其血自止(图70)。

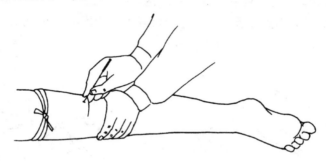

图70

2. 速刺法　这种刺法,施术时先用左手拇食中三指捏着应刺的穴位,右手持三棱针或毫针速刺入半分至 1 分深,立即敏捷的将针退出,然后用手挤压局部使血液尽快地流出来。如咽喉痛刺少商穴,中暑刺十宣穴,中风刺十二井穴(图71)。

3. 挑刺法　这种刺法适用于胸部、腹部、背部、头面部穴位及肌肉浅薄的部位,如挑"羊毛疔"、"偷针眼"等症,刺针时看准胸背部的痣点,左手将红痣点的皮肉捏起,右手持"三棱针"横挑之(图72)。

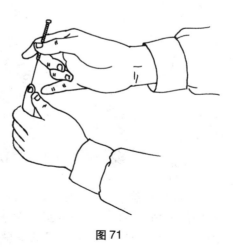

图71

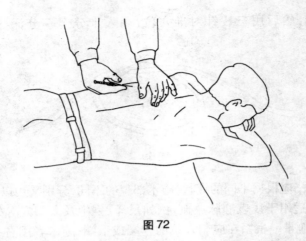

图72

4. 围刺法　这种刺法,施术时对于红肿患处周围用"三棱针"点刺数针或几十针,然后用两手指轻轻挤压局部,或用拔火罐吸拔,使恶血尽出,以消肿痛,此法适用于痈肿,痹症及大头瘟、丹毒等症(图73)。

5. 密刺法　此法适用于皮肤病,如顽癣等。施术时用梅花针扣打患处,使局部出微量的血液,有较好的效果(图74)。

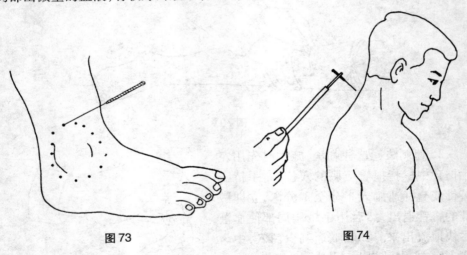

图73　　　　　　　　　　　　　图74

第四节　强通法的禁忌与注意事项

"放血疗法"手段强硬,属于"强通法",对实证、热证可以说有特异疗效。当然任何一种疗法对一些病证疗效显著,那么必然对另一些病证就有严格地禁忌,因此,"放血疗法"也有其自己的禁忌。

国医大师
贺普仁
针灸心法
《针具针法》

190

1. 病人的禁忌　阴虚血少体力过于衰竭的患者,或脉象虚弱的病人都不宜放血(突然昏厥的患者除外);水肿的病人不宜放血;平素易出血的病人不宜放血;大劳、大饥、大渴、大醉、大怒等,暂时都不宜放血,必须休息一定的时间,使气血平静下来,再行放血,否则不仅无效,反而容易造成意外。

2. 手法的禁忌　针刺的手法不宜过重,否则会因刺激过重而发生晕针。

针刺手法必须深浅适度,禁忌针刺过深,以免穿透血管壁,造成血液内溢。

3. 禁忌刺大中型动脉　因为动脉不易止血,如果不慎刺中动脉也不必慌张,立即用消毒干棉球按针孔,压迫止血,稍待片刻后即可止血。

施术"放血疗法"时,应该重视禁忌,如果不慎重考虑病情的需要,不认真考虑选穴是否妥当,妄施放血,不仅无益,而且容易贻误病情,甚至关乎到病人的安危,万万不可忽视。具体操作时还应注意以下几点:

1. 点穴准确　针刺前点穴正确与否,直接影响疗效,因此,应该认真点穴,最好将病人摆放一舒适体位后再点穴。一般可用大拇指指甲掐一个"十"字,以示标志。

2. 消毒严格　放血时因针具直接刺入血管内,必须严格消毒,三棱针的针体粗大,针孔不易闭合,如果不严格消毒就很容易引起感染。

3. 针具锋利　放血前必须详细检查针具,首先检查针尖、针刃是否锋利,以减轻病人的痛苦。

4. 持针稳妥　右手持三棱针,必须全身用力,贯注手臂,运于手腕,达到指尖,然后针刺方能得心应手,运用自如。

第五节　典型病例治验

发　热

"高热"是临床较为多见的一种症状,是指病人自觉发热、并伴有体温升高在39℃以上,中医学所称"壮热"、"实热"等,均属于高热的范畴。

【病因病机】中医对发热的认识源于《素问·热论》。认为"今夫热病者,皆伤寒之类也"。提出了"热者寒之"的治疗原则。形成了六经辨证的理论体系。后世医家又认为发热是感受四时不同湿热病毒所致,提出了寒凉清热的治疗方法。延续到明清时代对热毒的认识和治则日渐完善,又提出了卫气营血的三焦辨证理论,从而使发热的治疗原则分为伤寒和温病两大学派。针刺放血无论伤寒与温病均起退热作用。

【临床表现】高热,或伴有恶寒、头痛、全身酸痛。

【治则】清热解表。

【取穴】 大椎、攒竹。

【刺法】 以三棱针点刺上穴,惟大椎加拔火罐。

病例 王某,17 岁。3 天来发热 39.6℃,头痛,时有发冷感,在某卫生院经医生检查,诊断为"上感",曾服用 APG,仍发热不退,食欲不振,全身倦怠,大便干,小便黄。

望诊:面赤,舌苔白,咽部发红。

脉象:浮数。

辨证:内有蕴热,外感风寒之邪,风寒束表,以致发热、恶寒。

治则:解表泻热,以奏发汗之功效。

取穴:大椎、攒竹(图 75)。

刺法:以细锋针,用速刺法放血,然后大椎穴拔火罐共针两次,热退、症消(图 76)。

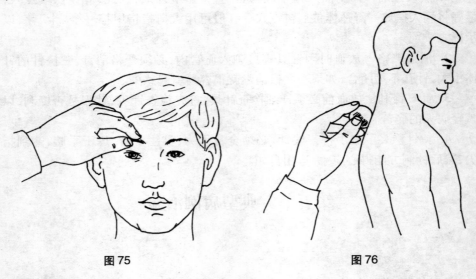

图 75   图 76

附:放血退热作用的临床观察

"放血疗法"即《内经》中所说的"刺络"法,是用锋针(三棱针)根据不同的病情,刺破人体特定部位的浅表血管,放出适量的血液,达到和谐阴阳,调理气血的治病目的。

早在《内经》就有锋针的记载,如《灵枢·九针十二原》说:"四曰锋针,长一寸六分。"《灵枢·九针论》中说:"故为之治针,必筩其身,而锋其末,令可以泻热出血……"

临床实践证明,凡遇实火之证,如高热、面红、口渴、小便黄、大便干之急性病,运用放血治疗多能奏效。在北京中医医院急诊室应用"放血疗法"对 100 例发热患者进行了观察,其结果如下。

【操作方法】 放血穴位或部位常规消毒后,用左手拇、食、中三指捏住被刺的穴位或部位,右手持"三棱针"(锋针),针尖对准穴位迅速刺入皮肤内半分深,并即刻收针退出,再用手挤出血液 3 滴。如大椎放血多用挑刺法,然后在穴位上拔火罐,借以吸出血液,1~2 分钟将罐启下。

【疗效标准】 放血后 1~2 小时内测体温和查白细胞。凡体温下降 1℃,白细胞下降 0.5×10^9/L 为有效(表 22~表 31)。

表22　7例十二井放血后血象变化

血 象	例 数	百分比(%)
下降	3	43
平稳	0	0
升高	4	57
合计	7	100

表23　放血后血象总的变化情况

血 象	例 数	百分比(%)
下降	41	41
稳定	1	1
升高	58	58
合计	100	100

表24　常用穴位情况

穴 位	例 数	百分比(%)
大 椎	70	70
少商、商阳	10	10
十 二 井	7	7

说明:(1)另有用少商穴3例,曲池2例,委中1例,其他7例。

(2)其他即用大椎配以他穴,或他穴相配的复方。

【体会】 "放血疗法"是中医治疗急症有效方法之一。其见效之快值得推广。

通过观察体会到大椎穴退热是很满意的,而且痛苦小,操作方便。

本组病人的近期效果,大多数体温下降,而白细胞大多数增高,体温和白细胞二者的变化不成正比。这一临床现象今后应进一步进行研究。

流　脑

流脑即流行性脑脊髓膜炎,系内有蕴热、感受流行时疫引起的急性传染病。临床以起病急、发热、头痛、呕吐、颈项强直及皮肤小瘀点为特征,多流行于冬春二季,14 岁以下儿童发病率较高。

【病因病机】本病因感受温疫时邪而发,病邪经口鼻侵入人体。

【临床表现】始见发热、恶寒、无汗。邪犯太阳经脉,则见颈项强直,病情进一步发展,邪毒入里,则见壮热、烦躁等。邪火犯胃、热毒上冲,故呕吐频频,甚至喷射状呕吐,如邪热化火、扰乱心律,则见壮热、神昏,而邪气引动肝风,则病厥、抽搐,少数病儿发病急暴,起病不久因邪毒炽盛,病情急剧进展,临床又可表现为热深厥深的闭证,或者表现为阳气暴脱的脱证。

【治则】熄风泻热,解痉开窍。

【取穴】攒竹、印堂、十宣、人中、大椎等穴。

表 25　70 例大椎放血后体温变化情况

体　温	例　数	百分比(%)
体温下降	47	67
体温稳定	10	14
体温上升	13	19
合　计	70	100

说明:体温变化均为在放血后 1 小时许的数值,血象变化同此。

表 26　10 例少商、商阳放血体温变化情况

体　温	例　数	百分比(%)
体温下降	7	70
体温稳定	0	0
体温上升	3	30
合　计	10	100

表 27　7 例十二井放血后体温变化情况

体　温	例　数	百分比(%)
体温下降	3	43
体温稳定	0	0
体温上升	4	57
合　计	7	100

国医大师
贺普仁
针灸心法

《针具针法》

194

表 28　放血后 100 例体温总的变化情况

体　温	例　数	百分比(％)
下降	65	65
稳定	12	12
上升	23	23
合计	100	100

表 29　放血前血象情况

血　象	例　数	百分比(％)
升高	69	69
正常	31	31
合计	100	100

说明:正常是指白细胞总数 10 000 以下。发热病人血象可以正常。说明了发热与白细胞增高并非绝对一致。

表 30　70 例大椎放血后血象变化

血　象	例　数	百分比(％)
下降	27	39
稳定	1	1
升高	42	60
合计	70	100

表 31　10 例少商、商阳放血后血象变化

血　象	例　数	百分比(％)
下降	3	30
稳定	0	0
升高	7	70
合计	10	100

　　病例　唐某,女,6 岁。8 天来发热 39℃不退,头痛项强,精神不振,不思饮食,经某儿童医院诊为"流脑",欲作"腰穿检查",家长不同意,特转来我院求治。来院时仍高热 39.6℃,神志时清时昧,面垢倦怠,项强。自云:"前额剧痛,心中烦躁,口苦,昼轻夜重。"

　　望诊:急性病容,舌苔腻黄。

　　脉象:浮数。

　　辨证:风热在表未解,邪热内蕴阳明,此乃表里同病。颇有热极生风之虞。

治则:外散表邪,内泻里热,表里同治。

取穴:手、足十宣(图77),攒竹、大椎。

刺法:手、足十宣,攒竹用速刺放血法,大椎用挑刺放血,并用拔火罐,使血液出其充分,强通血脉。促邪外出。

二诊患儿体温降到 38.6℃,诸症均大减轻,已能饮食,以原法治之。三诊体温已恢复正常,诸症痊愈。

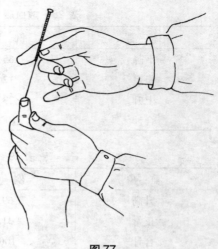

图77

高 血 压

凡成年人收缩压在 140 毫米汞柱以上,舒张压高于 90 毫米汞柱以上者,称为高血压。高血压在中医属于眩晕范畴。

【病因病机】本病虚证较多,由于肾精不足而致髓海失养,或由于肝阳上亢,风阳升动,上扰清空,或痰湿中阻,清阳不升而病。

【临床表现】眩晕,耳鸣,头痛,因恼怒而头晕,头痛加剧,面色潮红,气滞易怒,少寐多梦,口苦,舌红,脉弦。

【治则】平肝潜阳,滋养肝肾。

【取穴】四神聪、合谷、太冲(双)。

【刺法】以锋针速刺法,刺四神聪放血。合谷、太冲用毫针轻刺。

病例1　宋某,男,41 岁。患高血压症数年之久,经常头晕、目眩,时轻时重,发作重时感头重、脚轻,经医院检查血压达 200/100 毫米汞柱,不能用脑,每劳累后必加重,曾服降压药,疗效不巩固。饮食正常,大便干,小便黄。

望诊:体胖,面色黧黑,舌质红,苔薄白。

脉象:弦滑。

辨证:肾阴素亏,肝阳上亢。

治则:滋阴平肝,熄风降逆。

取穴:四神聪。

刺法:以锋针,速刺放血。当日收缩压下降 20 毫米汞柱,舒张压下降 10 毫米汞柱。继续治疗数次,血压维持正常(140/90 毫米汞柱)。

病例2　应某,男,63 岁。前日晚,膏粱厚味兼气怒之后,即伸欠频作,神倦不适,头目眩晕,次日来院就诊,症有加剧之势,且见冷汗并恶心呕吐,心中烦乱不安,四肢厥逆。

望诊:体稍胖,舌苔中间黄腻。

脉象:弦滑沉而无力,测血压 190/110 毫米汞柱。

国医大师
贺普仁
针灸心法

《针具针法》

辨证:阴虚于下,阳亢于上,阴阳相搏所致。

治则:急取人中放血,曲泽、委中缓刺放血,四神聪(图78)、十二井速刺放血,并配合毫针刺内关,以保心气不衰,刺足三里以防心脱。

针刺处理后测血压已降至 170/70 毫米汞柱,患者自述心烦大减、目眩消失、呕吐止,获得较满意的效果。

通过临床实践体会到,放血疗法在急救方面既能平肝熄风,又能回阳救逆,是中医急救方法之一。

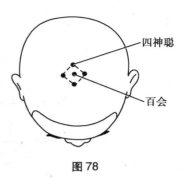

四神聪

百会

图78

病例3 张某,女,56 岁。因前一夜睡得较晚,晨起即觉头晕、恶心,右半身无力,手麻,走路腿发软,不稳,语言稍有謇涩。

望诊:体胖、面赤、舌质红、苔腻。

脉象:弦滑,当时测血压 220/100 毫米汞柱。

辨证:素阴虚于下,肝阳亢于上,水不涵木,风从内动。

治则:平肝降逆,通调经络。

取穴:四神聪、合谷、太冲。

刺法:以锋针速刺四神聪放血,并配合毫针刺合谷、太冲。经 3 次治疗后基本痊愈。共治疗 6 次,诸症完全消失,血压 120/80 毫米汞柱。

附:放血对高血压的影响
——附 12 例微循环的观察

应用放血治疗高血压,是临床常用确有疗效的治疗方法。放血后,收缩压可降低 10～30 毫米汞柱,舒张压可降低 10～20 毫米汞柱,持续时间 2～4 周不等。有的若不遇意外急怒等,则可较长时间维持下去。为了便于观察,操作方便,取穴有金津、玉液。同时观察甲皱微循环的变化,选择高血压病或同时伴有一侧瘫痪的患者共 15 例,其中 3 例因诸种原因治疗中断,尚存 12 例,初步小结如下。

(一)病例选择及方法

1. 病例选择　高血压(素有高血压史或血压突然升高者)或高血压而伴有偏瘫(一般选择一侧动作不灵、说话障碍、手足麻木,并有同侧眼睑下垂等脑血管病变者)各 6 例。

2. 微循环观察方法　利用聚光光源 45°角落入甲皱放大 60～80 倍镜下观察,毛细血管管袢数目、长度、畸形情况、血流情况等。

3. 治疗及检查步骤　先测定患者血压,再测定微循环,然后金津、玉液以三棱针针刺放血,经15分钟后再测定血压及微循环,此后2周到1个月内连续观察血压及微循环3~4次。

(二)结果

1. 血压 12例高血压患者,除少数外,大部分病例经金津、玉液放血后收缩压及舒张压有不同程度下降,而以收缩压为最显著,其幅度收缩压在10~30毫米汞柱、舒张压在10~20毫米汞柱、持续时间2~4周不等(表32)。

表32 金津、玉液放血15分钟后血压下降情况

降压数	舒张压(mmHg)			收缩压(mmHg)			
	10	20	无效	10	20	30	无效
病例数	5	4	3	3	2	4	3

2. 甲皱微循环的变化 高血压患者甲皱微循环在所见15例患者中,其主要表现如下。

(1)管襻纤曲,静脉紧张度下降管腔因而呈现波浪式。

(2)A、V管径大致相等,或粗细不匀并呈结节状突起。

(3)管襻数目减少或紧张度升高。

(4)血流淤滞、渗出,或出血点。

甲皱微循环的改善表现在,纤曲管襻减少,开放管襻增多,血液淤滞改善等,就9例观察到的现象列表33。

表33 甲皱微循环的部分指标结果

观察指标	纤曲管襻		管襻数目		血流状态					
					淤滞		渗出		均匀度	
	减少	不变	增多	不变	改善	不变	改善	不变	改善	不变
病例数	5	4	2	7	5	4	3	6	2	7

高血压病中医辨证,属于肾阴虚肝阳亢、血菀于上。《内经》中谈到"菀陈则除之者,去血脉也。"古代医学很早就掌握了这一规律,通过放血达到通经络调气血、治愈疾病的目的。用现代科学观察结果初步表明,放血确实可以不同程度地改善机体状态、调节微循环。

三叉神经痛

属于中医"面痛"、"颊痛"等范畴。

【病因病机】风寒、风热等邪气侵袭,随阳明经上行,留于面部而致疼痛。肝郁化火亦可导致本病发生。

【临床表现】 面部三叉神经分布区反复发作的阵发性剧痛，多数为单侧性，以面颊、上下颌及舌部最明显；进食、说话刷牙或洗脸均可诱发。其疼痛的特征为突发、短暂、剧烈的疼痛，发作间期完全正常。

【治则】 疏散外邪，通经止痛。

【取穴】 大迎。

【刺法】 锋针速刺放血。

病例 杜某，男，62 岁。右下唇疼痛 3 年。3 年前，拔牙后出现右下唇疼痛。说话则痛，洗脸触及也痛。睡眠欠佳，口干舌燥，大便秘结，尿黄。

望诊：舌质红，舌苔薄黄。

脉象：弦滑。

辨证：热入阳明，气血失调。

治则：清泻阳明，调和气血。

取穴：大迎、合谷、二间、内庭。

刺法：大迎锋针放血，余穴毫针刺法，施捻转泻法。每次留针 20 分钟。

初诊治疗出针后，患者即感面部轻松，疼痛大减。以手拭之，亦无疼痛发作。治疗 3 次后，疼痛消失。

麻　　木

麻木是一种病人多见的感觉，多伴有知觉迟钝、心情不畅。中医认为麻木属于气血闭阻或气虚不能荣于肌肤。

【病因病机】 本症多为气血闭阻不能畅行，腠理空虚，营卫不固所致肌肤麻木。

【临床表现】 单纯麻木之症，多发于大腿前臁或肢端部分，麻木或伴有感觉迟钝。

【治则】 引气活血，通调经络。

【取穴】 阿是穴、十宣或十二井。

病例 徐某，男，30 岁。左手拇食二指麻木，时发时止，近日来因夜卧受风而麻木发作，平素畏寒喜暖，体质较弱，余无不适。

望诊：体形瘦弱，舌苔薄白。

脉象：细缓。

辨证：阳虚气弱，不能远达肌肤四末，复为外风客于经络所致。

治则：引阳达络。

取穴：少商、商阳（图 79）、曲池、合谷。

刺法：其中少商、商阳以锋针，速刺放血，配合毫针针刺曲池、合谷。
2 次治疗后痊愈。

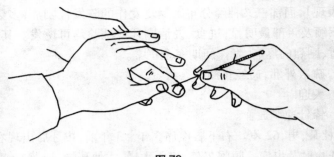

图79

急性胃肠炎

急性胃肠炎属于中医的吐泻范畴。多指大便次数多,粪便稀薄甚至呈水样。受累脏腑主要是脾胃及大、小肠。

【病因病机】多由进食不洁,兼受诸邪,客于胃肠,致使脾健运失调,胃肠纳入运化传导功能失调,清浊紊乱所致。

【临床表现】起病急剧、腹痛、大便次数增多、便质稀溏,并伴有恶心呕吐、不思饮食、周身不适,兼或有发热,小便短赤、舌苔白。

【治则】升清降浊,调和胃肠。

【取穴】曲泽、委中(双)。

【刺法】以锋针,用缓刺法放血。

病例 郭某,男,5岁。突然恶心呕吐4、5次,腹痛腹泻6次,大便如黄水,精神不好,不思饮食,急诊就医。

望诊:面黄而瘦,精神不振,舌苔白,腹部发胀。

辨证:肠胃积食,兼感时疫。

治则:升清降浊,调和肠胃。

取穴:曲泽(图80)、双委中(图81)。

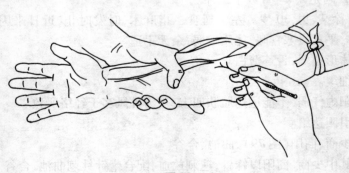

图80

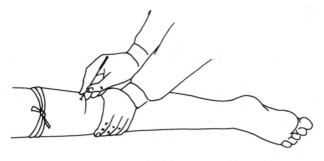

图 81

刺法:以锋针用缓刺法放血。

疳　积

疳积是许多慢性病形成的一种症状,多表现为毛发稀疏、形体干瘦、肚腹膨隆为主证。

【病因病机】 本病多数由饮食不节、喂养不当、脾胃失和、功能受损、耗伤津液、积滞生热所致。

【临床表现】 面黄消瘦、腹胀、厌食、大便不调。

【治则】 健脾和胃,消积化食。

【取穴】 四缝。

病例1 王某,男,1 岁。面黄消瘦厌食,大便不调,发黄而稀疏,直立,右手经常挖鼻孔,易哭闹,不玩耍。

望诊:形体干瘦,面黄,舌苔白,关纹色淡。

脉象:细数。

辨证:饮食不节,克伤脾胃。

治则:健运中焦,调理脾胃。

取穴:四缝(图 82)。

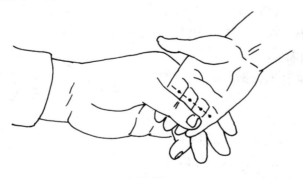

图 82

刺法：以细小三棱针,用速刺法。共治疗 7 次,饮食增,二便调,毛发、面色恢复正常。

病例 2　何某,女,9 岁。食纳甚少,日渐消瘦,性情急躁,易患感冒,夜间出汗,头晕,乘车尤甚,大便不调,时干时溏,小便正常。

望诊：面黄少华、体瘦,关纹色白。

脉象：细数。

辨证：乳食所伤,脾胃虚弱,卫外能力低下所致。

治则：健脾胃,补益气血法。

取穴：四缝、脾俞。

刺法：四缝刺破挤出白色黏液,脾俞用毫针点刺不留针。共治 25 次后,纳食大有改善,体重增加,大便调,性情平和。

急性结膜炎

中医称之为"天行赤眼"、"暴发火眼"等,俗称"红眼病"。发病急剧,常常累及双眼,往往一人发病,迅速传染,广泛流行,多发于春、夏暖和季节。

【病因病机】　猝感时气邪毒所致,或兼肺胃积热,内外合邪,交攻于目而发病。

【临床表现】　病初患眼红赤涩痒交作,怕热、羞明,迅即上述诸证加重,且眼眵胶结,每于睡起时睫毛与两睑胶封,常一眼先发或双眼齐发,或有发热流涕、咽痛等全身症状,此乃细菌感染所致。另一种为病毒感染者,来势急剧,暴发流行,上述诸证悉具,且更为严重。

【治则】　疏风清热,凉血解毒。

【取穴】　耳尖穴、内迎香。

【刺法】　以锋针速刺法放血。

病例 1　沙某,男,20 岁。两年来右眼结膜充血,视物模糊、有异物感,发痒、羞明。经某医院诊为"右眼慢性结膜炎",并配合卡那霉素、利福平等药物治疗,未见好转,反日趋加重,兼有便秘、溲赤。

望诊：右眼红肿,舌淡体胖,边有齿痕,苔白。

脉象：弦细无力。

辨证：肝滞血瘀,感受毒邪,化热发炎。

治则：祛瘀清火。

取穴及刺法：眼睑内侧(图 83)及背部瘀点,点刺放血,经 3 次治疗后,眼疾痊愈,便秘、溲赤好转。

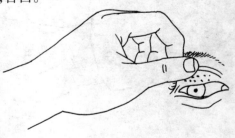

图 83

病例2 郭某,女,75岁。两眼红,经常发作已有两年余,近来视力下降,视物模糊不清,食欲尚好,二便正常。

望诊:面黄,苔白,呼吸喘促。

脉象:细弦。

辨证:肝血不足,虚火上升,感毒化热发炎。

治则:泻热明目。

取穴:耳尖(图84)、上眼睑内放血,肿甚者,内迎香放血(图85)。

刺法:以锋针用速刺法。

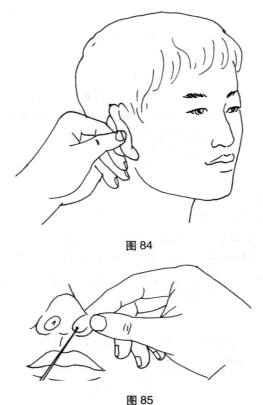

图84

图85

酒 渣 鼻

酒渣鼻又名"玫瑰痤疮",多发于中年人,好发于颜面中央部,即鼻部周围,其特征为皮肤红润,伴有丘疹及微血管扩张。

【病因病机】 本病多因饮食不节,肺胃积热上蒸,复感风邪,血瘀凝结所致。

【临床表现】 本病发展经过缓慢,一般分为3期。

1. 红斑期:多发生于面中部,红斑初为暂时性,饮食不节及精神兴奋时红斑显著。日久则红斑不退,并有毛细血管扩张。

2. 丘疹脓疱期:在红斑基础上,出现痤疮性丘疹,有的变为脓疱,此时毛细血管扩张明显。

3. 鼻赘期:晚期鼻尖部结缔组织增生呈结节状肥大。

除上述可见皮疹外,常兼口渴喜冷饮,消谷善饥、口臭、溲黄、便干。舌质红,舌苔薄白或黄,脉象滑数或弦。

【治则】 清热凉血,活血化瘀。

【取穴】 阿是穴。

【刺法】 以锋针在红斑或丘疹周围,用围刺法放血。如能坚持治疗,有一定的疗效。一般红斑初期效果好,晚期效果差。

脱　发

脱发是头发突然呈斑块状脱落,中医称为斑秃,俗称"鬼剃头"。

【病因病机】 中医认为肾亏、髓海空虚,发之华不得营养,或由于产后、病后出血以及劳损伤心脾,生化无源,头发不得滋养所致。

【临床表现】 脱发病程较长,全身虚热,失眠多梦,惊悸多汗,面色萎黄,舌淡苔白,脉细弱。

【治则】 滋肾健脾,养血熄风。

【取穴】 上廉、四缝、百会、风池。

病例　齐某,男,1岁。七八个月时开始发现头部毛发部分成片脱落。食欲不振,渐渐面黄发稀,体瘦,出汗多。去医院检查,诊断为"缺钙"。内服"钙片"及"龙牡壮骨冲剂"不仅无效,而脱发有加重之势。大便日 1~2 次,小便正常。

望诊:面色苍白,发黄、部分脱落。

脉象:细数。

辨证:饮食不节,克伤脾胃、气血不足。头无生发之源,故部分脱落。

治则:健脾和胃,调理气血。

取穴:四缝、足三里。

刺法:以小锋针速刺法,挤出少量血液。

针 5 次后,脱发明显好转,部分头发已经新生。不仔细辨认,已看不出斑秃。再针 3 次,以巩固疗效,病已痊愈。

痤　疮

痤疮相当于中医的肺风粉刺,是一种发生于青年面、胸、背部的毛囊、皮脂腺的慢性炎症,常伴皮脂溢出。

【病因病机】 本病多因饮食不节,过食肥甘厚味,脾失健运,肺胃湿热,复感风邪而致。

【临床表现】面部、前胸、背部常有毛囊呈小丘疹、脓疱、黑点粉刺、囊肿等状,常伴有皮脂溢出,舌苔白或腻,脉弦滑。

【治则】清肺胃湿热,佐以解毒。

【取穴】耳尖穴,背部痣点。

【刺法】耳尖用速刺法,背部用挑刺法。

病例　谢某,女,19 岁。面部痤疮 4 年,背部痤疮 1 月余。自 15 岁起开始在面部起疙瘩、发痒,月经前症状加重,进含油甘厚味后加重。

望诊:面部及背部有红斑丘疹,舌苔白。

脉象:滑。

辨证:青春发育,情志不畅,气血郁滞。

治则:通经络,调气血。

取穴:背部痣点。

刺法:用锋针,速刺放血,辅以拔火罐。共治疗 10 次,面部痤疮消失,月经来潮时亦未见反复。

黄　褐　斑

徐某,女,32 岁。额部及面部起黄褐斑,两眼下方明显。初未注意,也未治疗。近几年来逐渐加重,颜色越来越深,心情十分苦恼,涂过药,用过化妆品均未见效。月经、食欲、二便均正常。

脉象:细涩。

望诊:声息正常。

辨证:肝郁不疏,气滞血瘀。

治则:疏肝解郁,行气活血。

取穴:耳尖穴、背部痣点。

刺法:耳尖穴用速刺法,背部痣点用挑刺法(图 86)。共 10 次痊愈。肤色完全正常。

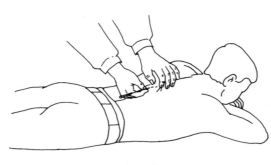

图 86

毛 囊 炎

毛囊炎是外科常见的疾病,是一种多个相邻毛囊和皮脂腺感染形成的急性化脓性炎症。多数好发于皮肤较厚的后颈部、背部等。感染较深,可伴有全身症状,并有经久不愈倾向。

【病因病机】 多因肌肤不洁,火毒侵袭,邪热蕴结肌肤所致,或因膏粱厚味、酗酒、内热、毒自内发也可致本病。若侵及经络、攻及脏腑则危。

本症虽属急性感染疾患,但发病诱因多与情志有密切关系,如长期情感抑郁不舒,或因愤怒、肝气失其条达所致。

【临床表现】 好发于后颈及背部,是一种多个相邻毛囊和皮脂腺感染形成的红、肿、热、痛。并有化脓的炎症,多伴有发热等症状。常有反复、延续发作经久不愈之倾向。

【治则】 条达气机,行气活血。

【取穴】 大椎、委中。

【刺法】 以锋针刺大椎穴用速刺法,并以火罐吸拔。委中缓刺放血。

病例 1 孙某,男,49岁。后颈部毛囊炎已1年余,奇痒、痛难忍,抓破流黄水,有时出血、有时疼痛,多方求治无效。食欲好,大、小便正常。

望诊:面黄、舌苔白。

脉象:弦滑。

辨证:气机不畅,邪热蕴结,气血瘀滞所致。

治则:疏泄阳毒,调和气血。

取穴:大椎、背部痣点。

刺法:用锋针挑刺放血,辅以火罐吸拔。

二诊后颈部疙瘩减轻,痒止,惟头顶部尚有不适感。继以前治疗1次后,痊愈。回原籍,半月后来信表示感谢。

病例 2 苏某,男,49岁。患多发性毛囊炎,已有10年之久,开始在头部,后来发展到两腋下,现在臀部也有,为小结节状,基底部红肿,痛痒兼作,抓破后流黄水和血液。曾用中西药治疗不显著。

望诊:舌苔白滑,面色黧黑。

脉象:滑。

辨证:湿毒聚结而致。

治则:行血解毒。

取穴:大椎。

刺法:以锋针速刺放血,辅以火罐吸拔(图87)。

共5次治疗后,小结节完全消失,痊愈。

病例3 贺某,男,30岁。头项部生疮,痛痒兼作,已达两年之久,抓破后出少量白脓,继而出血,最后流黄水而结痂,痂脱掉后则毛发亦随之脱落。曾多方治疗无效。

望诊:面黄少光泽,舌苔白中间厚。局部检查,头项自上而下延至颈项,有散在如黄豆大小的疮疖,表面有脓液及血痂。

脉象:滑。

辨证:营血蕴热,外侵风邪,风血相搏而成此证。

治则:清血熄风解毒为治。

取穴:委中、耳背青筋、背部痣点。

刺法:以锋针缓刺放血,背部痣点挑刺放血。

共治疗4次,症状基本消失,停针观察,追访一直未犯。

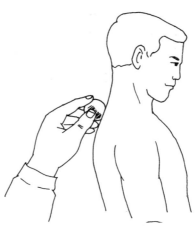

图 87

湿　　疹

湿疹是一种常见的皮肤病。急性者初起局部发生红斑、丘疹、小水疱,自觉灼热、瘙痒,水疱破溃可发生糜烂、渗出,干燥后结黄痂、血痂,若继发感染则有脓痂,皮疹经治疗或自然缓解,可脱屑而治愈。慢性表皮损伤,逐渐增厚,表面可有抓痕、血痂,色素沉着,有时呈褐色或暗红色,遇刺激易倾向湿润。

【病因病机】本病因饮食不节或过食腥味发物动风之品,伤及脾胃,脾失健运,致使湿热内蕴,造成脾为湿热所困,复受风湿热邪,内外之邪相搏,犯于腠理,浸淫肌肤,发为本病。湿性重浊黏腻,易耗伤阴血,化燥生风故缠绵不已,反复发作。

【临床表现】本症发病缓慢,皮疹为丘疹、疱疹或小水疱,皮损轻度潮红,有瘙痒,抓后糜烂渗出液较多;伴纳食不甘,身倦,大便溏,小便清长,舌苔白或白腻、质淡,脉滑或缓。

【治则】健脾利湿,佐以清热。

【取穴】耳背青筋(静脉)、背部痣点。

【刺法】以锋针缓刺法和挑刺法。耳背青筋用缓刺法,背部痣点用挑刺法。

病例1 王某,男,52岁。背部及四肢、双侧腋下及小腹有小红疹,奇痒,夜不成眠,心烦、纳差、二便正常,已数月,曾在多处治疗,服中、西药无效。

望诊:面黄无泽,舌苔白腻,背部及四肢、双侧腋下及小腹均有抓痕,并有褐色痂。

脉象:滑。

第八章　强通法

辨证:脾失健运,复受风邪,风湿相搏。

治则:祛风利湿、活血通经。

取穴:耳背青筋(静脉)(图88)、背部痣点。

刺法:耳背青筋以锋针用缓刺法,背部痣点用挑刺法。

共治疗 20 余次,两个月后痊愈,至今未复发。

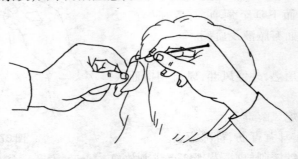

图 88

病例2 付某,男,56 岁。背部及双下肢起小红疹点已年余,刺痒难忍,每晚必须抓破流血方觉快感,曾多方求治均未取效,故来院就诊。

望诊:体胖,面黄,舌苔白,背部及双下肢有许多褐色搔痕。

脉象:滑。

辨证:体胖多湿、外受风邪,风湿相搏。

治则:活血除湿,祛风止痒。

取穴:委中、耳背青筋、背部痣点。

刺法:以锋针委中缓刺放血,背部痣点挑刺放血。10 次痊愈。

病例3 郭某,女,30 岁。右耳及耳后湿疹,刺痒难忍年余,食欲尚可,月经、二便正常。

望诊:体胖,舌苔白。

脉象:滑。

辨证:脾胃阳虚、健运失司、外为风邪所侵,充于肌肤所致。

治则:活血祛风,利湿止痒。

取穴:耳尖穴、耳背青筋、背部痣点。

刺法:耳尖穴用缓刺法放血,耳部青筋、背部痣点用挑刺法放血。

带 状 疱 疹

带状疱疹即属中医蛇串疮范畴。多由肝郁不疏,再感染病毒引起的急性炎症。多发生在肋部,有束带状疱疹,水疱如绿豆或黄豆大小,刺痛难忍,伴有轻度发热,周身不适,食欲不振等症状。多发生于春、秋两季。

【**病因病机**】 多因肝经郁火,脾经湿热,湿热蕴蒸,浸淫肌肤所致。

【**临床表现**】 疱疹发生在胁肋部、面部、上肢,其他部位也有发生,水疱如绿豆或黄豆大,刺痛,部分病人伴有发热。

【**治则**】 疏肝利湿,清热解毒。

【**取穴**】 龙眼(经外奇穴)、阿是穴。

【**刺法**】 以锋针用速刺法放血。

病例 张某,男,77 岁。几天来,右胸及腋下起红疱疹,顶呈白色,疼痛如火烧火燎,坐立不安,烦躁不宁,食欲尚可,二便正常。

望诊:面孔红润,舌质红,少苔。

脉象:弦滑。

辨证:肝郁气滞,毒热浸淫皮肤所致。

治则:清热解毒,疏肝解郁。

取穴:龙眼(图 89)、阿是。

刺法:以锋针速刺放血。一诊红肿疼痛明显减轻,共放血 6 次,结痂痊愈。

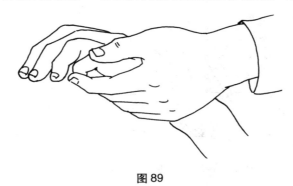

图 89

过敏性皮炎

过敏性皮炎是由人体卫外不固,遇冷空气或某些物质刺激,皮肤发生红斑、水肿或水疱损伤。

【**病因病机**】 祖国医学认为本病多因先天禀赋不足,皮毛腠理空疏,复感风热之邪不得外泻,郁于肌肤而成。

【**临床表现**】 皮肤遇冷空气或某些物质刺激后,红肿,继而发生水疱或大疱、局部灼热、刺痒或微痛。

【**治则**】 行气活血,疏风清热。

【**取穴**】 委中、耳背青筋。

【**刺法**】 以锋针缓刺放血。

病例 孙某,女,26岁。1年前突然面肿,继之面部及躯干、四肢发生皮疹,呈丘疹状,密布成片,色红作痒,每遇冷、热刺激后,病情加重,曾在皮肤病研究所检查,诊断为"过敏性皮炎"。服过中药效不显著,仍每1个月或数月发作1次,故求治于针灸。

近日来皮疹骤起,刺痒难忍,心烦不安,食欲不振,大便干,小便黄,月经正常。

望诊:面赤、舌尖红苔黄。

脉象:细弦。

辨证:湿热内蕴,外受风邪,郁于皮肤而生斯疾。

治则:清热利湿,活血祛风。

取穴:委中(图90)、耳背青筋。

刺法:以锋针缓刺放血。

二诊后,自述放血后刺痒大减,皮疹未新发,惟仍面赤,舌、脉同前,继之前方放血治疗,共13次痊愈,追访半年未复发。

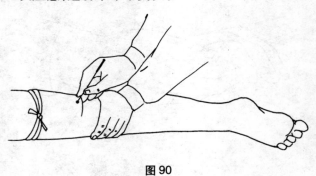

图90

泛发性神经性皮炎

神经性皮炎是一种沿神经分布的慢性皮肤病。好发于易摩擦处,如颈项、肘、腘窝,严重者侵及全身,皮肤呈苔癣性病变,感觉迟钝,多与气候、情志有关,每每迁延不愈。

【病因病机】 多因风湿热三邪阻滞肌肤,营卫不固,情志不畅,皮肤失养而致。

【临床表现】 项、肘、腘窝或全身起苔癣皮疹,刺痒,有时感觉迟钝。与气候及情绪波动有关。

【治则】 祛风利湿,通经活血。

【取穴】 委中、耳背青筋、背部痣点。

【刺法】 委中以锋针缓刺放血,耳背青筋、背部痣点挑刺放血。

病例 寇某,女,成人。全身刺痒 5 年多,从腹部皮疹开始,奇痒难忍,虽经多方治疗,未见好转,反而加重到全身刺痒,夜不能眠,痛苦非常,近又经数家医院诊治,均未见好转,特来本院针灸科就诊。

望诊:舌苔白,四肢、躯干红色丘疹,多处色素沉着。声息正常。

脉象:细滑。

辨证:卫外不固,风湿之邪侵及皮肤。

治则:祛风利湿,通经活络,行气行血。

取穴:耳背青筋、背部痣点。

刺法:耳后青筋用锋针缓刺放血,背部痣点用挑刺法放血(图91),并以火罐吸拔血液。以上方法治疗 12 次,为期 1 个月痊愈。

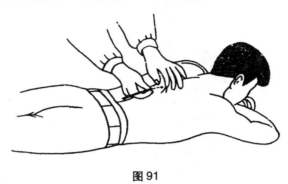

图 91

牛 皮 癣

牛皮癣,中医称为"银屑病",是一种常见的红斑鳞屑性疾病,病程缓慢,有复发倾向。

【病因病机】 本病多因七情内伤,气机壅滞,郁久化火,心火亢盛,毒热伏于营卫,或因饮食失常,或食腥发、动风的食物,脾胃失和,复受风热毒邪而发病。或病久或反复发作,阴血破耗,气血失和,化燥生风或经脉阻滞,气血凝结,肌肤失养而致本病。

【临床表现】 皮疹初起为淡红色点状斑丘疹,逐渐扩大或融成斑片,边界清楚,表面覆盖干燥的白色鳞屑,刮除表面鳞屑,露出一层淡红发亮半透明薄膜,称为薄膜现象。再刮除薄膜为细小的出血点,称为点状出血现象,以上为本病两大临床特征。

【治则】 通络行气,活血化瘀,清热祛风。

【取穴】 委中、耳背青筋。

病例 张某,女,20 岁。腹部起脱屑丘疹已有 3 年余,并逐渐扩大到全身多

第八章 强通法

211

处,但以腹部及腋下为重,稍痒,知觉不敏感,纳一般,二便正常。

望诊:舌质红、苔黄。

脉象:弦滑。

治则:行气活血,祛风止痒。

取穴:委中(图92)、耳背青筋。

刺法:以锋针,用缓刺法放血。

放血3次后,刺痒明显减轻,6次后鳞屑减少,12次后,丘疹完全消失、痒止。

笔者临床经验:凡患者在20岁以上难治,20岁以下者经放血治疗确能痊愈。其机制有待进一步研究。

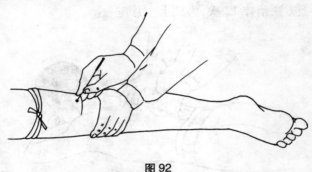

图92

附:中草药配合放血疗法治疗银屑病12例小结

(一)临床资料

男性9人,女性3人。年龄均为14岁以上50岁以下,其中14~30岁8人占全部2/3,30~50岁4人占全部1/3。病程在1年以内3人,1~5年3人,5~10年1人,10~20年4人,20年以上1人。其中进行期7人,占58%;静止期3人,占25%。还有1人为消退期,另1人为亚急性期。

(二)治疗方法

1. 放血疗法　全部12名患者均用此方法,每周放血1次,12次为1疗程,具体操作详后。

2. 内服药　除1人外均内服药,以服白疕1号为主(8人),其余服白疕3号1人、服除湿丸1人,尚有1人自服一时期灰黄霉素。

3. 外用药　除2人外,均用一般外用药。

(三)疗效判断标准

所总结的病例均为坚持放血12次者。

1. 基本痊愈　自觉症状与皮损基本消失,仅残留数小块皮损。

2. 显效　自觉症状显著消退,原有皮损大部消退,留有少数薄的鳞屑斑。

3. 好转　自觉症状减轻,皮损鳞屑变薄,基底炎症减退,皮损有部分消退。

4. 无效　主客观症状均无变化。甚者仍有新皮疹发生。

（四）疗效分析

见表34、表35、表36。

表34　放血12次时疗效情况

例数 ＼ 疗效	基本痊愈	显效	好转	无效	有效率	显效率
例　数	3	3	6	0	12	6
比例(%)	25	25	50	0	100	50

表35　放血次数与病情开始好转的关系

开始好转例数 ＼ 放血次数	4 次	5 次	7 次	8 次	10 次
例　数	3	4	6	10	12
比例(%)	25	33	50	83	100

表36　病情开始好转与分期的关系

分析 ＼ 放血次数	4 次		5 次		7 次		8 次		10 次	
好转总例数	3		4		6		10		12	
好转例数分期	进行期	静止期	进行期	静止期	进行期	静止期	进行期	静止期	进行期	静止期
	3	0	4	0	5	1	6	3	7	3
比例(%)	100	0	100	0	83	17	60	30	58	25

（五）疗效小结

1. 1疗程结束后全部患者均有好转,其中显效率为50%,痊愈率为25%。

2. 放血4次时,1/4患者即开始好转;放血5次时,可达1/3;放血7次时,可达1/2;放血10次时,全部患者均有所好转。

3. 进行期患者较静止期患者疗效好,如放血4~5次时开始好转的患者均为进行期患者,静止期患者开始好转,需经7次以上。

（六）放血时的反应

1. 全身反应　在所坚持放血达12次的患者中,反应均较轻微。12例中仅2例发生头晕,2例发生自汗,并不影响继续治疗(有时可根据情况,暂停放血1次)。

2. 局部反应　12例患者反应轻微,无明显不适。

第八章　强通法

213

3. 化验情况　主要观察对血红蛋白的影响,12例患者在治疗过程中,仅1例略低于正常,余均在正常范围。

(七)具体药物及其操作

1. 白疕1号、白疕3号为北京中医医院皮科协定处方。

2. 放血疗法具体操作

(1)用具:大塑料布1块;治疗床1台;弯盘2个;止血带2条;消毒纱布;消毒棉球;2.5%碘酒棉球;75%酒精棉球;火罐大小4个;95%酒精及纱布棒;火柴1盒;消毒三棱针。

(2)操作:将塑料布铺在治疗床上,取四肢穴时取卧位、取头颈及手指穴时病人取坐位。

放血的穴位要用碘酒、酒精棉球严格消毒,弯盘应放在穴位肢体下接血,穴位远端扎上止血带,放血后针刺穴位处要用消毒棉遮盖,用胶布贴好。

(3)放血穴位

主穴:曲泽、尺泽、曲池、委中。

随症加减:

1)头部皮损顽固,可选加大椎、率谷、百会、太阳、印堂。

2)多次放血效果不明显,可加膈俞。

3)顽固皮损有肢膝以下者,可加手足十二井(少商、商阳、中冲、关冲、少冲、少泽、隐白、大敦、厉兑、窍阴、至阴、涌泉)。

(4)注意事项

1)三棱针进针不宜过深,过深则易穿透血管壁造成淤血,不易吸收,而局部肿硬疼痛影响下次治疗。

2)血流不畅不宜用手推挤,可用拔火罐协助。

3)针曲池、曲泽、委中穴时,放血尽量在穴位附近选取血管。

4)大椎、百会、率谷、太阳、膈俞等及手足十二井穴,用三棱针点刺拔罐出血,少量即可。

5)放血时如有喷射性出血量较多而血不止,可将止血带放松,血量应当即由深变浅可止血。

6)对于素有凝血不好的患者,应特别注意,止血带扎的时间不宜过长,针刺的不宜过深,以防出血过多、出血不止。

舌　肿

舌病多属心,心属火,舌肿由心经壅热,气血瘀滞,阻塞不通或因胃热心营受灼,舌肿大或舌根下生小舌,口不能声、饮食不入。急宜放血泻心火。

【病因病机】心火壅盛是本病发生的主要原因,或兼胃腑蕴热,心营受灼,

214

或因气郁所致。

【临床表现】 舌肿或舌下生有小舌,有时肿大塞口,不能调转,重时口不能言、饮食难入。

【治则】 泻心火,通经络。

【取穴】 金津、玉液。

【刺法】 锋针缓刺放血。

病例 费某,女,51岁。舌肿疼1天,根部肿痛较明显,连及咽部不适,咀嚼和说话时均感不便,吞咽时亦感费劲。曾服消炎药及牛黄解毒丸,无效。食欲不振、大便干、小便黄。

望诊:面色正常、呼吸正常、舌肿苔黄、说话吐字欠流利。

脉象:滑数。

辨证:胃有蕴热,心营受灼上炎,致火热壅盛,气血阻滞而成此候。

治则:清热泻火,通经络、调气血。

取穴:金津、玉液(图93)。

刺法:以锋针用缓刺法放血。

放血可排除壅塞之热邪,通经络,调气血,该患者放血3次,病霍然而愈。

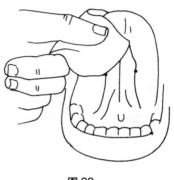

图93

丹　　毒

丹毒是一种急性接触传染的感染性疾病。常好发于颜面及下肢,其他部位也偶有发生。多发于春、秋季节。糖尿病患者及静脉炎患者,易反复发作,迁延不愈。

【病因病机】 多因邪毒入侵,体表失固,毒热浸淫,郁于肌肤而发此症。

【临床表现】 发病急,发病部位皮肤红肿热痛、高出体表、与正常皮肤界限分明,伴有烦渴、身热等全身症状。

【治则】 解毒活血,消肿泻热。

【取穴】 阿是穴。

【刺法】 肿痛周围以锋针速刺放血。

病例 张某,男,45岁。由于静脉输液不洁,引起右前臂内侧由手到肘部大面积红、肿、热,疼痛难忍、身热、不思饮食。

望诊:急性病容,舌苔黄,右前臂大面积红肿,略高出皮肤。

脉象:滑数。

治则:清热解毒。

取穴：阿是(病灶周围)。

刺法：以锋针，周围刺放血。经 3 次治疗后，红肿、疼痛消失，效果明显。

下肢静脉曲张

下肢静脉曲张多系先天性静脉壁薄弱所致，另外与长时间站立有关。在下肢，尤为小腿可见静脉弯曲、隆起，小腿易疲劳，有时作痛。常有阳性家族史。

【病因病机】 该病与职业有密切关系，长期站立工作或涉水寒冷刺激，气滞血瘀，经脉不畅；少数亦有溃疡者。

【临床表现】 多见于中年人下肢静脉，尤为小腿强度扩张隆起，站立时很容易发现。患者常感觉下肢沉重、酸胀，足部、踝部常有水肿，晚期小腿易发生萎缩、色素沉着、脱屑、发痒，局部皮肤变硬等症。常伴有皮肤溃疡。

【治则】 通经活络，行气行血。

【取穴】 阿是(即凸起静脉处)。

【刺法】 以锋针在凸起静脉处缓刺放血。

病例 1 王某，女，27 岁。双下肢静脉曲张 5 年，久站腿沉，小腿发热、发胀，右腿明显。食欲、二便、月经等均正常。

望诊：面色正常，舌苔薄白，声息正常。

脉象：细滑。

辨证：气滞血瘀，经络不通。

治则：通经活络，行气行血。

取穴：阿是。

刺法：以锋针在静脉凸起处，缓刺法放血。

病例 2 马某，女，成人。两小腿静脉曲张 6 年，静脉隆起，颜色青紫、发痒、发胀，走路易疲劳。

望诊：面色正常，舌苔白。声息正常。

脉象：滑。

辨证：情志不遂，气滞血瘀，经脉不畅。

治则：通经活络，行气行血。

取穴：阿是。

刺法：以锋针缓刺法，刺破静脉凸起明显处，放出少量血液，待恶血出尽，其血自止。

该患者共治疗 15 次，肤色完全正常。

病例 3 杨某，女，39 岁。自 4 岁两小腿静脉曲张、发胀、发沉、走路稍多即肿，其母有类似症状。

望诊：两下肢静脉明显曲张、隆起。皮肤紫褐色，舌苔白。声息正常。

脉象:滑。

辨证:先天禀赋不足,气滞血瘀,经脉不畅。

治则:通经活络,行气行血。

取穴:阿是。

刺法:以锋针用缓刺法,刺破静脉隆起处,放出大量血液,待血液变成鲜红色,其血自止。

该例共放血20多次,自觉症状消失,肤色正常,仅有左小腿内侧被自行车撞伤处,肤色尚有残留部分色素沉着。尚在治疗中以巩固疗效。

附:贺普仁用火针治疗筋瘤42例临床报道

一、临床资料

本组病例为北京中医医院针灸科门诊及病房近2年的病人,共42例。年龄24~68岁,平均年龄48岁;其中男性31例,女性11例;病程最短者2年,最长29年。发病部位多在双侧下肢,以下肢沉重、紧张、易疲倦、小腿隐痛、肿胀、站立或走路多后诸症加重为主症。少数患者可有足跗浮肿。晚期见皮肤色素沉着、脱屑,还可并发下肢慢性溃疡。

二、治疗方法

1. 选用贺氏特制的盘龙中粗火针,另配酒精灯1座,火柴1盒。

2. 病人取坐位或卧位。常规消毒后,点燃酒精灯,左手持灯靠近针刺部位,右手握笔式持针,将针尖、针体伸入火外焰烧红,对准纡曲之血管垂直快速进针,随即出针(约1/10秒),令其出血,有时可有血液随针孔向外射出,不必慌张,以自尽为度。再以消毒干棉球按压针孔。轻者每周1次,重者每周2次。

三、疗效标准及效果

自觉症状消失,且皮肤外观大致正常为痊愈。自觉症状减轻,皮肤外观有明显改变为好转。自觉症状无变化,皮肤外观如前为无效。

经治疗后痊愈16例,其中治疗10次痊愈者7例,好转26例。治疗时间最短者4次,最长者52次。所有病例于治疗期间均未采用其他疗法。

四、病案举例

汪某,男,42岁,1998年3月4日初诊。因长期从事站立工作,于1986年开始出现右下肢肿胀、疼痛、站立及长时间行走后症状加重。近二三年左腿也出现上述情况,并伴双下肢怕冷。半年来上症加重,站立3分钟以上即出现疼痛,曾去西医院就诊,建议手术治疗。查:双小腿血管纡曲、色紫,如蚯蚓状,右侧为著。舌质略黯,苔白,脉弦。辨证:气血瘀滞、筋脉失养。用上法治疗,3诊后疼痛明显减轻,纡曲之血管亦变细变软。8诊后站立半小时亦无异常感觉,21诊后症状消失。

五、讨论

本病早在《灵枢·刺节真邪》中就有描述："筋曲不得伸,邪气居其间而不返,发为筋瘤。"这与贺普仁教授一贯提出的疾病的主要病机是"气血郁滞"观点是相吻合的。在治疗上贺普仁教授认为:《内经》中提出了"六腑以通为顺"的治疗原则,而针刺的治疗原则也应是"以通为顺"。他认为"通"有两种含义:一是通其经络,二是调其气血。贺普仁教授继承了《内经》的学术思想,并以此作为指导针灸治疗疾病的大法,这正是贺普仁教授对于针灸理论的一大贡献。

在治疗上,贺普仁教授不仅以中粗之针"刺而泻之",同时加用火力。中粗针刺破表面静脉血管,放出适量血液,可祛瘀生新,以调血气,再配以火针来增强其温通经络、活血通络的功用,进而达到通其经络、调其血气之目的,从而使疾病得到治疗。到目前为止,近半数病例经临床追访2年,复发者尚无。贺普仁教授以火针治疗筋瘤为临床提供了一种简便易行、痛苦小的新的治疗手段。

附:贺氏针灸三通法治疗颈椎病 265 例临床观察

颈椎病又称颈椎综合征或颈肩综合征,多因颈部软组织损伤或发生慢性退行性变,产生椎体移位、骨质增生、椎间盘突出等病理改变,从而压迫、刺激颈神经根、脊髓、椎动脉、交感神经和颈部软组织,产生一系列临床症状和体征。按颈椎病的发病节段分为上、下颈段颈椎病,按退变的椎间盘所激惹或压迫的主要结构所引起的临床征象,分为神经根型、脊髓型、椎动脉型、交感神经型、食管型、混合型等颈椎病。祖国医学关于颈椎病的论述散见于"痹证"、"痿证"、"头痛"、"眩晕"、"项肩痛"。

1. 临床资料

(1)一般资料

265 例病人均为笔者于 1995 年 6 月至 2002 年 6 月的门诊工作中采集的病例,其中男性 159 例,女性 106 例,男女比例为 1.5∶1;年龄最小 22 岁,最大 78 岁,平均 47.6 岁;病程最短 1 个月,最长 22 年;疗程最短为 5 天,最长为 3 个月,平均疗程 1.6 个月。265 例病人均符合 1994 年国家中医药管理局《中医病证诊断疗效标准》中颈椎病的诊断标准。

(2)辨证分型

1)风寒湿型:颈、肩、上肢窜痛麻木,以痛为主,头有沉重感,颈部僵硬,活动不利,恶寒畏风,舌淡红,苔薄白,脉弦紧。

2)气滞血瘀型:颈肩部、上肢刺痛,痛处固定,伴有肢体麻木,舌质黯,脉弦。

3)痰湿阻络型:头晕目眩,头重如裹,四肢麻木不仁,纳呆,舌黯红,苔厚腻,脉弦滑。

4)肝肾不足型:眩晕头空痛,伴耳鸣耳聋,失眠多梦,肢体麻木,面红目赤,舌红少津,脉弦。

5)气血亏虚型:头晕目眩,面色苍白,心悸气短,四肢麻木,倦怠乏力,舌淡苔少,脉细弱。

其中风寒湿型77例,气滞血瘀型68例,痰湿阻络型55例,肝肾不足型43例,气血亏虚型22例。

(3)病理分型

神经根型133例,椎动脉型89例,混合型43例。

2. 治疗方法

(1)微通法:即毫针刺法。

1)取穴

主穴:大椎、大杼、养老、悬钟、后溪。

配穴:风寒湿型配外关、昆仑;气滞血瘀配支沟、膈俞;痰湿阻络配列缺、脾俞;肝肾不足配命门、太溪;气血亏虚配肺俞、膈俞。

2)操作方法:针刺部位常规消毒,进针后捻转或平补平泻手法,以得气为度,针颈部穴位,针感向肩背部下传,针肩部穴位针感下传至手指,留针30分钟,每日针1次,10次为一疗程。

(2)温通法:以火针疗法为代表。

1)取穴:取夹脊穴、阿是穴(痛点及肌肉僵硬处)。

2)操作方法:将针刺部位常规消毒,直径0.5毫米长2寸的钨锰合金针,置酒精灯上,将针身的前中段烧至通红,对准穴位,速刺疾出,深达肌腱与骨结合部,出针后用消毒干棉球重按针眼片刻,在每平方厘米病灶上,散刺2～6针,每周治疗2次,嘱患者保持局部清洁,避免针孔感染。

(3)强通法:以拔罐法为主。

1)取穴:行针前在颈部找到压痛点或阳性反应物,或相应穴位。

2)操作方法:选用大小适当的火罐,在拔罐部位皮肤呈现紫色或拔至10分钟时起罐,每日1次,10次为一疗程。

3. 治病结果

(1)疗效标准:疗效评定标准以1994年国家中医药管理局《中医病证诊断疗效标准》中颈椎病的疗效评定为准。

治愈:原有各型病证消失,肌力正常,颈、肢体功能恢复正常,能参加正常劳动和工作。

好转:原有各型症状减轻,颈、肩、背疼痛减轻,颈肢体功能改善。

未愈:症状无改善。

(2)治疗效果:以上265例病人应用贺氏三通法治疗5天～3个月,其中治愈者212例,占80%;好转者48例,占18.11%;无效者5例,占1.89%。其总有效率为 98.11%。

不同年龄与疗效的关系见表 37，病理分型与疗效的关系见表 38。

表 37　不同年龄与疗效的关系（例）

年龄（岁）	例数	治愈	好转	无效	总有效率（%）
20$^+$~30	8	8	0	0	100
30$^+$~40	41	41	0	0	100
40$^+$~50	89	77	11	1	98.88
50$^+$~60	77	60	15	2	97.40
60$^+$~70	33	20	13	0	100
70$^+$~80	17	6	9	2	88.24

表 38　病理分型与疗效的关系（例）

分型	例数	治愈	好转	无效	总有效率（%）
神经根型	133	112	21		100
椎动脉型	89	73	14	2	97.75
混合型	43	27	13	3	93.02

结果表明，年龄小、病程短，疗效高。从临床情况分析，20~30 岁的病人均是 1998 年以后接诊的，说明颈椎病有逐渐年轻化的趋势，可能与现在的工作和生活方式如使用计算机、看电视等因素有关，而中年人因为社会压力较大，所以发病率高。疗效以混合型的疗效较差。

4. 典型病例

李某，男，49 岁。初诊日期：2001 年 11 月 14 日。主诉：颈部不适及右上肢麻木近半年。病史：患者颈部不适及右上肢麻木近半年，未予诊治。3 日前与朋友玩麻将 1 夜，颈部疼痛加剧，右上肢放射性疼痛，右拇、食、中指麻木加剧，3 天来因疼痛加剧而夜晚不能入睡。颈部僵直，活动不利，肩胛上下窝及肩头有压痛，舌质紫黯瘀点，脉涩弦。既往无其他慢性病史。

查体：C$_3$、C$_4$ 棘突旁压痛明显，颈加压试验（+），肩胛上下窝及肩头有压痛。颈椎 X 线片提示：颈椎生理曲度变直，C$_3$~C$_4$、C$_4$~C$_5$ 椎间隙变窄，椎体边缘明显增生，椎间孔变小。

诊断为颈椎病，中医辨证为气滞血瘀、肾髓亏虚型，病理分型为神经根型。治宜行气活血，补肾通督。以上述方法治疗，取颈部夹脊穴、大椎、大杼、风池、天柱、天宗、悬钟、外关、后溪、命门、支沟、阿是穴。经治疗 1 个疗程症状明显好转，治疗 2 个疗程症状基本消失，嘱其低枕睡眠习惯，颈部适当活动，随访 3 个月，症状未再复发。

5. 讨论

三通法即微通法、温通法、强通法。运用贺氏针灸三通法治疗各种疾病,临床上颈椎病有日益增多的趋势,通过三通法的治疗,都取得满意的疗效,故将其主要机制和作者的一些体会叙述于下,与大家共同探讨。

(1)贺老认为疾病的病理机制多由于"气滞",即当人体正虚或邪实之时,致病因素干扰了脏腑和经络的正常功能,出现了经络不调,气血瘀滞。据此"病多气滞"的理论,在针灸治疗方面提出了"法用三通,通为其本"。所谓通法,就是针对各种疾病的病机——经脉不通,利用针灸的不同治疗手段,来激发人体的正气恢复,迫邪外出,继而使经脉畅通,气血调和,百病消除。贺氏针灸三通法正是针对经络气血阻滞之病机,运用毫针、火针、拔罐等法疏通经络,调和气血。

(2)颈椎病又称颈椎间盘综合征或颈肩综合征,是由外伤、劳损、外感风寒湿邪所致的颈部曲线改变,以及椎间盘、关节、韧带的退行性改变,是中老年人的常见病、多发病,现代医学认为颈椎病发生的重要原因是颈椎及软组织退变导致脊椎内外平衡失调,关节突间关节面接近水平,椎间盘萎缩,间隙变窄,关节松弛,椎体易移位,使椎间孔变小,韧带增厚,关节肿胀等,由此压迫神经、脊髓、血管而引发的一系列症状。祖国医学关于颈椎病的论述散见于"痹证"、"痿证"、"头痛"、"眩晕"、"项肩痛",多因外伤劳损、感受寒湿、肝肾亏损、气血不足或闪挫扭伤等致气血失和、运行不畅、经脉阻滞、气滞血瘀、经脉筋骨失养、瘀血不通,不通则痛,筋肌失养而不能约束骨骼和稳定关节以致产生"骨错缝,筋出槽"。

(3)穴解:大椎乃颈项之门户,为督脉与手足三阳经交会穴,督脉为"阳脉之海",总领诸阳经,气血经络由此而过,针刺大椎穴可振奋督脉之阳气,使气旺血行,从而改善颈项部的血液循环,缓解局部神经血管压迫。大杼为八会穴之骨会穴,对缓解颈神经压迫,改善颈椎局部水肿,解除神经根刺激具有良好效果。养老,属手太阳经郄穴,《针灸甲乙经》卷十:"肩痛欲折,臑如拔,手不能自上下,养老主之。"《针灸大成》卷六:"主肩臂酸疼,肩欲折,臂如拔,手不能自上。"说明养老有活血通络的作用。悬钟为八会穴之髓会穴,有补髓壮骨,通经活络的作用。后溪,属手太阳小肠经,是八脉交会穴之一,与奇经八脉相交会的关系是与督脉相通,据有关资料报道,后溪穴通督脉的循行路线是:起于后溪穴,沿小肠经上行于腕部,从尺骨小头直上,沿尺骨下缘出于肘内侧(在肱骨内上髁和尺骨鹰嘴之间),向上沿上臂外后侧,出肩关节部,绕肩胛,交肩上,在大椎穴与督脉相交,然后督脉夹脊穴下行……因此针后溪穴治颈椎病是"经脉所过,主治所在"理论的具体应用。颈夹脊穴在局部解剖上每穴都有从相应的椎骨下方发出的脊神经后支及其相应的动脉、静脉丛分布。针刺颈夹脊穴通过神经和交感神经的体液调节作用,促进机体功能的改善,使交感神经释放缓激肽、5-羟色胺、乙酰胆碱等化学介质,从而疏导经气,缓解疼痛。

(4)毫针通过刺激穴位并用手法进行微调,来恢复机体的自稳调节机制,同时也调节局部体液代谢,在改善颈椎病动力平衡的基础上纠正其静力平衡,从而起到调节阴阳,动静平衡的效果;关于火针治疗的机制,据有关研究资料表明:火针烧红时,针身温度可达800多摄氏度,且以极快的速度刺至粘连、瘢痕组织之中,针体周围微小范围内病变瘢痕组织被灼至炭化,粘连板滞的组织得到疏通松解,局部血循环状态随之改善,通过治疗、休整的交替,机体对灼伤组织充分吸收,新陈代谢,纤维组织增生所形成的粘连瘢痕组织得到质的改变。所以,火针疗法对于颈椎病有理想而巩固的疗效。拔罐可以祛风解表,疏通经络,行气活血,改善颈部血液循环,放松颈部紧张肌群而缓解痉挛。

综上所述,贺氏针灸三通法有其深刻的理论依据,其"病多气滞,法用三通"的学术思想更符合治疗颈椎病这类经络气滞血瘀之病证,临床观察各类型病人均取得了较为满意的疗效。为了巩固疗效,防止复发,除了及时正确治疗外,还要注意纠正工作生活中的不正确姿势和体位,避免大幅度或突然扭转颈部和长时间低头工作学习。注意睡眠时枕头不能太高或者太低,保持颈部正常生理曲度,并坚持每天早晚做颈部活动或适当自我按摩颈部,改善颈部的血液循环。

第九章　微针疗法

第一节　耳针疗法

耳针疗法是在耳郭上探查反应点,利用小针刺激,以治疗疾病的一种针刺方法。

祖国医学中关于利用耳部治疗疾病的记载已很悠久。早在《黄帝内经》中就有明确的说明。它认为耳朵不单纯是一个主听的器官,而与脏腑经脉有密切联系。例如《灵枢·五阅五使》曰:"耳者,肾之官也",《灵枢·口问》曰:"耳者宗脉之聚也",又如《灵枢·邪气脏腑病形》曰:"十二经脉,三百六十五络,其血气皆上于面,而走空窍……其别气走于耳而为听。"另外在《中国医学大辞典》中云:"耳为肾之窍……在十二经脉中,除足少阳手厥阴外,其余十经脉,皆入于耳中,人体精明之气,多走此窍……然苟一经一络有虚实失调者,亦足以乱此窍之精明。"

从经络走行看,许多经络都是循耳而行,如足少阳胆经,起于目锐眦,上抵头角,下耳后,其支者从耳后入耳中,出耳前至目锐眦后;手少阳三焦经起自无名指,从耳后入耳中,走出耳前,与足少阳经相合。足阳明胃经循颊车上耳前,手阳明大肠经之别者与耳合于宗脉;手太阳小肠经之支脉至目锐眦部入耳中,足太阳膀胱经之支脉从巅至耳上角。由此可见循行耳区的经脉与手足三阳的关系最为密切,从阴阳而言又必然与阴经互有关系。耳部经络与全身经脉广泛联系。所以,针刺外耳可以通过经络系统反应到全身。

由于耳与脏腑息息相关,当人体内脏或躯体患病时,往往在耳郭的一定部位上出现反应点。针刺这些部位,可以防治疾病,故称这些反应点的部位为"耳穴"(图94)。耳穴分布有一定规律性。一般地说,与头面部相应的穴位在耳垂。如面颊区、扁桃体、眼、内耳、拔牙麻醉点等。与上肢相应的穴位在耳舟。如肩关节、肘、肩等。与躯干和下肢相应的穴位在对耳轮和对耳轮上下脚。如肛门、尿道、髋关节、膝关节、跟、踝等。与内脏相应的穴位多集中在耳甲艇和耳甲腔内。如肺、心、气管、支气管、肝、脾、十二指肠、结肠等。此规律性可参考耳穴分布图。

耳穴治疗的疾病很广泛,内、外、妇、五官等各科都有它的适应证。尤其对各种原因引起的不同性质的疼痛,都可应用耳针治疗。一般情况是治疗急性疼痛的疗效较慢性疼痛为好;对外伤性疼痛的效果尤为显著。但对精神过度紧张的病人,疲劳过度、严重贫血、身体虚弱的病人及孕妇不宜施用耳针。

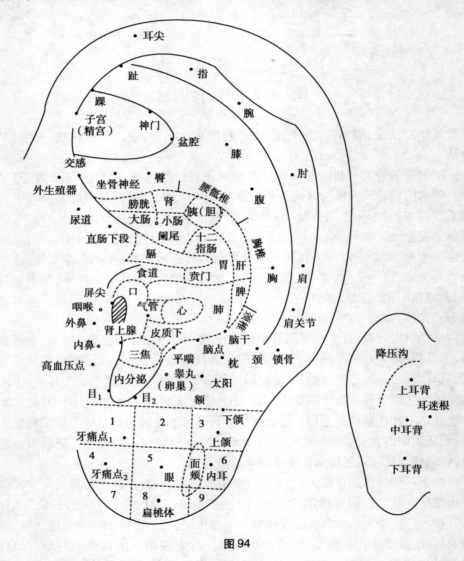

图94

耳针刺法是利用小针刺激耳部穴位,治疗疾病。目前常用的是在毫针刺法基础上发展起来的埋针法。使用的针具为皮内针(图95)。又分为颗粒式及揿钉式两种。其具体操作方法如下:

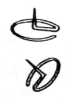

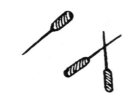

图95　皮内针

1. 在明确诊断的基础上,选好穴位。即探查好痛点。选穴力求少。一般取同侧,少数取对侧或双侧。为了加强疗效,必要时可一穴多针或透刺。

2. 左手固定耳郭,右手持半寸或1寸毫针刺入。深度以刺穿软骨,不透过对侧皮肤为度。多数病人进针时有疼痛或热胀感,但也有少数病人感到酸、重,甚至有某些特殊的感觉如麻、凉、暖等沿一定的经络走行放射传导,一般有这些反应者疗效较好。

3. 刺针后一般留针20~30分钟。慢性病可留针1~2小时或更长时间。留针期间,可间隔捻针以加强刺激。

4. 起针时用消毒干棉球压迫针孔,防止出血。必要时再涂以酒精或碘酒以防感染。

5. 手法多用"泻法",针刺入后慢而有力地顺时针捻转。

6. 一般每日或隔日1次,10次为一疗程,休息5~7天,再针第2疗程。

7. 皮内留针法(埋针法)　是用皮内针,多用揿钉针,留于皮内。皮内留针可留1~7天。在留针2~3天必须进行随访,以了解疗效和局部有否炎症反应,有否全身反应。如发现无效及炎症反应等,可将针拔出。若疗效满意可继续留置。长时间留置的病例,应每5~7天更换皮内针一次。夏季不宜长时间留针。

在施用耳针术前要探查痛点,以确定穴位。常用的方法有三:

1. 肉眼观察法　主要观察耳郭上的形状、颜色及血管。观察局部是否有变形、变色、色素沉着、硬结等。观察血管形状及颜色有否改变。发生改变者多为痛点即针刺部位。

2. 压痛点检查法　根据诊断,在图示的有关部位进行痛点探查,用探针或毫针针柄,以均匀的压力,在相应的部位顺序探查,寻找敏感点,确定针刺部位。

3. 电测定法　采用一定的仪器,测定耳穴的电阻、电容及电位的变化,以最大值确定针刺的部位。

耳针疗法的注意事项:

1. 要严格消毒,以防感染,耳郭有冻伤、炎症的部位应禁针。

2. 对治疗扭伤及肢体活动障碍的病人,进针后耳郭充血发热时,宜嘱病人适当活动患部,有助于疗效的提高。

3. 耳针治疗时也有可能发生晕针,须注意预防和及时处理。

4. 有习惯性流产史的孕妇,不宜采用耳针疗法。对高血压、动脉硬化患者针刺前后应适当休息,以防意外。

第二节 皮针疗法

皮肤针疗法(梅花针),在我国已有悠久的历史。早在《灵枢·官针》中就有"毛刺者,刺浮痹皮肤也","扬刺者,正内一,傍内四,而浮之,以治寒气之博大者也","半刺者,刺内而疾发针,无针伤肉,如拔毛状以取皮气……"。这里所说的毛刺、扬刺、半刺也就是现在皮肤针浅刺法的依据。扬刺法中所用的"正内一,傍内四"针具,即现在临床中常用的梅花针(图96)。

皮肤针的施术部位,不局限于腧穴,也不单纯的"以痛为俞",而是以祖国医学"整体观点"为理论依据,认为十二经皮部与十二经脉、十二脏腑有密切联系,因而叩击皮部,就可以疏通脏腑经络之气,从而起到调整全身功能的作用。

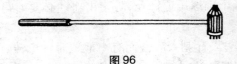

图96

一、针具的准备

皮肤针疗法一般多采用梅花针或称七星针,分为针柄、针座和针体三部分。针体上有5～7根不锈钢针,针锋不宜太锐,要平齐。手握针柄,用针体在人体的皮肤上根据不同病证,选择不同部位,应用不同手法叩打(图97)。

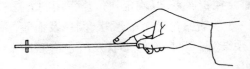

图97 皮肤针持针姿势

除此之外,也有使用特制的滚刺筒,手持筒柄,将针筒在特定的皮肤上滚动(图98)。

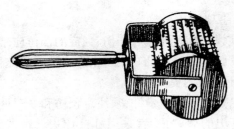

图98 滚刺筒

二、操作方法

皮肤针着针的皮肤面积大而用浅刺,叩打法如鸡啄米状,因而其持针法和刺法都与毫针有很大的不同。

1. 持针方法　右手握住针柄,用无名指和小指将针柄末端固定于手掌小鱼际处,针柄尾端露出手掌 1～2 厘米,用中指和拇指持住针柄,食指按于针柄中段,运用腕力,施行弹跳式叩打,下针要平,起针要快。

2. 刺法　皮针刺法涉及方面较多,其中包括刺激的轻重,速度的快慢以及刺激面积的形状、大小、疏密等方面。主要需要说明的是刺激的轻重,详述如下:

(1)轻刺法:在皮肤上轻轻叩打,适用于高血压病、神经衰弱、久病体力衰败及神经过敏的病者。其他如口、眼、鼻区及颈部、额部也应施用轻刺法。另外,对于怕痛的妇女、小儿也宜用轻刺法。

(2)重刺法:在皮肤上叩打时,略用些力,比轻刺为重的刺法。一般适用于麻痹的局部、病灶的酸胀部位,其他如腰酸、背重、新病体强之病人。

(3)正刺法:是指叩打力量既不轻也不重的适中刺激。平时运用最多,多用于脊柱两侧及四肢。

(4)平刺法:平刺法是最弱的刺法,它不用叩打而是用针尖轻轻地在皮肤上一条一条地沿着划。虽没有刺激的感觉,但也能起到调整的作用。一般在重刺或正刺之后,再用平刺,属于配合刺法。

除上述 4 种基本刺法之外,还根据不同的病情和部位而在缓、速、疏、密几方面还有不同。在叩打病变形状及面积大小方面,又可分为点、条、片、环等。

总之,皮针的刺法丰富多彩,上述多种因素互相配合使用。根据病情、部位、体质等选择不同的刺法。

三、打刺部位

打刺的部位包括打刺线(分为纵线、横线和环线)、病变反应点及穴位 3 部分。一般可分为脊椎、颈椎两侧、局部、四肢、肢端等。除沿十四经经络为主外,也有少数是"以痛为俞"。简述如下:

1. 脊椎两侧　从大椎旁开 2 寸足太阳膀胱经的大杼穴起,向下垂直至白环俞,两侧各 1 排,每排约 25 针。由右大杼横刺至左大杼穴,每排为 5 针,即两侧各 2 针,督脉经上 1 针,共计 16 排左右,至长强穴止。再沿着肋间向左右侧斜刺,每斜行 5～7 针。这些为一般疾病都要采用的常规部位。

2. 颈椎两侧　从风池穴起向下迄至肩中俞,也就是颈椎旁开 2 寸。从第 1 颈椎至第 7 颈椎的两侧各 1 排,每排 6～7 针,再横向 5 排,每排 5 针。从胸锁乳突肌耳下方起走额下,横刺 1 排至喉结上 1 寸处,再从耳下向下至锁骨直排,约 5

排至喉结，两侧相同。

3. 局部　就是病灶在哪里，就叩打哪里。病灶刺过，再向病灶周围刺为分散。如是内脏疾病放射到皮肤上的敏感区，将其作为叩刺重点，以改变内脏功能，治疗疾病。

4. 四肢　按照手三阴三阳和足三阴三阳的经络为叩打部位，观其病灶在哪一经络上，就沿该经络叩打。

5. 四肢末端　是配合治疗内脏疾病用的，为辅助脊椎、颈椎和局部刺法的不足而设用，往往能收到奇效。

四、皮肤针的适应证

皮肤针的适应证较为广泛，对功能性疾病具有良好的疗效，对某些器质性疾病也能缓解症状，控制病情发展。

临床上对感冒，急性支气管炎，咯血，急、慢性胃炎，胃神经官能症，风湿性关节炎，失眠，神经性头痛，肋间神经痛，面神经麻痹，脑外伤，落枕，丹毒，神经性皮炎，安眠药中毒，一氧化碳中毒，急性结膜炎，耳、鼻等五官科疾病，均有较好的疗效。

五、注意事项

1. 消毒　消毒要严格，包括术者的双手、皮针针具及患者预定的打刺部位。治疗前术者用肥皂洗净双手，针体要消毒干净，患者皮肤用碘酒、酒精消毒，范围要大，待酒精干燥后再行叩打。

2. 用针要平稳，用力要均匀。肌肉较薄的部位要缓慢轻打。目眶要将皮肤上提后再打刺，以免刺伤眼球。动作要敏捷，部位要准确。针尖要平齐无倒钩。

3. 发生晕针时不要慌乱，嘱病人卧位休息，或打刺百会、素髎。

六、禁忌

一般严重出血性疾病（血液病之类）、皮肤破损、孕妇，均应禁用此法。

第三节　陶针疗法

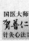

祖国医学内容丰富，不仅有浩如烟海的医学古籍，还有散见于民间的多种医疗技法。陶针疗法便是其中的一支奇葩，在民间防病治病中独放异彩。

陶针，是采用废弃的旧陶瓷片，经过消毒处理之后，用刀脊轻轻叩击成具有锋芒的陶片针。陶针疗法，便是使用这种陶片针，根据病情，选择体表的一定部位，运用不同手法施行针刺，以达到解除疾病，恢复健康的目的。

陶针疗法,属于针灸医学领域中的特殊技法。追溯陶针的起源,仍与"砭石"有关。在新石器时代使用"砭石"治病,到了青铜器时代,已知用金属制针,《黄帝内经》中有"九针"之目。我们祖先在石器时代与青铜器时代,也创造了灿烂的陶器文化。医学是随经济与文化的发展而发展,因而在陶器时代,"陶针"用于治病,是完全可以理解的。这在我国民间仍能找到线索,特别是南方广西壮族对"陶针术"保存得较为完整。壮族民间医疗一向以陶针为主,凡属适应证者,莫不应手奏效。因此,这一特殊技法能够流传至今,历久不绝。

陶针治病,虽然说是凭经验取得疗效,其实是包含科学道理的。陶针的轻刺手法,属于浅刺术,古称半刺。其重刺法,以见血为目的,亦符合《黄帝内经》中"菀陈则除之,邪盛则虚之"之旨。其功能在于疏通经络,助营卫运化,致阴阳平衡。其理论基本与经络学说相一致。

陶针的刺激部位有其独到之处。理论上虽与经络学说相合,而刺激部位已逸出经脉范畴,但与现代解剖学亦有出入,其本身独成一个体系。其特点为刺激部位较少注意一针一穴,而是以线、点、面为主。按体表标志划分为头面部、颈背脊、颈胸腹、上肢、下肢以及其他等6部分。每一部分又根据某个器官、关节,或体表特征,构成环线或点,作为施刺之部位,可选用专刺或选刺。

陶针,是用旧陶瓷片,用清水洗涤后,开水煮沸半小时,然后用刀脊轻轻敲击使其裂成锋状,凡具锋利的锐角者均可使用,不成锋者即弃去。陶针制成后,按锋芒粗、中、细分开,用纱布包好待用。用前用蒸汽或酒精消毒,施治部位皮肤需常规碘酒、酒精消毒。

陶针的手法是以刺激的轻重和刺激的分布面来区分的。

刺激的轻重包括轻刺、重刺、平刺、放血、挑痧5种。

轻刺是指手法轻飏,冲动量小,增强人体功能,相当于针灸的补法,重点适应于各类慢性疾病。凡属阴证、虚证、寒证等常用之。

重刺是指手法沉彻,冲动量大,对人体功能起抑制作用,相当于针灸的泻法。重点适应于急性痧症、大热症、进行性炎症。凡属阳证、实证、热证诸有余者多用之。

平刺是指手法介于轻刺与重刺之间,故补、泻兼之。

放血是指刺必见血,限于实证,正如《黄帝内经》所谓"菀陈则除之",有去陈生新之效用。

挑痧是指以刺见黄色或乳血色液体为目的。

刺激分布点:

点刺:单针刺1点。

排刺:依横线刺成1排。

行刺:依纵线刺成 1 行。

环刺:依封闭线刺成环状。

丛刺:以 3 针成品字或 5 针成梅花式为主。

散刺:多以一点为中心,施行星状放射形散点,有时亦用不规则散刺。

集中与扩散:除点刺外,凡称"集中"。手法是将刺激点的距离缩小;凡称"扩散"手法是将刺激点的距离扩大。

陶针的适应证:陶针的治疗范围很广泛,一般疾病均可治疗,在南方民间,特别是壮族民间多用此法治疗常见病,诸如多种疼痛,如头痛、腰痛、眼红痛、耳痛、喉痛、痛经、腹痛等;痹证、虚痨、疔疮、痈疽、小儿泄泻、夜啼;百日咳、呕吐、霍乱等;还有遗尿、小儿瘫疾等均可施用陶针治疗。

总之,陶针多流行于南方民间,有其独特的针具和刺激范围。另外陶针是非金属制品,不是导电体,对其纯粹作用于机体,亦有深入研究之必要。

第四节 头 针 疗 法

头针疗法又称头皮针。《素问·脉要精微论》中指出"头者精明之府"。明代张介宾也指出"五脏六腑之精气,皆上升于头"。这些都说明头部是全身百肢百节(形骸)的统领。

头针有其特定的刺激区(图 99)。用前后正中线和眉枕线将头皮划分为运动区、感觉区、足运感区、血管舒缩区、晕听区、语言区、视区、胃区、肝胆区、肠腔区、生殖区等若干区块。

根据病情和诊断选择对应的刺激区。单侧肢体有病,选用对侧刺激区,对侧肢体有病或全身性疾病,以及不易区分左右侧病位的疾病,选择双侧刺激区。一般以本病刺激区为主,也可以根据兼证选用有关的其他刺激区配合治疗。

其具体操作方法如下:

1. 分开刺激区头发,暴露头皮,用 75% 酒精棉球消毒。

2. 采用 26 ~ 28 号的 2.5 ~ 3 寸长毫针,依一定方面沿皮下缓慢捻转进针,要达到应有的深度(长度)。绝对固定,不能提插。

3. 捻针的方法是拇指固定,食指第一、二节弯屈,以其桡侧与拇指的掌侧面捏住针柄,由食指的掌指关节不断屈伸,使针捻转,每分钟要求捻 200 次以上。捻转幅度要大(向前捻 2 ~ 3 转,向后捻 2 ~ 3 转),出现针感后再持续捻转 3 ~ 4 分钟,留针 5 ~ 10 分钟。再捻转 1 次,留针 1 次,再捻转 1 次,即可起针。

4. 起针时用干棉球压迫针孔 1 ~ 2 分钟,以防止出血。

在施头针时要掌握适当的刺激量,一般刺激量大、感应强,疗效较好。必须严格消毒,防止感染。针刺时采用坐位或卧位,以防止发生晕针现象。

国医大师
贺普仁
针灸心法

《针具针法》

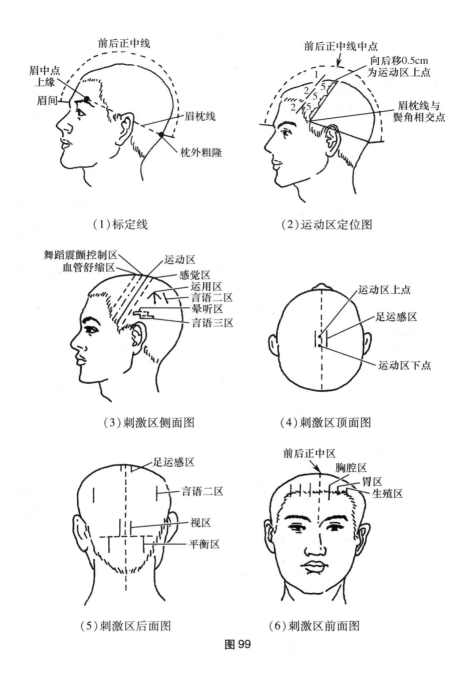

（1）标定线

（2）运动区定位图

（3）刺激区侧面图

（4）刺激区顶面图

（5）刺激区后面图

（6）刺激区前面图

图99

第五节　面针和鼻针

面针和鼻针是针刺面部或鼻部范围内的一些特定穴位，治疗多种疾病的方法。

　　根据《灵枢·五色》记载,面部可分成各个反应区,分别反映"五脏,六腑,肢节之部"的病证。所谓"五色各见其部,察其浮沉,以知浅深;察其泽夭,以观成败;察其散搏,以知远近;视色上下,以知病灶。"这是脏腑肢节的病理变化反映于体表的一个重要方面,这也是经络学说"视其外应,以知其内脏"的内容之一,故针刺面部的一定区域能对脏腑肢节有一定的治疗作用。

　　鼻居面部正中,古人称之为"明堂"。《灵枢·五色》说:"五色独决于明堂"。《素问·五脏别论》指出"五气入鼻,藏于心肺",由此,可以理解,鼻部对全身气血和心肺的功能活动有密切的联系。近人参考了古代文献,通过临床实践,创用了面针和鼻针以治疗全身各部的病痛。这是从面部望诊到针刺治疗的一大发展。

　　面针有额、鼻及上唇正中7个单穴,其他鼻、眼、口旁、颧部及颊部17对对穴(图100)。而鼻针则根据《灵枢·五色》说:"明堂(鼻)骨高以起,平以直。五脏次于中央,六腑挟其两侧……"。鼻针的穴位根据这一原则分第1线,两侧再分成第2线和第3线(图101)。

　　面针和鼻针除了根据诊断选择穴位治疗疾病之外,目前还应用于针刺麻醉。其具体操作方法如下:

　　1. 采用28~32号、半寸到1寸半长的毫针,经消毒后,按毫针针刺法进针,看穴位部皮肤的厚薄及针刺的需要,分别依横刺、斜刺或直刺的角度,徐徐刺入一定的深度。一般额、鼻、口旁的穴位都用斜刺或横刺;颊部的穴位,可采用直刺,并须看透穴的需要掌握一定的针刺方向。

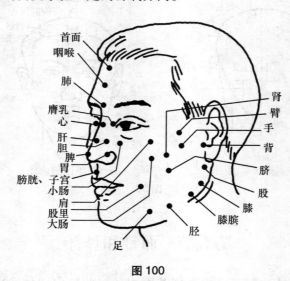

图 100

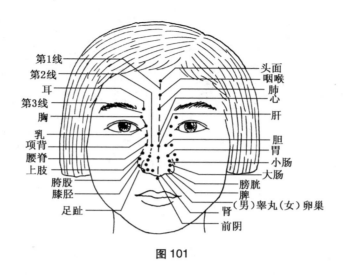

图 101

第1线
第2线
耳
第3线
胸
乳
项背
腰脊
上肢
胯股
膝胫
足趾

头面
咽喉
肺
心
肝
胆
胃
小肠
大肠
膀胱
脾
肾
前阴
(男)睾丸(女)卵巢

2. 针刺得气后可留针 10 ~ 30 分钟,每隔 5 ~ 10 分钟捻转 1 次,如有需要也可用皮内埋针法。在面针和鼻针麻醉时一般采用持续捻针法,在额、鼻、眼旁等部位,并可加用电针。

3. 治疗时,一般以 10 次为一疗程,隔日或每天 1 次。2 个疗程之间,休息 7 天左右。

在施面针和鼻针时应注意以下事项:

1. 施针前须严格消毒,如有瘢痕应避开,以免引起出血和疼痛。

2. 应用探测仪探索敏感点时,应以干棉球擦干鼻部的湿润区,以免出现假敏感区。

3. 由于鼻部肌肉较薄,选用针具不宜过长,也不宜直刺进针。

4. 鼻区皮肤比较敏感,进针需轻柔以减轻疼痛。并避免进针过深或强烈捻转、提插,以致病人难以接受。

第六节 眼 针 疗 法

眼针疗法是我国著名针灸家彭静山先生,根据后汉华佗"观眼察病"的学说而创立的一种新疗法。此疗法的特点是取穴均在眼眶周围,即所谓"眼周眶区穴"。其适应证广泛、尤对脑部疾病及一些神经性疼痛,有明显效果。

华佗的"观眼察病"法是用八卦(乾、坎、艮、震、巽、离、坤、兑)表示的,而彭氏改用 1 ~ 8 区。左眼以顺时针方向排列,右眼以逆时针方向排列。其穴位分布如图 102。

1 区:肺、大肠;

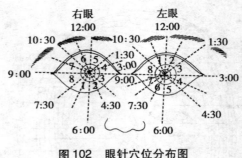

图 102　眼针穴位分布图

2 区:肾、膀胱;

3 区:上焦;

4 区:肝、胆;

5 区:中焦;

6 区:心、小肠;

7 区:脾、胃;

8 区:下焦。

　　用上述 8 个区 13 个穴位,将全身经穴全部概括起来。其穴位分布皆在眼眶边缘 2 分许。总称为"眼周眶区穴"。

　　针法是用 5 分长,30 ~ 32 号不锈钢毫针,找准穴位,按紧眼睑,保护眼球,轻轻刺入,可直刺或沿皮横刺,或斜刺达皮下组织,直刺达骨膜即可,横刺不得过区。一般不用手法,刺入 2 ~ 3 分深即可,未得气可提起重复再刺。一般留针5 ~30 分钟。针前及出针后要注意消毒,预防感染。出针后用消毒干棉球按压针孔片刻,以防止出血或因误伤皮下静脉、动脉而引起皮下瘀血。针刺时要注意保护眼球和眼睑。针刺靠近内眦时,不宜过深,以防刺伤动脉。

　　取穴:

　　1. 循经取穴　　根据病证,观看眼睛各经区,仔细观察球结膜上血管形色的微妙变化,若有此改变,在对应区内取穴。

　　2. 看眼取穴　　不管什么病,只要眼球经区有明显血管变化,即针刺该区相应经穴。

　　3. 病位取穴　　以其病位在上、中、下焦部位不同,分别取诸焦之穴治之。

　　适应证:一般来说,凡针灸能治的病证,均可试用眼针治疗,全身所有疾病都可以用眼针治疗。其中对神经系统,特别是各种疼痛有明显作用,对脑部疾患疗效也佳。

　　施术时须注意严格消毒,谨防出血。

第七节　腕踝针疗法

腕踝针疗法是中国人民解放军第二军医大学第一附属医院神经科在实践中总结出来的一种针刺疗法。其特点是在四肢共有 24 个进针点,都在腕部和踝部,故名"腕踝针"。针刺的特点是皮下进针,不要针感,越无任何感觉,疗效越好。

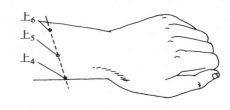

具体操作方法:病人体位不限,针踝部时以卧位为好。用 1 寸半长的 30 号不锈钢毫针,由皮下进针,不要针感,斜刺为主。

其特点是将身体的头部、躯干、四肢以解剖标志划分为若干区域。

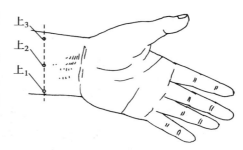

进针点:腕部进针点在腕横纹上 2 横指处,掌侧面 3 个点,背侧面 3 个点。依次称为上$_1$、上$_2$、上$_3$、上$_4$、上$_5$、上$_6$。共 6 个点(图 103)。

上$_1$:尺骨内缘掌面的最凹陷处。

上$_2$:腕前面中,即内关穴处。

上$_3$:桡动脉外侧。

图 103　腕部进针点图

上$_4$:桡骨外侧缘处。

上$_5$:腕背面中央,即外关穴处。

上$_6$:尺骨内缘背面。

踝部进针点在内踝突上 3 横指水平。内侧有 3 个点,外侧有 3 个点,依次为下$_1$、下$_2$、下$_3$、下$_4$、下$_5$、下$_6$。一周共 6 个点(图 104)。

下$_1$:跟腱内侧缘。

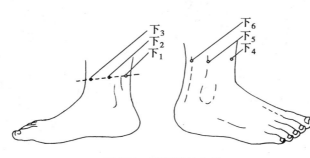

图 104　踝部进针点图

下$_2$：内侧面中央，即胫骨后缘。

下$_3$：胫骨前缘，向后 1 厘米处。

下$_4$：胫骨前缘和腓骨前缘中点。

下$_5$：外侧面中央，靠腓骨后缘。

下$_6$：跟腱外侧缘。

选择进针点的原则：左针左，右针右。前针前，后针后。上针上，下针下。即病灶在左侧针左腕或左踝，右侧反之。病灶在横膈水平以上部位针腕部；横膈水平以下针踝部。病灶在人体前面的针腕掌侧面进针点或踝内侧进针点。背侧区域的病灶，针腕部背侧面进针点或踝部外侧的进针点。先观察病灶属于哪一个区，然后选择进针点。查区要明确，进针点要根据主要病证，选择一个或几个进针点。

临床应用对多种痛症效果较好。

第八节　手针与足针疗法

手针疗法和足针疗法是在手部和足部的特定穴位上针刺，治疗疾病的方法。

有关四肢与全身的联系，在《黄帝内经》中早有记载。《灵枢·动输》说"夫四末阴阳之会者，此气之大络也"，《灵枢·卫气失常》又说"皮之部，输入四末"。四末即指四肢末端手、足。说明手足阴阳经脉是气血会合联络的部位，因而针刺肢体末端的不同穴位，能对全身的病痛发挥治疗作用。

手针穴位：计手背侧 11 穴，手掌侧 8 穴（图 105），共计 19 穴。

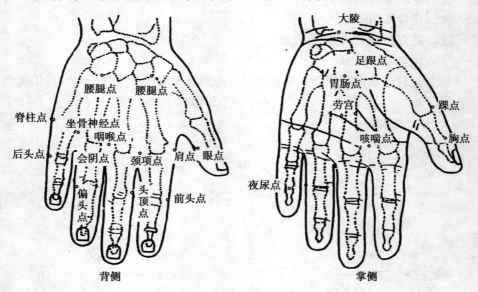

图105

足针穴位:计足背 12 穴,足底 15 穴,足内侧 4 穴,足外侧 1 穴。共计 32 穴(图 106)。

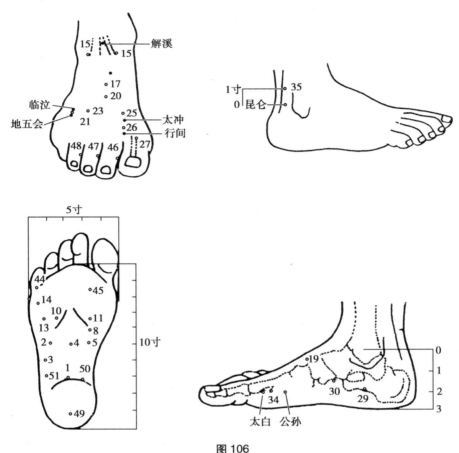

图 106

具体操作方法:

1. 采用 28~32 号的 1~2 寸长的毫针,经消毒后,直刺或斜刺进针,一般可深 3~5 分,用中、强度刺激,可留针 3~5 分钟。

2. 手针刺腰腿点时,针与皮肤表面呈 15°~30°角,针尖向掌侧面,从伸指肌腱和掌骨之间刺入,深 5~8 分。

3. 治疗腰部及各关节软组织扭伤时,应边捻针边活动或按摩患处。

4. 治疗疼痛性疾患时,在痛止后还须继续运针 1~3 分钟。必要时可以延长留针时间,或采用皮下埋针法,对需要持续刺激的病例,也可加用电针。

注意事项:在施用手针和足针疗法前,应向病人交待清楚,此疗法感应比较强,以免晕针。另外,沿骨缘斜刺时,注意不要损伤骨膜。尤其足部要特别注意

第九章　微针疗法

消毒,防止发生感染。

第九节 水针疗法

水针疗法是一种针刺与药物相结合的疗法。它是根据经络学说原理,选用中西药物注入有关穴位,压痛点或体表触诊所得的阳性反应点,通过针刺及药物的作用以调整机体功能治疗疾病。

具体操作时,一般可根据治疗需要,循经络分布走行寻找阳性反应明显的俞穴、募穴为治疗点。或按一般针刺治疗时的处方原则,选择针对疾病的主治穴。在局部常规消毒皮肤后,用注射针具快速进针,进针后缓慢、准确刺入穴位或阳性反应点,获得酸、胀"得气"感应后回抽一下,如无回血,方可推入药液。一般疾病用中等速度推药;慢性疾病,体弱者用轻刺激,推药要慢;急性病,体强者用强刺激,可快速推药。如须注入较多药液时,可同时将注射针由深部逐渐提出到浅层肌层,边退边推药,或将注射针向几个方向注射药液。每个穴位 1 次注入药液量:头面和耳穴等处一般为 0.3 ~ 0.5 毫升;四肢及腰背肌肉丰厚处可 2 ~ 15 毫升。并可根据病情及药物浓度等增减。药液选择应根据病情的需要,采用宜作肌肉注射的中西药物。常用的有 5% ~ 10% 葡萄糖溶液,生理盐水,注射用水,维生素 B_1、维生素 B_{12},各种组织液,普鲁卡因及当归、川芎、红花等中药浸出液等。采用本法每日或隔日 1 次,7 ~ 12 次为一疗程。2 个疗程之间可休息 3 ~ 5 天。该法多适用于各种类型的腰腿痛、肩背痛、关节痛及软组织损伤、挫伤。如坐骨神经痛,肩关节周围炎,腰肌劳损,纤维组织炎,良性关节炎,还有支气管炎,高血压,胃、十二指肠溃疡,肝炎,胆绞痛,神经衰弱,脑震荡后遗症等,以及一般针刺治疗适应证。

施用此疗法时治疗前应向病人交待明确治疗的特点及治疗后所出现的反应,如注射部位酸胀、发热等,以消除患者的顾虑。须注意无菌操作,防止感染。注意药物性能,对有过敏反应的药物需要做皮试。初次治疗或年老体弱的患者,注射部位不宜过多,注射药量应酌减。孕妇不宜作腰骶部注射。一般来说药液不宜注入关节腔内,以免引起关节红肿、酸痛。高渗葡萄糖千万不要注入皮下,一定要注入肌肉深部。

附:气针疗法

气针疗法是将消毒过的空气,用注射器注入穴位内,利用空气在被吸收过程中一定时间的"占位"刺激,以调整经络功能,从而产生治疗作用。

具体操作方法是穴位皮肤消毒后,针尖上套以消毒棉球,抽入滤过的空气,快速刺入穴位,达到要求的深度,得气后,将针栓回抽一下,若无回血,可将空气

238

缓慢注入,每穴每次注射空气 3～5 毫升,注射完毕后,退出针头,用干消毒棉球按住针孔,轻揉片刻即可,隔天或隔 2 天注射 1 次。

采用此法必须注意回抽不要有血,以免空气进入血管后发生各种空气栓塞病。

第十节　挑治和穴位穿线、埋线、结扎等疗法

挑治疗法、割治疗法、穴位穿线、埋线刺激疗法等,都是在经络、穴位的基础上,运用外科手术方法治疗疾病的中西医结合的疗法。

一、挑治疗法

挑治疗法又名"截根法",是一种利用针挑或刀割断一些特定部位的皮下纤维组织来治疗疾病的方法。这一治法,在古代属于络刺的内容。如《灵枢·血络论》说"血脉者,盛坚横以赤,上下无常处,小者如针,大者如筋,则而泻之。"

挑治部位分为选点挑治、穴位挑治和分区挑治。选点挑治是选用某些疾病在体表皮肤有关部位上出现的疹点进行挑治。如找不到疹点时也可以选取与疾病有关的穴位进行挑治,即为穴位挑治。还有分区挑治是根据民间经验,选用与疾病有关的部位进行挑治,此法挑治点在体表的分布见图 107。

该法适用于多种疾病。包括一般的常见病、多发病,尤其对于各种常见的疼痛及痹证效果较好。另外对某些眼科疾病也有一般疗法所不及的疗效。

具体操作方法:首先准备好钢制缝衣针或医用缝合针、镊子、灭菌粗丝线或羊肠线、割刀等。术前,常规消毒挑治部位皮肤,将针(如须穿线者,将线穿在针尾上,长约半寸)横刺,刺入穴位的皮肤,待针尖进入皮肤后,医生用左手食指轻轻将皮肤向针尖方向推压,持针的右手同时用力,使针穿过皮肤。然后提高针尖,慢慢摆动几下或微微捻转几下,使皮下组织纤维缠在针尾上,拔出针身如缝衣状。如穿线者,将线穿过皮肤,使皮下纤维随针线拉出,用刀割断,反复施术,挑断白色纤维样物数十根或挑尽为止。也可先用 0.5% 普鲁卡因 1～2 毫升进行局部麻醉,用手术刀切开皮肤约 0.5 分,用针尖挑出皮下纤维组织断之,直到挑尽割尽为止。施术完毕后,盖上消毒纱布,胶布固定。也可以在手术部位用龙胆紫消毒后再加封固(图 108)。挑治一般数天内可取得疗效(对淋巴结结核须30～40 天方能见效)。若无效,可在 7～10 天后再选另一点挑治,若需要在同一部位上施术,须间隔 2～3 周。施挑治术时,病人最好取卧位,以防晕针。局部须严格消毒,预防感染。挑治后当日不宜做重体力劳动,不吃刺激性食物。孕妇禁用挑治疗法。有出血倾向及高血压患者应慎用。

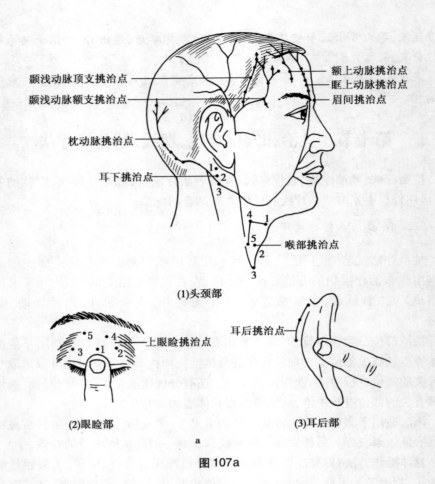

(1)头颈部

颞浅动脉顶支挑治点

颞浅动脉额支挑治点

枕动脉挑治点

耳下挑治点

额上动脉挑治点

眶上动脉挑治点

眉间挑治点

喉部挑治点

(2)眼睑部

上眼睑挑治点

(3)耳后部

耳后挑治点

a

图 107a

二、割治疗法

割治疗法又称割脂疗法,是在病人身体上的一定部位,按外科手术切开皮肤,摘除少量皮下脂肪,并对局部施行适当刺激,以治疗疾病的方法。

该法主要治疗支气管哮喘,慢性支气管炎及其他毫针治疗的病证。

具体操作方法:

首先准备好外科手术刀、血管钳、消毒纱布、绷带或胶布。

割治部位分手掌割治(图 109)和穴位割治两种。在割治部位消毒之后,局部麻醉。以左手拇指紧压割治部位的下方,用手术刀纵行切开皮肤(不宜过深,切开皮层即可),切口长 0.5～1 厘米(儿童宜短)。然后,用直血管钳分离切口,暴露皮下脂肪组织,取出黄豆大小的脂肪组织;并将血管钳伸入皮下,沿切口左右上下几个方向进行按摩,强刺激,至患者出现酸、胀、麻感,并向四周扩散即可。

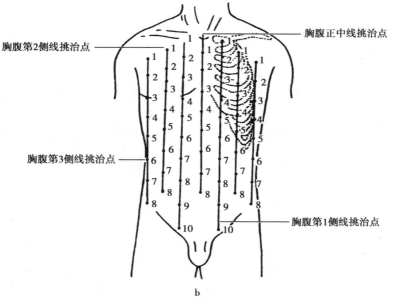

胸腹第2侧线挑治点

胸腹正中线挑治点

胸腹第3侧线挑治点

胸腹第1侧线挑治点

b

图 107b

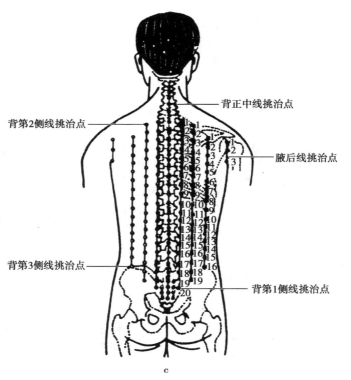

背第2侧线挑治点

背正中线挑治点

腋后线挑治点

背第3侧线挑治点

背第1侧线挑治点

c

图 107c

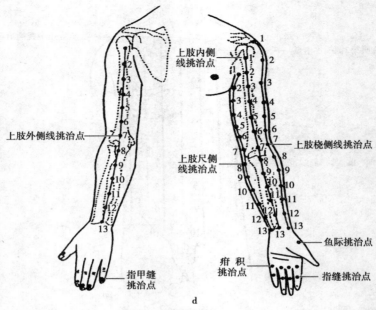

上肢内侧
线挑治点

上肢外侧线挑治点

上肢尺侧
线挑治点

上肢桡侧线挑治点

鱼际挑治点

指甲缝
挑治点

疳 积
挑治点

指缝挑治点

d

图 107d

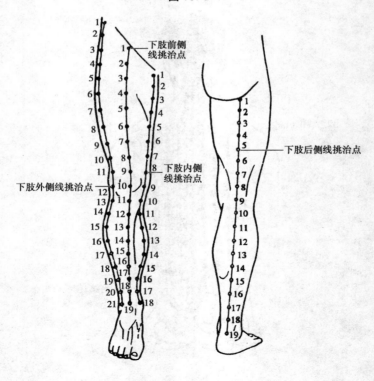

下肢前侧
线挑治点

下肢后侧线挑治点

下肢内侧
线挑治点

下肢外侧线挑治点

图 107e

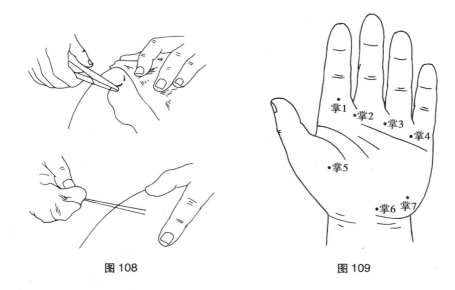

图 108　　　　　　　　　　　　　　　　图 109

或用血管钳轻夹数次皮下组织或附近组织,或用刀柄在骨膜上滑动(如膻中割治),使病人有强烈的酸、胀、麻感,并向一定方向传导。待割治后,不必缝合切口,覆盖消毒纱布,固定包扎。两次割治间隔时间为 7～10 天,可在原部位或另选部位再行割治。

割治前须注意患者有无出血性倾向,对老弱妇孺刺激宜轻柔,麻醉药物注射量不宜过多过深。割治不宜过深,防止伤及深部血管、神经或韧带。术后病人可有不同程度的反应,视其程度,酌情处理。加强无菌观念,以防感染。术后注意休息,并须注意饮食、冷暖等。

此外还有划割法,即仅划破表皮或黏膜,以治疗疾病。

三、穴位穿线、埋线、结扎疗法

穴位穿线、埋线、结扎疗法是利用羊肠线埋在经络穴位内的持久刺激而产生治疗作用的方法。这些疗法多用于治疗胃和十二指肠溃疡、支气管哮喘、小儿麻痹后遗症等。

具体操作方法:外科无菌操作,洗手、戴消毒手套、消毒皮肤、铺消毒洞巾。

1. 穴位穿线法　在选定穴位的上下或左右各 1.5～2.5 厘米处,用普鲁卡因作皮内浸润麻醉,使造成 0.3～0.5 厘米直径的皮丘,再以穿上羊肠线的三角针,从皮丘处进针,经穴位深层肌肉组织,穿过穴位,从穴位的另一边皮丘处出针,剪去两侧线头,使羊肠线穿在穴位内,线头不能露出皮外,以免感染或将线带出皮外,伤口覆盖纱布,包扎 5～7 天。

2. 穴位埋线法 在选定的穴位上用普鲁卡因浸润麻醉,用刀尖切开皮肤 0.5～1 厘米,将血管钳探到穴位深处,经过筋膜达肌层敏感点按摩数秒钟,休息 1～2 分钟,再向穴位四周进行按摩。按摩次数视病情而定,一般 3 次左右。然后用 0.5～1 厘米长的小粒羊肠线 4～5 根埋于肌层内。羊肠线不能埋在脂肪层或过深,以防止羊肠线不吸收或感染。切口用丝线缝合,盖上消毒纱布,5～7 天后拆掉丝线。

3. 穴位结扎法 操作步骤与穿线基本相同,其特点是穴位旁皮丘需作小切口,所以麻醉的皮丘稍大些,用尖刀片切开皮肤 0.3～0.5 厘米,再向弯头血管钳透至穴位深处进行加压按摩(图 110),弹拨刺激 40～50 次后,再将穿上羊肠线的缝针从切口处刺入,经穴位深层组织达肌层,穿过穴位,从另一切口处穿出,再从穿出处刺入,经穴位的浅层组织(达肌层上,脂肪层下),从第一次刺入处穿出,将二线头适当拉紧打结(外科结)(图 111),然后把线头埋藏于皮下。并可按不同需要,采用各种结扎方法,如切口较大可用丝线缝合一针,盖上消毒纱布,包扎 5～7 天后拆线。其结扎方式有多种,如半环状结扎(图 112),横 8 字形结扎(图 113),K 字形(图 114、图 115)、环形结扎(图 116)等。一般 3 周至 1 个月结扎 1 次。

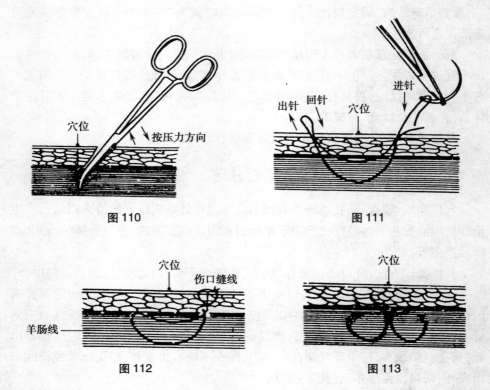

图 110

图 111

图 112

图 113

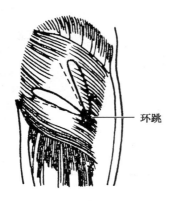

图 114

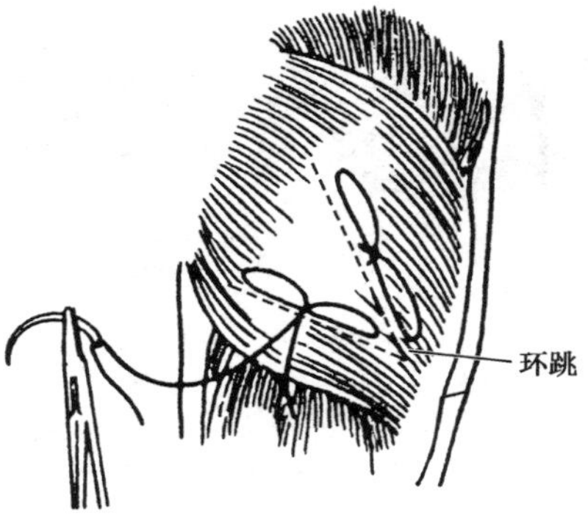

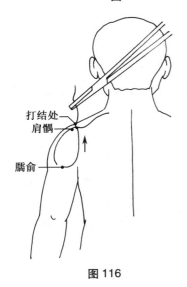

图 116

图 115

穴位穿线、埋线、结扎治疗后,机体都有些治疗反应。正常反应:局部可有红、肿、热、痛,甚至有少量液体渗出等,都属正常现象,一般不需要处理,如渗出液较多,可将液体用消毒棉球揩干,覆盖消毒纱布。全身反应:少数病人在治疗后 4~24 小时出现体温升高,持续 2~4 天会自行恢复正常。

除此之外,有时还有诸如疼痛、伤口感染、出血,或过敏、损伤神经等异常反应。因而在具体操作过程中一定要严格注意无菌操作。对严重心脏病、糖尿病或妊娠期妇女均不宜使用。结扎时应注意避开血管和神经。对瘫痪病人除了治疗,还须加强功能训练。

四、穴位强刺激疗法

穴位强刺激疗法又称"弹拨疗法"。主要用于治疗小儿麻痹后遗症和脑炎后遗症引起的肌群瘫痪的病人。

具体操作方法:根据病情取穴,不同的穴位采用不同的体位。常规消毒皮肤,用 0.5%~1%普鲁卡因于穴位切开部浅层麻醉。切开皮肤及皮下组织,暴露神经干,先以血管钳在切口内作穴位按摩,至患者出现酸胀感时,再用血管钳尖端轻轻弹拨神经干约 1 分钟,休息片刻,反复弹拨 3~5 次。施术完毕后缝合伤口,6~7 天拆线。施术后嘱病人尽早开始功能锻炼,必要时可辅以按摩和治疗。

主要施术的穴位:肩贞、曲池、合谷、环跳、阳陵泉、足三里。

注意事项:本法施术时有强烈的感应,应向病人作充分说明。取穴的顺序,先取近心端,再取远心端。局麻不宜太深,手法要轻巧,施术时密切观察病人的反应。

【附录】本书用穴一览表

<table>
<tr><td colspan="3" align="center">手太阴肺经</td></tr>
<tr><td>穴名</td><td align="center">位　　置</td><td align="center">主　　治</td></tr>
<tr><td>中府</td><td>胸前壁外上方前正中线旁开6寸平第一肋间隙处</td><td>呕吐</td></tr>
<tr><td>尺泽</td><td>肘横纹中,肱二头肌腱桡侧缘</td><td>牛皮癣</td></tr>
<tr><td>列缺</td><td>桡骨茎突上方,腕横纹上1.5寸</td><td>中风、震颤、桡神经麻痹、鼻炎</td></tr>
<tr><td>少商</td><td>拇指桡侧指甲角旁约0.1寸</td><td>发热、高血压、牛皮癣、麻木、鼻衄</td></tr>
</table>

<table>
<tr><td colspan="3" align="center">手阳明大肠经</td></tr>
<tr><td>穴名</td><td align="center">位　　置</td><td align="center">主　　治</td></tr>
<tr><td>商阳</td><td>食指桡侧指甲旁约0.1寸</td><td>发热、高血压、牛皮癣、麻木</td></tr>
<tr><td>合谷</td><td>手指第1、2掌骨之间,约平第2掌骨中点处</td><td>中风、眩晕、晕厥、癫痫、癫狂、脏躁、面瘫、呃逆、高血压、耳鸣耳聋、鹅掌风、鼻炎、眼睑下垂、复视、面肌痉挛、麻木、荨麻疹、小儿急惊风</td></tr>
<tr><td>阳溪</td><td>腕背横纹桡侧端拇指伸肌腱与拇长伸肌腱之间的凹陷处</td><td>肛痒、蛲虫病</td></tr>
<tr><td>上廉</td><td>阳溪穴与曲池穴连线上、曲池穴下3寸处</td><td>脱发</td></tr>
<tr><td>臂臑</td><td>曲池穴与肩髃穴连线上,曲池穴上7寸处,当三角肌下端</td><td>脑震荡后遗症、桡神经麻痹、视神经萎缩、复视、斜视</td></tr>
<tr><td>曲池</td><td>屈肘,成直角,当肘横纹外端与肱骨外上髁连线的中点</td><td>中风、眩晕、胸膜炎、面瘫、桡神经麻痹、肠粘连、牛皮癣、麻木、耳鸣耳聋、淋巴结炎、神经性皮炎、荨麻疹、鹅掌风</td></tr>
<tr><td>天鼎</td><td>扶突穴直下1寸胸锁乳突肌后缘</td><td>桡神经麻痹</td></tr>
<tr><td>迎香</td><td>鼻翼外缘中点旁开0.5寸,当鼻唇沟中</td><td>鼻炎</td></tr>
</table>

足阳明胃经

穴名	位　置	主　治
四白	目正视,瞳孔直下,当眶下凹陷中	面瘫、眼睑下垂
巨髎	目正视,瞳孔直下,平鼻翼下缘处	面瘫
地仓	口角旁0.4寸,巨髎下直下取之	癫病、面瘫、面肌痉挛
颊车	下颌角前上方1横指凹陷处,咀嚼时,咬肌隆起最高点处	中风、癫病、癫狂、面瘫、面肿
下关	颧弓下缘,下颌骨髁突之前方,切迹之间凹陷中,合口有孔,张口即闭	面瘫
水突	人迎穴、气舍穴连线的中点,当胸锁乳突肌前缘	失音
天枢	脐旁2寸	呃逆、便溏、痿证
水道	脐下3寸,前正中线旁开2寸	淋证、癃闭、子宫脱垂、不孕证、积聚
归来	脐下4寸,前正中线旁开2寸	不孕证、积聚
气冲	脐下5寸,前正中线旁开2寸	淋证、小儿麻痹
髀关	髂前上棘与髌骨外缘连线上,平臀沟处	小儿麻痹
阴市	髂前上棘与髌骨外缘连线上,髌骨外缘上3寸	小儿麻痹
犊鼻	膑骨下线,膑韧带外侧凹陷中	鹤膝风
足三里	犊鼻穴下3寸胫骨前嵴外一横指	中风、震颤、呕吐、面瘫、脱发、呃逆、肠粘连、浮肿、脱发(斑秃)、积聚、小儿麻痹、放射反应
上巨虚	足三里下3寸	肠粘连、血栓闭塞性脉管炎、小儿麻痹
条口	上巨虚穴下2寸	中风、震颤、桡神经麻痹、脑震荡后遗症
下巨虚	上巨虚下3寸	肠粘连、血栓闭塞性脉管炎、小儿麻痹
丰隆	外踝高点上8寸,条口穴外1寸	眩晕、癫狂、遗尿
解溪	足背踝关节横纹中央,踇长伸肌腱与趾长伸肌腱中间	小儿麻痹
冲阳	解溪穴下方,踇长伸肌腱与趾长伸肌腱之间,当3、2跖骨与楔状骨间,足动脉搏动处	血栓闭塞性脉管炎
内庭	足背第2、3趾间缝纹端	面瘫、小儿麻痹

足太阴脾经

穴名	位　　置	主　　治
隐白	蹞趾内侧趾甲角旁约0.1寸	晕厥、脏躁、子宫肌瘤
太白	第1跖骨小头后缘,赤白肉际	视网膜炎、视神经萎缩
三阴交	内踝高点上3寸,胫骨内侧面后缘	眩晕、震颤、呃逆、浮肿、淋证、遗尿、半身不遂、阳痿、甲亢、积聚、荨麻疹、子宫脱垂、不孕证
血海	髌骨上缘上2寸	荨麻疹、神经性皮炎、蛲虫病

手少阴心经

穴名	位　　置	主　　治
通里	腕横纹上1寸,尺侧腕屈肌腱的桡侧	耳鸣耳聋
神门	腕横纹尺侧端,尺侧腕屈肌腱的桡侧凹陷中	晕厥、脏躁、甲亢
少冲	小指桡侧指甲角旁约0.1寸	发热、高血压、牛皮癣

手太阳小肠经

穴名	位　　置	主　　治
少泽	小指尺侧指甲角旁约0.1寸	发热、牛皮癣
后溪	握拳,第5指掌关节后尺侧横纹头赤白肉际	晕厥、肛门瘙痒、蛲虫病
颧髎	目外眦直下,颧骨下缘凹陷中	面瘫、面肌痉挛
听宫	耳屏前,下颌骨髁状突的后缘,张口凹陷处	脑震荡后遗症、震颤、失音、斜视、耳鸣耳聋

足太阳膀胱经

穴名	位　　置	主　　治
睛明	目内眦旁0.1寸	视网膜炎、视神经萎缩复视、白内障
攒竹	眉头凹陷中	发热、小儿急惊风
大杼	第1胸椎棘突下旁开1.5寸	慢性支气管炎、哮喘
风门	第2胸椎棘突下旁开1.5寸	慢性支气管炎、哮喘
肺俞	第3胸椎棘突下旁开1.5寸	慢性支气管炎、哮喘、颈淋巴结核

穴名	位　置	主　治
心俞	第 5 胸椎棘突下旁开 1.5 寸	晕厥、癫狂、脏躁
膈俞	第 7 胸椎棘突下旁开 1.5 寸	牛皮癣
肝俞	第 9 胸椎棘突下旁开 1.5 寸	晕厥、低热、视网膜炎、视神经萎缩
脾俞	第 11 胸椎棘突下旁开 1.5 寸	晕厥、低热、疳积、胃下垂
胃俞	第 12 胸椎棘突下旁开 1.5 寸	胃下垂
委中	腘窝横纹中央	高血压、毛囊炎、湿疹、过敏性皮炎、牛皮癣、半身不遂、急性胃肠炎、泛发性皮炎
魄户	第 3 胸椎棘突下旁开 3 寸	呕吐
噫嘻	第 6 胸椎棘突下旁开 3 寸	癫狂
至阴	足小趾外侧,趾甲角旁约 0.1 寸	晕厥

足少阴肾经

穴名	位　置	主　治
涌泉	于足底前 1/3 处,足趾跖屈时呈凹陷	耳鸣耳聋、对称性进行性红斑掌跖角化症
太溪	内踝高点与跟腱之间凹陷处	中风、浮肿、视神经萎缩
水泉	太溪穴直下 1 寸	视神经萎缩、复视
照海	内踝下缘凹陷中	胸膜炎、颈淋巴结核、口腔溃疡、甲亢
筑宾	太溪穴上 5 寸,在太溪与阴谷的连线上	耳鸣耳聋
大赫	脐下 4 寸,前正中线旁开 0.5 寸	淋证、癃闭、阳痿、子宫脱垂
俞府	锁骨下缘,前正中线旁开 2 寸	颈淋巴结核

手厥阴心包经

穴名	位　置	主　治
曲泽	肘横纹中,肱二头肌腱尺侧	呕吐、高血压、牛皮癣、急性胃肠炎
郄门	腕横纹上 5 寸,掌长肌腱与桡侧腕屈肌腱之间	心肌异常
内关	腕横纹上 2 寸,掌长肌腱与桡侧腕屈肌腱之间	眩晕、呕吐、晕厥、癫狂、脏躁、面瘫、心肌异常、呃逆、肠粘连、积聚、阳痿、胃下垂、甲亢、放射反应

穴名	位　　置	主　　治
大陵	腕横纹中央,掌长肌腱与桡侧腕屈肌腱之间	晕厥、脏躁
劳宫	第2、3掌骨之间,握拳中指尖下是穴	口腔溃疡、湿疹、鹅掌风、对称性进行性红斑掌跖角化症
中冲	中指尖端的中央	发热、高血压、牛皮癣

手少阳三焦经

穴名	位　　置	主　　治
关冲	第4指尺侧指甲角旁约0.1寸	发热、牛皮癣
液门	握拳第4、5指之间,指掌关节前凹陷中	失音
中渚	握拳第4、5掌骨小头后缘之凹陷中,液门后1寸	耳鸣耳聋、鹅掌风、不孕症
外关	腕背横纹上2寸,桡骨与尺骨之间	耳鸣耳聋、鹅掌风
支沟	腕背横纹上3寸,桡骨与尺骨之间	浮肿
翳风	乳突下方平耳垂后下缘的凹陷处	面瘫、耳鸣耳聋
角孙	耳尖处的发际	面肌痉挛
丝竹空	眉梢处的凹陷中	面肌痉挛

足少阳胆经

穴名	位　　置	主　　治
瞳子髎	目外眦旁0.5寸眶骨外缘凹陷中	面瘫
率谷	耳尖直上入发际1.5寸	牛皮癣
阳白	目正视,瞳孔直上眉上1寸	面瘫、眼睑下垂
头临泣	阳白穴直上,入发际0.5寸	面肌痉挛、眼睑下垂
风池	胸锁乳突肌与斜方肌之间凹陷中,平风府穴处	面瘫、脱发(斑秃)、视网膜炎、复视
环跳	股骨大转子高点与骶管裂孔连线的外1/3与2/3的交界处	中风、遗精、阳痿、半身不遂

穴名	位　　置	主　　治
风市	大腿外侧正中,腘横纹水平线上7寸	面瘫、半身不遂、荨麻疹、小儿麻痹
阳陵泉	腓骨小头前下方凹陷中	中风、眩晕、癫闭、半身不遂
光明	外踝高点上5寸腓骨前缘	视网膜炎、视神经萎缩
丘墟	外踝前下方趾长伸肌腱外侧凹陷中	胸膜炎

足厥阴肝经

穴名	位　　置	主　　治
行间	足背第1、2趾间缝纹端	子宫肌瘤
太冲	足背第1、2趾骨结合部之前凹陷中	中风、眩晕、晕厥、癫病、癫狂、脏躁、面瘫、高血压、面肌痉挛、复视、小儿急惊风
中封	内踝前1寸胫骨前肌腱内缘	淋证
章门	第11肋端	呃逆
期门	乳头直下第6肋间隙	呃逆

任　　脉

穴名	位　　置	主　　治
曲骨	耻骨联合中点上缘	子宫脱垂
中极	前正中线脐下4寸	震颤、遗尿、不孕症、积聚、子宫肌瘤
关元	前正甲线脐下3寸	小儿舞蹈病、震颤、淋证、癫闭、阳痿、子宫脱垂、子宫肌瘤
气海	前正中线脐下1.5寸	中风、眩晕、小儿舞蹈病、癫狂、低热、震颤、呃逆、癫闭、耳鸣耳聋、痿证、遗尿
中脘	前正中线脐上4寸	晕厥、浮肿、小儿舞蹈病、癫病、脏躁、周期性麻痹、脱发、呃逆、耳聋耳鸣、鼻炎、冻疮、痿证、便溏、胃下垂、对称性进行性红斑掌跖角化症
鸠尾	前正中线平第5肋间,相当于膻中穴下1.6寸	晕厥
膻中	前正中线平第4肋间(两乳之间)	呃逆
天突	胸骨上缘凹陷处	呃逆
承浆	颏唇沟中凹陷处	面瘫

督　脉

穴名	位　　置	主　　治
长强	尾骨尖直下 0.5 寸处	摇头风、便溏
大椎	第 7 颈椎棘突下	晕厥、癫病、脏躁、发热、流脑、毛囊炎、牛皮癣、小儿急惊风
哑门	后发际直上正中 0.5 寸	脏躁、耳鸣耳聋
风府	后发际正中直上 1 寸	晕厥
百会	后发际正中直上 7 寸	眩晕、晕厥、癫病、脱发（斑秃）、牛皮癣、脱肛、脑震荡后遗症、视神经萎缩
上星	前发际正中直上 1 寸	癫病、脑震荡后遗症、鼻炎
素髎	鼻尖正中	脏躁
水沟	人中沟的上 1/3 处	晕厥、面瘫、浮肿、流脑、高血压

经 外 奇 穴

穴名	位　　置	主　　治
四神聪	百会穴前后左右各 1 寸处	中风、晕厥、癫病、高血压
印堂	两眉中间陷中	流脑、牛皮癣、鼻炎
鱼腰	眉毛中心处	眼睑下垂
太阳	眉梢与目外眦之间向后约 1 寸处凹陷中	天行赤眼、牛皮癣
金津（玉液）	舌系带两侧静脉上左为金津、右为玉液	呕吐、舌肿、高血压
痞根	第 1 腰椎棘突下旁开 3.5 寸	子宫肌瘤
腰齐	尾骨尖直上 2 寸	癫病
四缝	第 2、3、4、5 指掌面近端指关节横纹中点	脱发（斑秃）、疳积
十宣	手十指尖端，距指甲 0.1 寸	流脑、麻木
八邪	手背各指缝的赤白肉际、左右共 8 穴	桡神经麻痹、半身不遂
鹤顶	膑骨上缘正中凹陷处	鹤膝风
球后	眶下缘外 1/4 与内 3/4 交界处	视神经萎缩
耳尖	折耳时，耳壳上方之尖端	天行赤眼、痤疮、湿疹
龙眼	握拳时，第 2、3 小指骨尺侧横纹头处	带状疱疹
四花	即胆俞与膈俞（左右各 2 穴）	低热
八髎	即上髎、中髎、次髎、下髎左右 8 穴	子宫肌瘤
中空	命门穴下 3 寸旁开 3 寸处	子宫肌瘤

国医大师
贺普仁
针灸心法
《针具针法》

57捡